쓸모 많은 뇌과학·11

수면의 뇌과학

The Sleep Solution: Why Your Sleep is Broken and How to Fix It

Copyright © 2017 by W. Chris Winter, MD

All rights reserved including the right of reproduction in whole or in part in any form.
This edition published by arrangement with Berkley, an imprint of Penguin Publishing Group, a division of Penguin Random House LLC.

이 책의 한국어판 저작권은 알렉스리 에이전시 ALA를 통해서 Berkley, an imprint of Penguin Publishing Group, a division of Penguin Random House LLC 사와 독점계약한 현대지성에 있습니다.
저작권법에 의하여 한국 내에서 보호를 받는 저작물이므로 무단전재와 복제를 금합니다.

쓸모 많은 뇌과학 · 11

수면의 뇌과학

치매, 암, 우울증,
비만을 예방하고
지친 뇌를 회복하는
9가지 수면 솔루션

크리스 윈터 지음
이한음 옮김

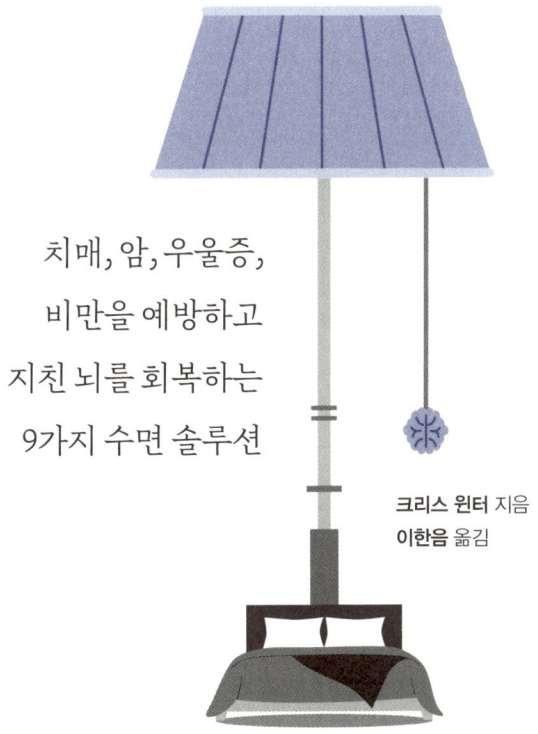

현대
지성

내가 만나 온 환자들과
아직 만나지 못한 환자들에게
이 책을 바칩니다.

또 늘 사랑과 영감을 주는 아내 에이미,
이 책을 쓴 건 오로지 당신을 위해서야.

이 책에 쏟아진 찬사

우리 사회는 데카르트의 말처럼 인간을 "영혼 없는 기계"로 여기는 듯하다. 효율과 성과를 강조하며, 잠을 챙기려 하면 게으르다는 낙인을 찍는다. 오죽하면 "죽어서 마음껏 자라"는 말이 농담처럼 횡행한다. 하지만 수면은 단순한 휴식이 아니라 삶과 건강을 지키는 근본이다. 역설적으로 성공과 성취를 원한다면 오히려 잠을 잘 챙겨야 한다. 잠을 소홀히 하면 스트레스가 쌓이고, 식사 패턴이 무너지며 결국 전반적 생활 습관의 악순환으로 이어진다. 당연히 인간이 낼 수 있는 생산성도 추락한다.

다행히도 최근에는 많은 사람이 수면의 중요성을 인지하기 시작했다. 나에게도 잘 자려면 구체적으로 어떻게 해야 하느냐고 묻는 이들이 늘었다. 하지만 수면을 다룬 대부분의 책은 이론적인 설명에 머무르거나, 누구나 알고 있는 흔한 수면 위생만을 반복해서 제안하는 데 그친다. 현실적인 문제에 부딪힌 사람들에게는 혼란과 좌절만 더해질 뿐이다. 불면증에 시달리거나 수면에 대한 공포를 지닌 사람들은 뻔한 원칙보다 구체적이고 실질적인 해결책을 원한다. 나에게도 수면제를 먹어도 되는지, 어떤 보조제를 복용해야 좋을지 물어오는 사람들도 흔하다.

  그러나 수면 문제는 약이나 보조제만으로 해결할 수 없다. 수면을 논할 때는 삶에 대한 전반적인 태도, 정신 건강, 신체적 기저질환까지 포괄적으로 다루어야 한다. 그럼에도 진료실에서 환자를 만나다 보면, 수면 문제 이면의 깊고 복합적인 원인을 충분히 파악할 시간과 여건이 부족한 것이 현실이다.

  이 책의 저자는 일찍이 이러한 현실적 한계를 여실히 깨달았다. 그에 따라 임상에서 마주하는 다양한 수면 장애와 불면증 환자들의 고민을 오랜 시간 깊이 고민하고, 그 고민을 해결할 가장 명쾌하면서도 실제적인 조언을 이 책에 풀어냈다. 불면에 시달리는 사람들뿐 아니라, 수면 자체에 막연한 불안과 공포를 느끼는 사람들까지도 이 책을 통해 구체적인 도움을 받을 수 있을 것이다. 진료실에서 미처 얻지 못했던 깊은 지식과 현실적인 조언을 만나고 싶다면 이 책이 가장 신뢰할 수 있는 안내자가 될 것이다.

정희원 | 서울아산병원 노년내과 교수, 『저속노화 식사법』 저자

『수면의 뇌과학』은 자칫 어렵고 복잡하게 느껴질 수 있는 수면 과학을 쉽고 유쾌하게 풀어낸 책이다. 스포츠 스타, 군인들의 수면 코치를 맡아온 저자의 생생한 조언이 곳곳에 녹아 있다. 실제 사례를 바탕으로 대중의 눈높이에서 전문 지식을 쉽게 풀어 설명하여 균형 잡힌 수면 지식을 얻을 수 있다.

또한 단순한 정보 전달을 넘어, 독자가 수면 패턴을 스스로 점검하고 개선할 수 있도록 이끈다. 수면제, 수면 보조제 남용을 경고하며 주야간 교대근무 등으로 수면 리듬이 흐트러진 사람들과 잠을 못 잔다는 불안에 시달리는 이들이 일상 속에서 직접 실천할 수 있는 구체적인 방법을 알려준다. 신경과학 지식과 풍부한 임상 경험을 토대로 문제의 해결 방안을 명쾌하게 제시하며, 잘 자야 한다는 강박에서 벗어날 수 있도록 따뜻한 조언을 건네는 책이다.

수면 장애로 고통받는 이들은 물론, 건강한 수면을 원하는 모든 이들에게 꼭 필요한 실용 지침서다.

정기영 | 서울대학교 의과대학 신경과 교수, 前 대한수면학회장
한국인 최초 미국수면학회 펠로우, 『잠의 힘』 저자

윈터 박사는 최고의 수면 전도사다. 그는 최고의 운동선수들과 일하면서, 기량을 끌어올리는 궁극적인 해법이 수면이라는 사실을 증명해냈다. 스포츠뿐 아니라 직장에서도, 우리 삶의 다른 모든 영역에서도 통하는 진리다.

아리아나 허핑턴 | 『허핑턴포스트』 설립자

크리스 윈터를 만나기 전까지 나는 아기처럼 잤다. 2시간마다 깨어 울어댔다는 뜻이다. 윈터 박사는 내게 꼭 맞는 수면 리추얼을 찾도록 도움을 주었고, 그 후로 나는 언제나 편안한 밤을 보냈다. 불면에 시달리는 사람들에게 이 책은 꼭 필요한 맞춤형 해법을 제공할 것이다.

피터 무어 | 『8시간 다이어트 The 8-Hour Diet』 저자,
前 『맨즈 헬스』 편집장

윈터 박사는 수면이 선사하는 놀라운 혜택을 알리기 위해 노력을 아끼지 않는다. 이 책은 그 노력의 결정체라고 할 수 있다. 그의 풍부한 임상 경험과 연구 덕분에 우리 팀의 운동선수들은 최적의 기량을 펼칠 수 있었다. 프로 운동선수뿐만 아니라 수면 문제로 힘들어하는 모든 이들에게 이 책은 실질적인 도움이 될 것이다.

벤 포텐지아노 | MLB 피츠버그 파이어리츠 트레이너

야구 선수들은 먼 거리를 이동하는 일이 잦아서 시차에 시달리며, 낯선 잠자리 환경 때문에 수면에 애를 먹는다. 그럴 때마다 윈터 박사가 믿음직한 해결책을 제공한 덕분에 선수들은 컨디션을 최상으로 유지할 수 있었다.

론 포터필드 | MLB 탬파베이 레이스 트레이너

숙면이 건강에 미치는 영향을 포괄적이고 새로운 관점에서 조망하는 책이다.

험 슈나이더 | MLB 시카고 화이트삭스 수석 트레이너

크리스 윈터 박사는 수면 분야의 세계적인 전문가다. 의학 지식을 놀라울 만큼 실용적으로 적용해 선수들이 뛰어난 경기력을 유지할 수 있도록 돕는다.

마크 심프슨 | NBA 로스앤젤레스 클리퍼스 트레이너

윈터 박사는 우리가 신뢰하는 수면 전문가다. 이 책에서 우리 선수들이 NBA의 빡빡한 일정을 소화할 수 있었던 것은 그 덕분이다. 윈터 박사가 전수해준 비법들을 이 책에서 만나보라.

도널드 S. 스트랙 | NBA 오클라호마시티 선더 트레이너

수면 문제에 시달리는 모든 사람에게 보석과도 같은 놀라운 책이다.

론 애덤스 | NBA 골든스테이트 워리어스 코치

크리스 윈터는 다재다능한 수면 전문가다. 복잡한 문제를 이해하기 쉽게 설명하고, 실천하기 쉬운 전략을 제시한다. 당신도 이 책을 통해 수면 습관을 즉시 교정할 수 있을 것이다.

수 팰손 | 스포츠 의학 교육 기업 '구조와 기능 교육' 창립자,
A. T. 스틸 대학교 체육학 부교수

신경과학적 지식을 바탕으로 누구나 숙면을 취할 수 있다는 사실을 전하며, 독자를 안심시키고 격려하는 책이다.

『퍼블리셔스 위클리』

수면의 메커니즘을 쉽고 명확하게 전달하고, 깊이 잠들 수 있는 기술을 알려준다. 잠을 제대로 이루지 못하는 이들에게 큰 도움이 될 것이다.

『커커스 리뷰스』

잠이란 무엇이며, 잠을 방해하는 요소는 무엇인지 명쾌하게 설명한다. 이 책을 읽으면 누구나 숙면의 기술을 터득할 것이다.

『도서관 협회지』

차례

이 책에 쏟아진 찬사 · · · 8

들어가며 잠을 대하는 당신의 태도부터 바꿔라 · · · 19

1부 제대로 알아야 제대로 잔다

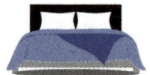

습관으로 치부하기 쉬운 질병, 수면 장애 이해하기

1장 잠은 최고의 만병통치약이다 · · · 30

잘 때 뇌는 노폐물을 제거한다 · 32 | 적게 자면 살찐다 · 35 | 잠이 부족하면 심장이 망가진다 · 38 | 매일 우울한 이유? 어쩌면 잠이 원인이다 · 40 | 불규칙한 수면이 암을 초래한다 · 41 | 밤을 새면 감기에 잘 걸리는 이유 · 42

2장 잠은 모든 것을 이긴다 · · · 46

결코 피할 수 없는 1차 욕구 · 47 | 정말로 한숨도 못 잤다고? · 50 | 적정 수면 시간은 사람마다 다르다 · 55 | 이전 세대는 지금보다 더 많이 잤을까 · 57

3장 피곤해서 졸리다고? ··· 59

피로와 졸음은 다르다 · 60 | 졸음이 오면 뇌가 하는 일 · 63 | 수면 부족일까, 수면 기능장애일까 · 66 | 졸음을 유발하는 두 가지 화학물질 · 70

4장 꿈을 꾸지 않았으니 깊게 잤다? ··· 78

수면의 3단계 · 80 | 꿈 수면의 여러 기능들 · 82 | 얕은 수면은 모든 잠의 토대다 · 86 | 어떤 잠을 자야 몸이 회복될까 · 87 | 건강한 수면 주기를 만들고 싶다면 · 88

5장 낮에 졸리고 밤에는 말똥한 이유 ··· 95

잠은 스위치를 껐다 켜듯 조절되지 않는다 · 96 | 각성을 유발하는 세 가지 화학물질 · 98 | 하루 동안 졸음과 각성의 수준은 어떻게 변할까 · 101 | 잘 자려면 불안이 없어야 한다? · 105

6장 "잤는데요, 자지 않았습니다" ··· 110

너무나 흔한 역설불면증 · 111 | 우리는 생각보다 깊게 잔다 · 114

7장 우리 몸에는 시계가 있다 ··· 117

하루주기 리듬이라는 생체 시계 · 118 | 장거리 비행에 따른 시차가 몸에 미치는 영향 · 122 | 교대근무수면장애를 해결하려면 · 123

2부 너무 졸려 vs 너무 잠이 안 와

나의 수면 문제 정확히 진단하기

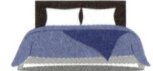

8장 지금 누구와 어떻게 자고 있나요? ··· 134

침실을 동굴처럼 만들자 · 135 | 나에게 딱 맞는 침구와 잠옷 준비하자 · 139 | 때로는 혼자 잘 필요도 있다 · 142 | 수면을 방해하는 기호식품들 · 145 | 숙면에 좋은 식습관 · 149 | 바람직한 수면 루틴 만들기 · 150

9장 단순 불면증일 때 뿌리를 뽑는 방법 ··· 157

불면증을 정의하는 공식 · 158 | 수면은 배울 수 있는 기술이다 · 162 | 잠에 대한 불안과 스트레스를 관리하는 법 · 167 | 수면 문제를 해결하는 치트키 · 170

10장 심한 불면증일 때 당신이 갖추어야 할 태도 ··· 174

나의 수면 정체성 알아보기 · 177 | 불면증으로 사망할 수 있을까 · 183 | 불면증은 오로지 두려움의 문제다 · 186 | 심한 불면증을 넘어 악성 불면증이라면 · 188

11장 약으로 뇌를 잠재울 수 있을까 ··· 193

수면제를 둘러싼 오해와 고정관념 · 194 | "내 인생을 망치러 온 나의 구원자" · 196 | 수면제 처방이 빈번한 이유 · 198 | 다양한 수면제의 작용기전 이해하기 · 202 | 수면제는 언제 복용해야 할까 · 209

12장 최적의 수면 시간을 찾아라 ··· 214

규칙적인 기상 시각이 중요하다 · 215 | 최적의 수면 시간이라는 평균의

함정·217 | 나에게 딱 맞는 수면 시간을 찾는 법·218 | 아침형 인간과 저녁형 인간, 어느 쪽이 좋을까·221 | 교대근무자를 위한 조언·223

13장 수면 효율을 최상으로 끌어올리는 낮잠 ···228

낮잠으로 밤잠을 보충해서는 안 된다·230 | 시간은 짧게, 밤잠을 방해하지 않는 선에서·233 | 낮잠 후 더 멍해진다면·235 | 아늑한 낮잠 환경 조성하기·237 | 수면 부채는 언제 갚는 게 좋을까·239

14장 뇌에서 산소를 빼앗는 수면 장애의 종류 ···243

코골이는 수면무호흡증으로 악화되기 쉽다·245 | 수면무호흡증이 우리 몸에 미치는 악영향·247 | 수면무호흡증 치료는 어떻게 할까·250

15장 기면증부터 몽유병까지, 너무도 이상한 수면 질환들 ···254

도파민 결핍이 불러오는 하지불안증후군·255 | 낮 동안 심각하게 졸음이 쏟아지는 발작수면·260 | 꿈을 꾸다가 사람을 때리는 렘행동장애·264 | 이갈이와 사건수면·264

16장 수면 검사, 더 이상 겁내지 말라 ···268

수면 검사 그래프 읽는 법·269 | 입원 수면 검사는 어떻게 진행될까·275 | 가정수면검사의 한계·276

마치며 수면은 마음먹기에 달렸다 ···281

감사의 말 ···283
참고문헌 ···285

일러두기

1. 이 책에 등장하는 약물의 성분 및 상표명은 약학정보원의 표기에 따랐습니다. 성분명과 상표명이 함께 등장할 때는 상표명을 괄호 또는 작은따옴표로 표시했습니다.
2. 옮긴이 주는 '―옮긴이'로 표시했습니다.

들어가며

잠을 대하는
당신의 태도부터 바꿔라

사실 나는 의사가 되기 훨씬 전부터, 아니 의대에 들어가기 전부터 수면에 관심이 있었다. 나는 늘 잠이 좋았다. 어릴 때도 주말에 잠을 푹 자면 상쾌해진다는 사실을 이미 알고 있었다. 아침에 일어났는데 눈이 오고 있으면 혹시나 임시 휴교 소식이 들릴까 기대하면서 이리저리 라디오 다이얼을 돌리곤 했다. 그러면 잠을 더 자도 된다는 뜻이었으니까! 부모님은 두 분 다 초등학교 교사여서, 임시 휴교령이 떨어진 날은 가족 모두가 쉴 수 있었다.

일곱 살 때였다. 심한 감기에 걸려서 약을 처방받았다. 일정한 간격으로 약을 먹어야 해서 어머니는 한밤중에 나를 깨워 강한 맛이 나는 감기약을 먹였다. 그렇게 도중에 깼다가 다시 잘 때면 언제나 밤이 더 길게 느껴졌다. 나는 그런 느낌이 너무나 좋았다.

초등학교 3학년 때는 의사가 되겠다고 마음먹었다. 우리 몸 안의 장기 모양을 그리거나 근육의 라틴어 이름을 암기하는 데 재미를 느꼈다. 가족과 친구들에게 장래 계획을 말할 때면 늘 칭찬과 격려를 받았기에 목표는 점점 더 굳건해졌다. 결국 의대에 진학해 피부과, 소아과, 정형외과 훈련을 받았다. 그리고 인생의 이런저런 결정과 행운이 겹친 끝에 지금의 수면 분야에 안착하게 되었다.

대학에 들어가 수면을 연구했을 때는 계획을 짜고 직접 실험하는 데 푹 빠져들었다. 일례로 대학생 때 유카탄 마이크로 돼지(흔히 미니피그라고 불리는 돼지의 품종 중 하나-옮긴이)의 수면무호흡증을 연구했다. 지독한 농장 냄새도 감수하면서 말이다. 돼지는 수면 연구에 아주 좋은 동물이다. 수면무호흡증 환자와 마찬가지로 코를 아주 크게 골기 때문이다. 그러나 이 돼지에게 '마이크로'라는 형용사를 붙일 만한 특징은 거의 없다. 다만 꼬리털을 깎아내고 탐침을 붙이는 과정에서 이 돼지의 인내심이 정말로 조그맣다는 사실을 깨닫긴 했다.

내 호기심은 의사가 되고 나서도 줄어들지 않았다. 의사로서 환자들이 겪는 일을 가능한 한 많이, 제대로 파악하고 싶었다. 그래서 자원해서 혈액을 채취하거나 3시간짜리 신경심리 검사를 자원해서 받아보기도 했다. 코에서 식도를 지나 위까지 밀어넣는 코위관을 삽입해보기도 하고, 근육에 전기 충격을 가해보기도 했으며, 허리 지방에 국소 마취제인 리도카인을 주사해서 마비시켜보기도 했다. 심지어 머리에 강력한 전기 자극을 가하는 바람에 팔이 제멋대로 덜덜 떨린 적도 있다.

내 의학 실험은 지루한 야간 당직 중에 MRI 스캐너에 들어가보겠다고 결심했을 때 정점에 달했다. 내 뇌의 영상을 찍어보고 싶었고, 스캐너에 누웠을 때 어떤 느낌인지 알고 싶었다. MRI를 찍은 환자들이 하나같이 기계 안이 아주 시끄럽고, 폐쇄공포증을 일으킬 것 같고, 기

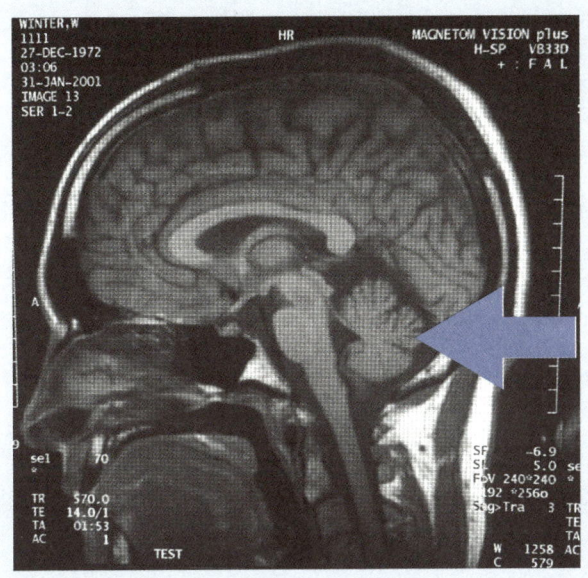

사진 | 2001년 나의 뇌

분이 별로였다고 했기 때문이다.

  MRI 검사를 직접 받아본 내 소감을 말하자면, 그저 그랬다. 다만 깊은 인상을 남긴 것이 하나 있었는데, 바로 내 소뇌 영상이었다. 이상하게 작았다. 나는 내 MRI 사진을 다음 날 신경과 전공의 게시판에 붙였다. 특이한 사진이나 판독이 난해한 자료가 있으면 게시판에 붙여놓는 것이 관례였다. 그러면 동료 전공의들이 그 옆에 자신의 추측이나 이론을 적곤 했다.

  MRI 사진 상단에 있는 내 이름을 보지 못한 동료들은 거의 다 같은 메모를 남겼다. "소뇌위축증." 소뇌가 유달리 작다는 뜻이었다. 실제 사진에서 볼 수 있듯이, 내 소뇌(근육의 조화를 담당하는 영역, 사진에 화살표로 표시했다)는 유달리 작았다. 내 이름을 알아본 동료 중에는 "고환위축증"이라고 적은 녀석도 있었다. 예리했다.

이 엉뚱한 일화의 요점은 이렇다. 때로 나 자신에 관한 달갑지 않은 정보를 알게 되더라도, 나는 환자들의 경험을 가급적 직접 겪어보고자 노력했다는 것이다. 환자가 처한 문제를 해결하려면 환자들이 실제로 어떤 일을 겪고 있는지 먼저 알아야 한다. 그래야 환자의 신뢰를 얻어 어려움을 함께 헤쳐나갈 수 있기 때문이다.

나는 수면 문제를 겪는 환자들을 매일같이 만난다. 많은 운동선수와 일하면서 선수들의 수면 문제를 해결해주기도 한다. 원정 경기를 할 때 언제 버스에 타야 최적의 컨디션을 유지할 수 있을지 조언하고, 선수의 가정에 아이가 태어나 경기 일정을 조절해야 할 때도 내가 나선다. 큰 경기를 앞두거나, 안 좋은 성적을 낸 뒤에 잠을 못 이루는 선수와 상담하기도 한다. 수면을 개선해서 경기력을 끌어올리기 위함이다.

기량을 향상시키고자 수면에 관심을 보이는 이들은 운동선수뿐만이 아니다. 나는 운 좋게도 학생들뿐만 아니라 미군, 기술 기업의 엘리트들과도 함께 일할 기회를 얻었고, 이들의 수면을 개선함으로써 더 나은 성과를 이끌어내는 데도 한몫했다. 이런 경험과 데이터가 쌓여 나도 환자들에게 더 나은 처방을 내릴 수 있게 되었다.

이 책은 내가 만나왔던 이들을 넘어 수면 문제에 시달리는 더 많은 평범한 사람들이 스스로 해법을 찾길 바라는 마음으로 쓰게 되었다. 피곤에 찌들지 않은 맑은 정신으로 뇌라는 운전석에 앉을 방법을 찾는다면 이 책이 아주 큰 도움이 될 것이라 자부한다. 이 책에는 내가

30년 넘게 수면 분야에서 연구하고 배운 내용을 고스란히 담았다.

  다만 이 책은 참고서가 아니다. 다시 말해 나는 소설처럼 술술 읽을 수 있는 책을 쓰려 노력했고, 때문에 꼭 필요하다고 여겨지는 부분만 발췌해서 읽기보다 모든 내용을 차근차근 읽어나갔으면 한다. 이 책을 읽으며 비단 수면뿐만 아니라 수면을 대하는 스스로의 자세까지 이해하고 되돌아보기를 권한다. 그러면 이 책을 덮을 즈음에는 숙면을 취한다는 것이 무슨 의미인지 새롭게 깨닫게 될 것이다.

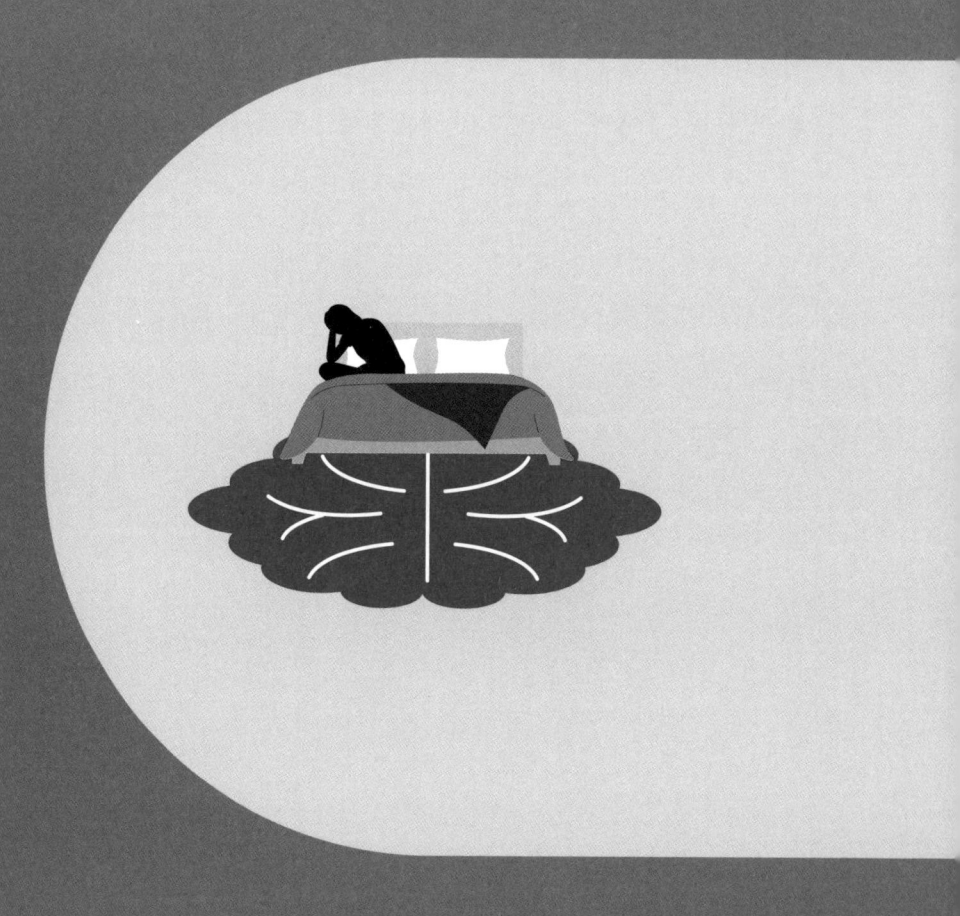

1부

제대로 알아야 제대로 잔다

습관으로 치부하기 쉬운 질병,
수면 장애 이해하기

가족성치명적불면증familial fatal insomnia이라는 증상이 있다. 있다. 전 세계적으로 28개 가계에만 내려오는 극히 희귀한 유전성 질병으로, 광우병을 일으키기도 하는 변형 단백질인 프리온 때문에 발병한다. 쉽게 말하면 죽을 때까지 잠을 잘 수 없는 병인데 이 병에 걸리면 환각, 공황장애, 급격한 체중 감소가 동반되면서 점점 더 극심하게 잠을 잘 수 없게 된다. 심각한 인지 장애가 생기며 이윽고 말조차 할 수 없게 된다. '잠을 잘 능력'이 가차 없이 사라지면서 결국 사망에 이르는 무서운 병이다.

여러분에게는 이와 같은 증상이 없으므로 안심해도 된다. 그러나 실제로 수면 장애에 시달리는 사람들은 자신이 이 정도로 가망 없는 상황에 놓여 있다고 느끼는 것이 문제다. 수면 장애보다 더 큰 스트레스와 불안을 일으키는 건강 문제는 거의 없다. 또한 한편으로 수면 장애만큼 무해하면서 완벽하게 치료 가능한 질병도 드물다.

신경과 의사로 일하다 보면 온갖 지독한 증상을 곧잘 접한다. 이를테면 루게릭병이라고도 하는 근육위축가쪽경화증에 걸리면 근육 제어 능력이 사라지며, 그 결과 서서히 고통스럽게 죽음에 이른다. 또한 말하는 능력을 앗아가는 뇌졸중은 일단 일어나면 치료할 방도가 거의 없다. 그에 비하면 수면 장애는 때로 심각한 합병증을 동반하긴 해도 얼마든지 치료가 가능하다.

   결코 수면 장애의 심각성을 얕잡아보는 것이 아니다. 잠을 자다가 숨이 멎곤 하는 수면무호흡증 같은 증상은 고혈압, 당뇨병, 심장기능 상실을 초래할 수 있다. 2007년 헨리포드병원 수면센터의 연구자 톰 로스는 정도의 차이를 불문하고 불면증에 시달리는 사람이 인구의 최대 3분의 1에 달한다고 했다.[1] 스탠퍼드 대학의 모리스 오하욘은 성인 인구의 5퍼센트 이상이 하지불안증후군으로 잠을 설칠 가능성이 있다고 발표했다.[2] 또한 수면 교란은 위식도역류병, 기분장애, 기억 문제, 체중 증가 같은 다양한 문제를 일으키거나 악화시킬 수 있음을 알고 있다.

   하지만 수면에 문제가 있어도 실제로 의사를 찾아가는 사람은 10퍼센트도 안 된다. 게다가 전미수면재단 National Sleep Foundation에 따르면, 환자가 먼저 말을 꺼내지 않는다면 의사가 수면 문제를 물어볼 확률이 30퍼센트에 불과하다고 한다.[3] 우리가 생애의 약 3분의 1을 잠자면서 보낸다는 점을 생각하면 충격적인 수치다. 내 경험을 떠올려봐도 지금까지 갑작스러운 외모 변화나 심각한 대장 출혈을 겪어본 적 없지만, 의사를 찾아갈 때마다 매번 그런 증상이 있냐는 질문을 받는다. 만약 내게 정말 그런 증상이 있다면, 의사는 그 즉시 알아차렸을 것이다. 굳이 내게 물어볼 필요도 없다.

   의사 이야기가 나온 김에 잠시 의대생 때의 이야기로 돌아가보자.

의대생은 나중에 어떤 전공을 택하든 간에 모든 분야를 공부한다. 몇 년 동안 이 강의 저 강의를 들으면서 의학의 모든 분야를 훑는 것이다. 내가 의대 2학년일 때 들었던 어느 신경학자의 50분짜리 수면 장애 강의도 그 일환이었다.

강의는 꽤 좋았다. 우리는 먼저 어느 나이 지긋한 부부의 면담 동영상을 보았다. 아내가 눈물을 흘리는 가운데 남편은 목멘 소리로 헛간에서 사슴을 뒤쫓는 꿈 이야기를 하고 있었다. 수사슴을 잡아서 대가리를 헛간 벽으로 밀어붙였을 때 잠이 깼는데, 손에 있던 것은 아내의 머리였다고 했다. 렘행동장애의 한 사례였다. 꿈꿀 때는 몸이 움직이지 않아야 정상인데 꿈과 관련해서 과도한 움직임과 이상행동이 나타나는 질환이다. 신경학자는 수면무호흡증 이야기도 했지만, 그 대목은 기억나지 않는다. 동영상이 너무 충격적으로 다가왔기에 나머지에는 정신을 집중할 수가 없었다.

우리가 받은 수면의학 교육은 그것이 전부였고, 아마 1차 진료 기관의 일반의들이 받은 수면의학 교육도 그 정도 수준일 것이다. 1993년 발표된 「수면 및 수면 장애에 대한 의사 교육: 미국 이과대학에 대한 전국조사」에 따르면 통상적으로 의대에서 4년 동안 받는 수면의학 교육은 2시간이 채 안 된다고 한다.[4] 또한 2007년 위스콘신 대학교 의과대학 임상 교수인 미하이 테오도레스쿠와 수면의학자 로널드 처빈은 의대 교과서에서 수면이 너무나도 소홀하게 다루어진다고 폭로했다.[5] 정신의학 강의 때 여성이 발에 신는 것에 이런저런 환상을 품는 남성들에 관한 이야기는 30분 넘게 하면서 말이다. 그에 비하면 수면의학은 의학 교육에서 아예 통째로 삭제된 것이나 다름 없는 수준이다.

수면 장애는 의사가 자주 마주치는 의학적 증상이다. 문제는 앞선 사례처럼 노인이 꿈속에서 야생동물을 공격한다는 것 말고는 별다른 증상이 없는 경우를 치료하기가 쉽지 않다는 사실이다. 어떤 증상의 근원적인 문제가 수면에 있다는 사실을 아주 나중에야 깨닫는 일도 허다하다. 의료보험 수가 등의 문제로 의사가 환자 한 명을 진료하는 시간이 점점 짧아지는데다, 환자마다 말하는 증상이 다르기에 고려해야 할 질환이 워낙 많기 때문이다. 그러니 수면 문제를 치료하지 못했다고 의사를 비난하는 일은 부디 삼가주기를. 이는 출산 과정이 너무나 고통스러웠다고 담당 분야가 아닌 병리학자를 찾아가 화를 내는 것과 같다.

그렇다면 수면 문제에 시달리는 사람들은 어떻게 해야 할까? 내 조언은 하나다. 영리하게 행동하라는 것이다. 근거가 빈약한 패션 잡지나 지나치게 복잡한 이야기를 늘어놓는 수면 서적을 멀리하고, 주변 사람들에게 밤에 어떻게 자느냐고 캐묻는 일도 그만두자. 잠을 잘 못 잔다는 불평을 멈추고, 수면에 관한 잘못된 생각들을 다 내다 버려야 한다.

이제 건강한 수면이란 무엇이고 자신이 왜 잠을 설치는지를 올바로 이해할 때가 되었다. 가장 먼저 할 일은 처방 없이 산 수면 보조제들을 몽땅 내버리는 것이다. 이제 잠에 대해 새롭게 공부할 때다.

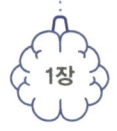

잠은 최고의 만병통치약이다

미국에서는 문장의 빈칸을 채우면서 문법의 품사를 배우는 『매드립스MAD LIBS』 책을 어릴 때 으레 접한다. 나는 중학생 때 학교 독서 동아리에서 책을 주문하면 딸려오는 이 얇은 책자를 좋아했다. 그 책자에는 이야기의 내용을 안다면 빈칸을 채워 완성할 수 있는 문장이 적혀 있었다. 이야기를 몰라도 괜찮았다. 빈칸에 요구되는 품사에 맞추어 형용사나 동사, 친구 이름 등 단어 몇 개를 써넣으면, 조금 논리에 어긋나지만 킥킥 웃음이 나오는 이야기가 탄생하곤 했으니까 말이다.

수면과 다른 의학적 증상들의 관계는 매드립스 게임과 같다. 우리 몸에서 일어나는 모든 질병이나 기관계는 어떤 식으로든 수면과 관련이 있다는 뜻이다. 믿어지지 않는다고? 한번 해보면 내 말이 무슨 이야기인지 알 수 있을 것이다.

이 '수면 습관 빈칸 채우기'는 어떤 단어를 적든 이야기를 거짓으로 만들 방법이 거의 없다. '의학적 증상' 칸에는 고혈압, 심근경색, 뇌졸

> **수면 습관 빈칸 채우기**
>
> 다음 매드립스를 채워보자. 어떤 증상이든 수면과 연관된다.
>
> **수면의 질은 왜 중요한가**
>
> 나는 밤 ___(시각)___ 에 ___(형용사)___ 잠자리에 들곤 한다. 나는 ___(부사)___ ___(형용사)___ 잠에 빠져든다. 잠을 설친다면 ___(의학적 증상)___ 이 생길 수도 있는데, 그렇지 않으니 나는 아주 푹 잔다. 최근에 사람의 ___(신체 부위)___ 를 연구한 과학자들은 밤에 잠을 ___(숫자)___ 시간보다 적게 자면 ___(형용사)___ ___(의학적 증상)___ 으로 이어질 수 있다는 결과를 내놓았다.

중, 비만, 당뇨병, 암, 심장기능상실, 편두통, 심방세동, 우울증, 야뇨증, 알츠하이머병 같은 신경퇴행질환과 기억장애 등 무엇이든 적을 수 있다. 증상 목록은 얼마든지 늘릴 수 있으며, 어떤 증상을 적어도 이야기는 완벽하게 들어맞는다!

 희망적인 것은 수면은 우리가 마음먹은 대로 바꿀 수 있는 몸의 가장 근본적인 메커니즘이라는 것이다. 내가 볼 때, 우리가 조금이라도 통제할 수 있는 건강의 핵심 요소는 영양, 운동, 수면이다. 이 책에서 단 한 가지만 배우겠다면, 제발 수면이 각성의 부재가 아니라는 점을 이해하기를 바란다. 다시 말해, 잠은 켜짐(커피를 홀짝이면서 이 책을 읽기)과 꺼짐(잠자기)을 결정하는 뇌의 전등 스위치가 아니다. 우리 몸은 밤에 자는 동안에도 수많은 일을 하고 있다.

 뇌 이야기가 나왔으니 말하자면, 나는 수면 전문의인 동시에 신경과 의사다. 즉, 본래 뇌를 치료하는 의사다. 수면 전문의는 대부분 신경과 의사지만, 정신과 의사, 호흡기내과 의사, 내과 의사, 가정의, 심지어 소아과 의사도 있다. 폐를 진찰하는 의사가 왜 수면 전문의를 하냐고? 나도 모른다. 내가 볼 때 잠은 신장이나 비장 못지않게 폐와도 깊은 관련이 있는 듯하다! 몸의 거의 모든 계통과 기관은 어떤 식으로든 잠에 영향을 받지만, 특히 뇌는 잠과 깊은 관련이 있다. 잠이 기원하고 잠을 제어하는 곳이 바로 뇌다. 잠은 하나의 신경학적 상태이므로, 잠을 이야기하려면 당연히 뇌 이야기도 함께해야 한다. 따라서 나는 수면 부족이 뇌에 어떤 영향을 미치는지를 먼저 들여다보려 한다. 스스로 밤샘쯤이야 밥 먹듯이 할 수 있다고 생각하거나 주야간 근무조가 계속 바뀌어도 별문제 없는 사람이라고 여긴다면, 이 장을 꼼꼼히 읽어보길 바란다. 장기적인 수면 부족은 마치 실패한 성형수술과 비슷하다. 위험을 무릅쓰고 비싼 값을 치렀지만 흉터만 남는다.

잘 때 뇌는 노폐물을 제거한다

의대 시절의 추억 중에서 생생하게 기억나는 일이 몇 가지 있다. 가령 시신을 보존하는 포르말린의 냄새가 그렇다. 포르말린 처리된 장기에서 지방을 제거하는 일이 무척이나 힘겨웠던 기억이 난다. 담석 검사를 받았을 때도 떠오른다. 멋진 담석 사진을 보았을 때 참 기이하게 아름답다고 생각하면서 잘 연마하면 멋진 목걸이를 만들 수 있겠다는 공상도 했다. 림프계와 관련된 일화도 있다. 림프계는 우리 몸을 순환하면서 노폐물을 제거하는데, 그 시절 의대 교수가 신경계에는 노폐물 제거 시스템이 없다고 주장했을 때 나는 믿을 수가 없었다. 우리 몸에서 가장 중요한 부위인 뇌에서 노폐물을 씻어낼 방법이 전혀 없다니?

그로부터 훨씬 뒤인 2015년에 앙투안 루보[1]와 알렉산테리 아스펠룬드[2]는 각각 독자적인 연구를 통해 뇌에도 노폐물을 제거하는 시스템이 있다는 사실을 발견했다. 바로 글림프계glymphatic system다. 현재 과학자들은 글림프계가 존재한다는 데 대체로 동의한다.[3] 또한 과학자들은 글림프계가 제거하는 주된 노폐물이 아밀로이드 베타amyloid beta, Aβ인 것도 발견했다. 알츠하이머병 환자의 뇌에 쌓이는 단백질말이다. 이는 매우 흥미로운 발견이지만, 그보다 더 놀라운 사실에 주목해야 한다.

> 뇌의 노폐물을 제거하는 글림프계는
> 우리가 깨어 있을 때보다 자고 있을 때
> 60퍼센트 이상 활발히 작동한다!

놀랍지 않은가? 영국 로체스터 의학센터의 마이켄 네데르고르 교수는 뇌에서 노폐물을 퍼내는 시스템은 자고 있을 때 훨씬 더 활발하게 돌아간다고 한다. 자, 그럼 잠을 제대로 자지 못하면 장기적으로 어떤 결과가 빚어질지 생각해보자. 밤늦게까지 깨어 있으면, 뇌에서 낮 동안 쌓인 유독한 노폐물을 제거하는 뇌의 능력에 지장이 생긴다. 우리 뇌를 거대한 유조선에 비유해보자. 글림프계는 선체에 고이는 물을 퍼내는 펌프이며, 펌프가 고장나거나 제대로 가동되지 않으면 물

> **알츠하이머병에 잘 걸리는 유전 형질을 통제할 수 있을까**
>
> 초록눈 유전자를 가지고 있다면, 컬러 콘택트렌즈를 끼는 것 외에는 눈 색깔을 바꿀 수 있는 여지가 거의 없다. 또 아포지방단백질E ε4 유전자를 지니면, 그렇지 않은 사람보다 알츠하이머병에 걸릴 위험이 10~30배 더 높다. 불과 몇 년 전만 해도 이 유전자를 보유하고 있다는 사실을 알았다면, 그저 운이 나쁘다고 생각했을 것이다.
>
> 그러나 2013년 여기에 의문을 제기하는 연구 논문이 『미국의학회지』에 실렸다. 한 지역의 노인 698명을 대상으로 수면의 질을 추적 조사한 연구였다. 그런데 연구 진행 중 98명이 알츠하이머병에 걸렸고, 이를 분석해보니 수면의 질이 좋을수록 아포지방단백질E ε4가 알츠하이머병에 미치는 영향이 줄어드는 결과가 시사되었다. 즉, 유전적으로 알츠하이머병에 잘 걸리는 성향을 지닌 이들이라도 잠을 잘 자면 그것만으로도 알츠하이머병 발생 위험을 크게 줄이고 발병 시기를 늦출 수 있었다.[4]
>
> 이 연구는 우리의 선택과 행동이 통제할 수 없다고 여겨지는 유전적 수준에도 영향을 미칠 수 있다고 말한다.

이 점점 들어차서 배가 가라앉을 것이다. 남아 있는 지저분한 물로 인해 배의 정상 작동이 불가능해지는 것처럼 우리 몸도 처리되지 못한 아밀로이드 베타 단백질과 타우 단백질로 인해 알츠하이머병이 발병한다.

물론 알츠하이머병에 걸리는 이유를 전적으로 글림프계 이상으로만 설명할 수는 없지만, 그 시스템이 적지 않은 역할을 하는 것만은 분명하다. 2013년 『미국신경의학회지』에는 이 메커니즘을 뒷받침하는 논문이 실렸다. 이 연구에서는 노인 70명을 조사했는데, 수면 시간이 비교적 짧거나 잠을 잘 못 잔다고 말한 이들의 뇌에 아밀로이드 베타 단백질이 더 많이 축적되어 있었다.[5]

글림프계에 관해서 한 가지만 더 이야기하자면, 이 체계는 옆으로 누워 잘 때 더 잘 작동하는 듯하다. 뉴욕의 연구 중심 종합대학인 스토니브룩 대학교의 이희덕 연구진은 설치류를 옆으로 누워 자도록 했을 때 글림프계가 더 효율적으로 작동한다는 사실을 발견했다.[6] 알츠하이머병의 위험을 줄이고 싶다면, 옆으로 누워 자는 작은 습관부터 실천해보자.

알츠하이머병 외에도 수면 관련 신경학적 질환은 많다. 2011년에는 수면과 파킨슨병 사이에 상관관계가 있다는 연구 결과도 나왔다.[7] 2014년 연구에서는 다른 신경퇴행질환과 전반적인 기억 기능 쇠퇴도 수면의 질과 관련이 있다고 밝혀졌다.[8]

적게 자면 살찐다

최근까지 수면과 비만의 상관관계는 대체로 무시되었다. 하지만 지난 수십 년 동안의 연구를 돌아보면, 체중 증가는 수면의 질을 떨어뜨리는 핵심 요인이다. 주로 체중 증가에 따른 호흡의 변화 때문이다. 이를 픽윅증후군Pickwickian syndrome이라고 하는데, 찰스 디킨스의 소설 『픽윅 클럽 여행기』(시공사, 2020)에서 따온 명칭이다. 그 책에는 낮에도 자주 잠에 빠지는 과체중 캐릭터 조가 등장한다. 조는 잘 때 으레 수면무호흡증을 일으킨다.

이처럼 체중 증가가 수면의 질 저하에 미치는 영향을 암시하는 연구 결과는 50여 년 전부터 명백히 있었다. 한편 최근 들어서는 반대로 수면의 질 저하가 직접적으로 체중 증가에 영향을 미친다는 연구 결과도 나오고 있다.[9] 이와 같은 연구는 지난 몇 년 사이에 급격히 늘었다.[10] 그 연구들이 제시한 아주 다양한 메커니즘 중에서 눈에 띄는 몇 가지를 살펴보자.

- 하루에 6시간 미만으로 자고 자정 이후까지 깨어 있는 습관이 비만과 관련이 있다. 중국의 공중보건 연구자 장진원은 2015년 100만여 명의 습관을 조사해서 하루 7시간 미만으로 자는 사람들이 더 비만이라는 연구 결과를 내놓았다.[11] 같은 해에 임상심리학자 랜들 조겐슨도 미국수면연구학회 공식 학회지 『수면』에 발표한 논문에서 수면 시간이 줄어들수록 허리 둘레가 증가한다는 상관관계를 명확히 보여주었다.[12] 잠을 잘 못 자면 체중 증가로 이어진다는 증거는 '압도적인' 수준이다.

- 2008년 하루주기 리듬/내분비계 연구자이자 시카고 대학 교수인 이브 밴코터는 잠을 부족하게 자고(하루 9시간 미만) 수면이 불규칙한 초등학생일수록 더 비만인 경향을 보인다는 연구 결과를 발표했다.[13]

- 위장에서 생산되는 호르몬인 그렐린ghrelin은 뇌에 작용해서 허기를 일으키지만, 음식을 먹을 때 느끼는 쾌감에도 핵심적인 역할을 하는 듯하다. 그렐린은 편의점에 진열된 온갖 가공식품을 갈망하게 만든다. 임상 연구자 샤흐라드 타헤리는 2004년에 수면 시간이 줄

미인은 잠꾸러기? O, X

청소년 및 성인 3,300명의 수면과 체중의 관계를 살펴본 UC 버클리 대학 연구진의 2015년 결론은 명확하다. 수면 시간이 1시간 줄어들 때마다 체질량 지수body mass index, BMI가 2.1점 증가한다는 사실이다.[14] 즉, 조금 자면 살이 찐다는 의미로 해석할 수 있다. 역시 미인은 잠꾸러기인 게 분명하다.

어들면 그렐린 생산량이 증가하여 과식과 비만 가능성이 높아진다고 밝혔다.[15]

- 수면의 질 저하는 몸에서 분비되는 화학물질 렙틴leptin의 양에도 영향을 미친다. 지방세포가 만드는 렙틴은 포만감을 유도해서 식욕에 제동을 건다. 2015년 이스라엘에 있는 나자렛 병원의 소아 수면의학과 교수 파헤드 하킴은 잠을 제대로 못 자면 렙틴 수치가 떨어져서 식욕이 올라간다는 연구 결과를 내놓았다.[16]

- 미국 네브래스카 주립대의 알리사 룬달과 티모시 넬슨 박사는 2015년에 밤잠을 설치면 우리 몸의 에너지 수준이 떨어진다는 사실을 입증했다. 이에 대한 보상 기제로서 에너지를 증진하기 위해 더 많이 먹는다.[17]

- 2006년 하버드 의과대학 윌리엄 킬고어 박사는 잠을 설치고 적게 자면 전전두엽피질의 국소적 대사를 감소시켜 충동 제어력이 떨어진다는 연구 결과를 발표했다. 이는 음식 선택에도 영향을 미쳐, 상대적으로 고칼로리 음식을 고르게 만든다.[18]

잠이 부족하면 심장이 망가진다

수면의 질 저하는 심장과 순환계에 가장 심각한 피해를 입힌다. 수면의 질이 낮으면 심근경색, 고혈압, 심장기능상실, 뇌졸중 위험이 증가한다는 연구는 이루 헤아릴 수 없이 많다. 이런 연구는 대부분 수면무호흡증, 즉 상기도가 눌려서 자다가 숨을 쉴 수 없게 되는 증상에 초점을 맞추고 있다. 그러나 최근에는 수면무호흡증뿐만 아니라 자다가 깨게 만드는 모든 증상이 혈압을 높일 수 있다는 연구 결과도 나왔다.

여기서는 수면 장애로 발생할 수 있는 심장 질환 중에서 심방세동을 살펴보자. 심방세동은 심장이 불규칙하게 뛰는 부정맥 질환이다. 심장 박동이 규칙적이고 원활해야 혈액이 심장을 거쳐 순환하는데, 박동이 불규칙적으로 작동하면 문제가 발생한다. 심장의 네 방이 조화롭게 혈액을 운반하지 못하고, 심장에 피가 고이는 것이다. 피는 멈추어 있으면 응고되는 성질을 지니고 있어, 피떡이라고 불리는 혈전을 만든다. 혈전은 혈관을 막아 뇌졸중과 폐색전증 같은 생명에 심각한 영향을 미치는 질병까지 불러오기도 한다.

다시 말해 별거 아닌 것으로 여겼던 잠이 부족하거나 자다 깨는 등의 습관이 심장의 리듬을 망가트리고 생명의 위협까지 초래할 수 있다는 뜻이다. 실제로 심방세동을 앓는 환자의 수면무호흡 증상까지 치료했을 때 재발 확률은 82퍼센트에서 42퍼센트로 확연히 줄어들었다는 연구 결과가 있다.[19]

심장은 우리 몸의 흉강 안에 양쪽 폐 사이에 위치한다. 심장이 그곳

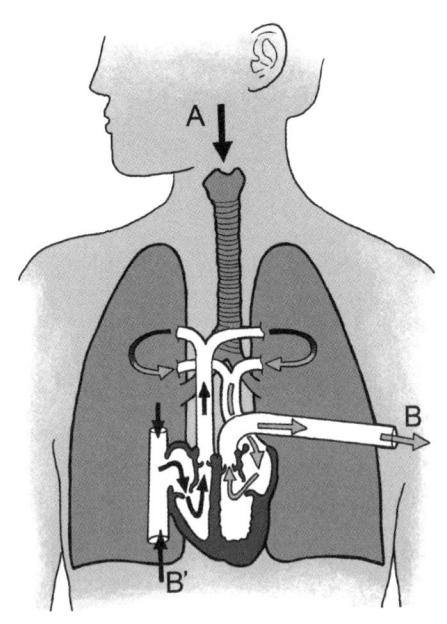

그림 1.1 | 수면무호흡증이 심장에 문제를 일으키는 이유

에 있는 이유는 심장이 하는 주요한 활동 때문이다. 심장은 산소를 잃은 파란 피를 폐로 보내고, 다시 산소를 얻은 빨간 피를 온몸으로 순환시킨다. 이때 호흡이 폐가 하는 정화 활동을 돕는다. 공기를 불어넣는 풀무처럼 공기를 빨아들이고 내뱉으며 피의 순환을 돕는 것이다.

그런데 만약 호흡에 문제가 생긴다면 무슨 일이 생길까? 가령 밤에 잠을 자다가 숨이 막히는 증상 말이다. 우리 몸은 질식을 막기 위해서 더 강한 힘으로 공기(그림1.1에서 A)를 빨아들이려고 애쓸 것이다. 그러나 안타깝게도 가슴 안의 많은 공간을 심장이 차지하고 있어서 공기를 폐로 빨아들이는 힘은 공기가 아닌 밖으로 뿜어지는 피(그림1.1에서 B)의 방향을 돌려 심장으로 빨아들이는 결과를 낳는다.

이처럼 심장이 혈액을 뿜어내는 데 문제가 생기면, 심장으로 돌아오는 피(그림 1.1에서 B')도 들어갈 곳이 없다. 그 결과 피가 제대로 순환하지 못하고 역행한다. 이 상황에서 우리 몸은 어떻게 반응할까?

해결책은 두 가지인데, 둘 다 좋지 않다. 첫 번째는 혈액을 혈관 밖으로 밀어내어 몸의 조직으로 집어넣는 것이다. 대개는 다리가 그 대상이 된다. 다리가 부어오르는 부종이 나타나는 이유가 이 때문이다. 두 번째는 심장이 피를 뿜어내기 위해 더욱 열심히 일하는 것이다. 그런데 심장은 본래 근육 덩어리로, 근육은 열심히 일할수록 더욱 비대해진다. 그 결과 심부전 증상이 시작된다. 즉, 어떤 해결책이든 장기적으로 심장이 나빠지는 것을 피할 수 없다.

매일 우울한 이유? 어쩌면 잠이 원인이다

질 낮은 수면, 심장기능상실, 알츠하이머병, 좋아하는 청바지가 더 이상 맞지 않게 되는 현상까지, 이 모든 이야기는 들으면 들을수록 우리를 울적하게 만든다. 기분이 나아지도록 도움을 줄 만한 내용도 필요한가? 그렇다면 잠을 자면 된다. 진짜다! 질 낮은 수면은 우울증과 부정적인 기분을 낳는다. 가져온다. 관련된 연구의 핵심만 훑어보자.

- 질 낮은 수면은 기분을 망칠 뿐만 아니라, 우울증 및 불안 악화와도 관련이 있다.[20] 그래서 일부 정신건강 전문가들은 환자에게 수면 장애의 징후가 보이지 않는다면 우울증이라는 진단을 아예 내

리지 않기도 한다.
- 원인이 무엇이든 간에 밤에 자주 깨면 기분이 나빠지고 부정적인 생각이 심해진다. 존스홉킨스 의과대학의 패트릭 파이넌은 단순히 수면 시간이 줄어들 때보다 잠이 토막 났을 때 기분이 더욱 안 좋아진다는 연구 결과로 이를 뒷받침했다.[21]
- 하루주기 리듬 장애는 우울증을 비롯한 다른 기분장애와 관련 있을 때가 많다. 잠자리에서 오래 미적거리느라 일상 활동이 줄어들면 수면-각성 주기가 뒤죽박죽이 되기 때문이다.
- 수면무호흡증을 앓는 이들은 으레 우울증도 함께 앓는데, 이는 수면무호흡증을 치료하면 우울증 발병률이 감소한다는 연구 결과로 증명된다. 웨스턴 오스트레일리아 대학교의 데이비드 힐먼 연구진이 수면무호흡증을 치료해서 우울증 발병률을 73퍼센트에서 무려 4퍼센트로 떨어뜨린 연구가 그것이다.[22]
- 양극성장애 환자도 심각한 수면 문제를 동반한다. 조증 삽화가 오래 이어지면 환자는 아예 잠을 못 이루기도 한다. 우울 삽화 역시 수면의 질 저하, 과다 수면, 수면 시간 교란 위험을 수반한다는 결과도 있다.[23]

불규칙한 수면이 암을 초래한다

수면 장애와 암의 연관성은 최근에서야 드러나고 있다. 질 낮은 수면이 다양한 암(전립샘,[24] 구강, 비강,[25] 대장[26]뿐 아니라 중추신경계 암[27]까지)과 관련이 있다는 증거가 속속 밝혀지고 있으며, 특히 유방암과 가장 강력한 연관성이 있는 듯 보인다.[28] 주야간 교대근무와 수면 부족 같은 수면 교란이 유방암의 잠재적 발병 인자로 작용하는 것이다. 워싱턴 대학교 공중보건대학 교수 어맨다 핍스도 유방암 진단을 받기 전에 환자의 수면 상태가 치료 결과를 예측하는 지표로 쓰인다고 말했다.[29]

2007년 세계보건기구WHO는 "교대근무, 페인트칠, 소방의 발암성"이라는 제목의 연구 보고서를 냈는데, 암을 유발한다는 관점에서 묶인 세 가지 요인 중 교대근무는 맨 처음에 자리하고 있다.[30] 초기 조사를 맡은 연구진은 교대근무가 유방암과 밀접한 관련이 있으며, 면역계 기능을 전반적으로 감퇴시킨다고 밝혔다.[31] 여기서 한 발 더 나아가 WHO 산하 국제암연구기관은 교대근무에 관한 후속 연구를 토대로 교대근무를 발암 추정 물질, 즉 2A군 발암물질로 분류했다.

밤을 새면 감기에 잘 걸리는 이유

"어서 자렴, 그러다 병난다." 대개 성장기의 아이는 부모로부터 이런 말을 지겹게 듣는다. 나 역시 어릴 때 같은 소리를 셀 수 없이 들었지만, 밤 늦게까지 심야 토크쇼를 보거나 축구 카드를 정리하려는 내 의지에 전혀 영향을 끼치지 못했다. 그러나 놀랍게도 대학생이 되어 스트레스를 받으며 밤을 샐 때면 부모님의 말씀이 떠올랐다. 정말 몸 상태가 엉망이 되었기 때문이다. 기말고사를 치르느라 녹초가 된 뒤에는 늘 감기를 달고 살았다.

왜 책상 앞에서 밤을 새거나 야간 당직 근무를 서고 나면 자꾸만 앓거나 감기에 시달리는 것일까? 수면의 양과 질이 면역계의 기능과 밀접한 관계가 있기 때문이다. 이를 뒷받침하는 연구 결과를 준비했다.

- 2015년 에릭 프레이더 박사가 이끄는 캘리포니아 대학교 샌프란시스코 캠퍼스 연구진은 수면 시간과 감기 등 각종 감염 질환 사이에 유의미한 상관관계가 있음을 밝혔다. 자원한 참가자들에게 감기의 주 원인인 리노바이러스를 투여했는데, 이들 중 잠을 6시간 이하로 잔 사람들은 7시간 이상 잔 사람들보다 감기에 걸릴 확률이 더 높았던 것이다.[32]
- 대만 타이페이 의과대학의 연구진도 수면 교란이 자가면역계 질환의 발병 요인이 될 수 있음을 입증했다. 수면무호흡증 환자의 류머티스 관절염 발생 확률이 다른 사람에 비해 평균 91퍼센트 높았던 것이다. 이는 관절이 아프고 뒤틀리는 류머티스관절염뿐 아니라 척추가 서서히 융합되는 강직척추염, 눈과 입 같은 부위가 건조해지는 쇼그렌증후군, 온몸의 연결조직이 비정상적으로 성장하는 전신경화증, 거의 모든 신체 부위에 손상을 일으키는 전신홍반루프스 같은 다양한 자가면역질환을 일으킬 위험이 있는 것으로 밝혀졌다.[33]

잠의 중요성에 대해 더 이야기해야 할까? 나는 몸의 거의 모든 기관을 하나하나 훑으면서 수면 부족이 얼마나 해로운 영향을 미치는지 이야기할 수 있다. 심지어 수면의 질이 낮으면 혈당을 조절하는 능력이 엉망이 되어 당뇨병 위험을 대폭 높인다는 이야기는 아직 꺼내지도 않았다! 한마디로 정리하겠다. 수면을 담당하는 뇌는 우리 몸에서 가장 중요한 기관이다. 끝! 여기서 덜 중요한 기관들까지 언급한다면 우리 모두의 시간을 낭비하는 꼴이다.

수면 부족이 불러오는 질병이 궁금하다면 아리아나 허핑턴의 『수면 혁명』(민음사, 2018)을 읽어보라. 1,000가지 방식으로 수면 부족이 우리를 죽이는 사례를 상세하게 알려줄 것이다. 잠의 중요성에 대한 이야기는 이쯤에서 마무리하고 다음 이야기로 넘어가자.

KEY POINT

- 잠을 잘 자야 뇌의 노폐물 제거 시스템이 효율적으로 돌아간다.
- 잠을 제대로 자지 못하면, 알츠하이머병, 심혈관계 질환, 암, 우울증, 비만, 감기 등 온갖 질병의 위험에 노출된다.
- 우리가 왜 잠을 자는지 과학자들도 모른다고? 틀렸다. 우리는 결국 살기 위해서 잠을 잔다.

이는 우리가 빵을 먹고 오렌지 주스를 마시는 이유와 같다. 살려면 먹어야 한다. 잠은 더욱 그렇다. 잠은 인간 행동의 강력한 원동력이자 근원적인 욕구다. 잠에 관한 한 내 좌우명은 이렇다. "잠은 언제나 모든 것을 이긴다."

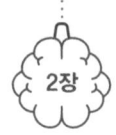

잠은 모든 것을 이긴다

여러분은 지금 서점 한구석에서 이 책을 대충 휘리릭 넘기면서 읽고 있을지도 모른다. 계산 줄을 기다리느라 이 책을 집어 든 피곤한 대학생일 수도 있고, 아이들을 학교에 보낸 뒤 여유를 즐기러 온 아이 엄마일 수도 있으며, 수백만 시청자에게 추천할 책을 찾고 있는 억만장자 토크쇼 사회자일 수도 있을 것이다. 다만 이렇게 독자가 누구인지 전혀 모르는 상태에서도, 나는 여러분이 최근 며칠 사이에 아래의 활동을 했을 것이라고 자신 있게 말할 수 있다.

1. 지난 며칠 사이에 무언가를 먹었다.
2. 지난 며칠 사이에 무언가를 마셨다.
3. 지난 며칠 사이에 섹스를 생각했다.
4. 지난 하루이틀 사이에 얼마 동안 잤다.

이 책을 사기 전에 이 네 문장을 생각해보라. 어느 하나라도 자신에게 들어맞지 않는다고 생각한다면, 이 책을 내려놓고 다른 책을 사도록.

결코 피할 수 없는 1차 욕구

사실 내게 신통력 따위는 전혀 없다. 비밀은 앞에서 열거한 것들이 모두 일차 욕구라는 데 있다. 1943년 미국 심리학자 클라크 헐은 욕구 감소 이론drive reduction theory을 내놓았다. 그는 생리적 욕구의 결핍이 추동을 유발하고, 이를 감소시키려는 과정에서 행동이 발생한다고 설명한다.[1] 우리 몸에 항상성, 즉 균형을 유지하려는 성향이 있기 때문이다. 일차 욕구로는 음식과 물을 섭취하려는 식욕, 자손을 번식하려는 성욕, 잠을 자려는 수면욕 등이 있다.

실제로 잠을 자지 않고 오래 버틸수록 우리 뇌는 더욱 잠을 갈망해서, 더 이상 선택의 여지가 없는 시점, 즉 까무룩 잠에 빠져버리는 지경에 이른다. 심한 사람은 자신의 결혼식에서, 혹은 아기를 출산하다가, 또는 섹스를 하는 도중에도 잠에 든다. 믿기지 않겠지만 모두 내 환자들이 직접 겪은 일이다.

그들은 처음 진료실을 찾아왔을 때 "잠을 못 자는" 것이 문제라고 말했다. 잠을 한숨도 못 잔다고 하거나, 자다가 깨면 다시 잠을 못 이룬다고 말했다. 하지만 그들은 분명히 잤다. 그저 수면이 마음에 썩 들게 이루어지지 않았을 뿐이다.

우리는 모두 잠을 잔다. 이는 일차 욕구에 근거한 몸의 요구이자 의학적 사실이다. 스스로 '나는 평소에 잠을 한숨도 못 잔다'라고 느낀

잠을 자지 않는다는 착각

내가 수면을 공부할 때 읽은 교과서에는 사람이 잠을 거의 못 자도 제대로 기능할 수 있는지에 대한 연구가 실려 있었다. 펜실베이니아 의과대학 교수 데이비드 딘저스와 워싱턴 주립대학의 수면 연구자 한스 반 동겐은 실험 참가자들을 세 그룹으로 나누어서 각각 매일 밤 4시간, 6시간, 8시간을 자도록 했다. 혹시라도 참가자가 몰래 창고 같은 곳에 숨어들어 낮잠을 자는 일이 없도록 꼼꼼히 지켜보기까지 했다. 연구는 2주 동안 진행되었다. 겨우 2주! 나는 몇 년째 잠을 못 잤다고 말하는 사람들을 매일 같이 만난다. 그런데 이 수면 연구 참가자들은 고작 14일에 불과했다는 점을 기억하자.

연구진은 정신운동 각성 검사psychomotor vigilance task를 통해서 실험 참가자들의 주의력 수준을 측정했다. 실험이 끝날 즈음 6시간 수면 집단에서는 4분의 1이 검사를 받는 도중에 잠이 들었다! 4시간 수면 집단은 더욱 심각했음은 물론이다. 흥미로운 점은 그럼에도 그들은 수면 부족으로 지장을 느끼냐는 질문을 받았을 때, 아니라고 답했다는 것이다. 검사를 위한 컴퓨터 앞에서 꾸벅꾸벅 잠에 빠져들면서도, 그들은 친구들에게 이렇게 메시지를 보내고 있었다. "나 방금 엄청 괴상한 수면 실험을 받았어. 물론 내가 이겼지!"[2]

다면 이 단순한 사실을 먼저 받아들일 수 있어야 한다. 그렇지 않으면 수면 장애가 생겨 '영원히 잠에 들 운명'에 처하게 되어도 난 모르는 일이다.

큰 소리로 말해보라. "나는 잠을 잔다." 푹 잘 수도 있고 아닐 수도 있지만, 아무튼 당신은 잠을 잔다. 다시 말해보라. "나는 잠을 잔다." 한 시간마다 깨서 시계를 쳐다볼 수도 있고 아닐 수도 있지만, 당신은 분명 잠을 잔다.

이 사실이 수면 장애 치료의 핵심이다. 만약 수면이 가정과 증명이 가득한 기하학이라면 "잠을 잔다"라는 명제는 제1법칙인 셈이다. 이것은 내가 새 환자를 만날 때마다 명확히 해두는 전제이기도 하다.

친애하는 독자 여러분을 위해 나는 비교적 최근 연구 자료도 소개하고 싶었다. 그러니까 가령 몇 주 동안 하루 2시간씩만 잤는데도 몸에 별 지장이 없었다는 연구 결과 같은 것 말이다. 하지만 안타깝게도 그와 같은 연구는 존재하지 않았다. 당연하다. 사람은 그럴 수가 없게 만들어졌으니까. 지금까지의 모든 수면 과학자들의 견해를 요약했을 때도 마찬가지였다. "인구 중 극소수는 비교적 오랫동안 6시간 이하로 자면서 일상 생활 수행 능력을 유지하지만, 결국 장기적으로는 능력 저하는 필연적"이라는 것이 학계의 결론이다. 게다가 수면 시간을 더욱 줄여 장기간 2~3시간만 자면서도 멀쩡히 걷고, 스스로 음식을 씹고, 동영상을 편집하고, 횡설수설하지 않는 사람은 세상에 존재하지 않는다고 분명히 말할 수 있다.[3]

혹시 당신이 바로 그 세상에 존재하기 힘든 특출난 사람이라고 반박하고 싶은가? 몇 년 동안 하루 2~3시간만 자고 있지만 아무런 문제가 없다고? 그렇다면 나는 당신을 깊이 연구해서 모든 과학적 영예와 수상을 누리고 싶다. 그러니 부디 다음 질문에 답해주길 바란다.

- 당신은 인간입니까? (예/아니오)
- 정신질환이 없습니까? (예/아니오)
- 지난 1년 동안 하루도 빠짐없이 일관되게 평균 3시간밖에 안 잤습

니까? (예/아니오)
- 자신이 잠을 자지 않는다는 것을 입증하기 위해 스마트워치를 차고 다닐 수 있습니까? (예/아니오)
- 윈터 박사가 대단한 명성과 부를 거머쥘 수 있도록 당신을 연구하고 사진을 찍어 다른 수면 연구자들에게 자랑할 수 있도록 승낙하겠습니까? (예/아니오)

이 질문에 모두 "예"라고 답했다면 이 책의 출판사에 연락처를 남겨주길. 함께 놀라운 연구를 시작해보자.

정말로 한숨도 못 잤다고?

나는 약 2주에 한 번꼴로 공황 상태에 빠진 듯한 환자를 만난다. 지난 1~2주 동안 잠을 전혀 못 잤다거나 너무 적게 잤기에 도움이 필요하다고 찾아오는 이들이다.

"제발 도와주세요. 2주 동안 2시간밖에 못 잤어요!"

또한 으레 이렇게 덧붙이곤 한다. "짧은 낮잠이라도 한숨 자고 싶어요. 하지만 누워도 도무지 잠이 오지 않아요." 밤에 잠을 이루지 못하는 것은 당연하고 낮에도 잠이 오지 않아서 336시간째 깨어 있다는 것이다. 기네스북에 연락을 해야 할지 잠시 고민하다가 이렇게 묻는다.

"침대에 누우면 뭘 하시나요?"

"그냥 누워 있어요. 그러면 이런저런 생각이 떠오르는데, 도무지 생각을 멈출 수가 없어요."

"밤새도록 아무것도 안 하고 누워 있다는 거죠?"

"맞아요. 보통은 밤 11시에서 자정 사이에 잠이 제일 잘 오거든요. 그런데 그때 잠에 들지 못하면 망한 거예요. 밤새 깨어 있거든요."

기네스북 이야기가 나왔으니 말인데, 기네스북은 상상할 수 있는 거의 모든 형태의 기록을 집계하지만, 수면 박탈(수면 기능을 연구할 목적으로 잠을 자지 못하게 하는 것) 기록은 더 이상 인정해주지 않는다. 현재 최고 기록 보유자는 랜디 가드너Randy Gardner로, 1964년에 11일 24분 동안 잠을 자지 않고 버텼다. 그런데 당시 기록을 보면 가드너는 시간이 지날수록 미세수면microsleep(나도 모르게 빠져드는 쪽잠으로, 대개 30초를 넘지 않는다)에 들었다가 깨어났고, 환각, 심각한 인지 장애, 심지어 편집증까지 나타났다.

이와 같은 편집증은 또 다른 심한 수면 박탈 실험에서도 나타났는데, 뉴욕의 디스크자키 피터 트립Peter Tripp의 사례가 가장 불행한 축에 속한다. 그는 1959년 201시간 동안 잠을 자지 않는 일종의 공개적인 수면 박탈 묘기를 부렸는데, 그 결과 정신에 영구적인 변화가 생긴 듯했다(자신이 사기꾼이라고 믿는 것이 수면 박탈에 따른 정신 변화 중에 그나마 가장 덜 해로운 것이었다).

내가 하고 싶은 말은 수면이 원천적으로 박탈된 상황이라면 누구도 잠이 오지 않는다고 절대 말할 수 없다는 것이다. 내 환자들이 잠을 한숨도 못 잤다고 말하는 상황과의 차이점을 알겠는가?

만약 어떤 잠도 절대 허용되지 않는다면 예외 없이 항거불능의 '수면 침입'이 일어나 미세 수면이 발생하고, 신체에도 적지 않은 나쁜 영향을 미쳐 자기 자신뿐 아니라 주변 사람들도 그 심각성을 인지하지 못할 리가 없다. 그러니 잠을 전혀 못 잔다고 하소연하기 전에 소파에서 까무룩 잠든 적은 없는지 냉정하게 체크해봐야 한다. 또한 단 1시간 만이라도 말 그대로 "그냥 누워" 있는 시간을 가져보라. 1시간 동안 아무것도 하지 않고 있는 것조차 무척이나 힘든데, 7시간이나 아무것도 하지 않는 게 가능이나 한 일일까?

다시 말해 일주일 동안 잠을 못 잤는데 졸리지 않다는 말은 일주일 동안 먹지 않았는데 전혀 배가 고프지 않고 심지어 체중도 늘었다는 말과 다를 바 없다. 물론 아사 직전까지 가면 몸이 고통을 거의 느끼지 못하겠지만, 이쯤이면 이 비유를 통해 내가 하고 싶은 말이 무엇인지 알 것이다.

잠을 자지 않는데 졸리지도 않다는 것은 일차적인 생물학적 힘에 정면으로 배치되는 현상이다. 사람은 오래 깨어 있을수록 반드시 더 졸리다. 각성이나 불안 상태가 고조되면 그 힘이 일시적으로 억제될 수 있지만 아예 막을 수는 없다. 이를테면 잠자리에 누웠는데 연기 냄새가 난다면 불안해서 잠들지 못할 것이다. 침대 밑에서 무언가 움직이는 소리가 들려서 잠을 못 이룰 수도 있다. 또한 잠에 들지 못할 것 같다고 걱정하는 마음이 수면을 가로막기도 한다.

각성이나 불안이 수면에 미치는 악영향은 하버드 의과대학의 신경과 교수인 클리프 세이퍼가 쥐를 대상으로 진행한 수면 실험을 보면 이해할 수 있다. 클리프 세이퍼는 먼저 쥐들을 각각 깨끗한 우리와 더러운 우리에 넣었다. 그리고 쥐들이 잠을 자는지, 뇌의 생화학적 상태

정말로 아무것도 하지 않고 누워 있는 연습

도저히 밤새도록 잠을 이룰 수 없다고? 지금 당장 아무것도 하지 않고 누워 있는 연습을 해보자. 정말로 잠이 안 올까?

1. 무언가를 조금 먹은 뒤 화장실에 다녀온다.
2. 휴대전화와 알람을 끄고, 식구들에게 실험이 끝날 때까지 혼자 있게 해달라고 부탁한다.
3. 지금 몹시 심각하고 진지한 상황이니까 절대로 방해하지 말라고 요청한다.
4. 집 안에서 가장 편안한 공간을 찾는다.
5. 신발을 벗고 전등을 끄고 눕는다.
6. 절대로 잠에 들면 안 된다. 7시간 동안 가만히 누워만 있는다.

는 어떤지 측정했다. 양쪽 우리에 든 쥐들은 잠에 들었을까? 물론이다. 그러나 모두 잘 잔 것은 아니었다. 더러운 우리에 든 쥐는 과다 각성의 징후를 보이면서 깨끗한 우리에 든 쥐보다 잠을 덜 잤다. 더러운 우리가 주는 불안감이 숙면을 방해한 것이다.[4]

다시 나를 찾아온 환자 이야기로 돌아가볼까? 나는 가장 먼저 "잠을 한숨도 못 잤다"라거나 "잠을 전혀 잘 수 없다"라는 환자의 불평은 사실이 아니라는 점을 지적한다. 이 고정관념에서 벗어나지 않으면 치료가 불가능하기 때문이다.

"잠을 전혀 잘 수 없어요. 저만 그런게 아니에요. 저희 어머니도 한숨도 못 주무신다고 했어요."

이때 환자의 말을 끊고서 이렇게 말한다.

"음, 잠깐, 거기서 멈추고 다시 말씀해보시겠어요?"

"어… 그러니까 제가 잠을 제대로 못 자요. 이건 저만 그런 게 아니에요. 저희 어머니도 잘 못 잔다고 했고요."

"그렇게 말씀하시니 훨씬 낫네요."

'인간은 잠을 잔다'라는 명제를 인정해야 우리가 지닌 문제를 해결할 수 있다. 방이 아무리 더러워도 우리 몸은 잠을 원하고, 먹고 마시지 못하면 죽는 것처럼 잠을 자지 못하면 죽는다.

음식이나 수면이나, 박탈당하면 죽음을 맞이한다는 것이 동일한데, 환자들이 섭식 문제를 대처하는 방식과 수면 문제를 대처하는 방식은 판이하게 다르다. 이를테면 식탁에 앉았는데 배가 고프지 않다고 느낀 적이 있을 것이다. 그렇다면 '별로 배가 안 고프네?'라고 생각하고 함께 나온 샐러드만 깨작거리고 만다. 나중에 식욕이 돌아오면 다시 잘 먹을 거라는 사실을 알기 때문이다. 반면 수면 욕구가 일시적으로 부진한 상태를 떠올려보자. 잠자리에 들었는데 왠지 잠이 오지 않을 거 같다고 느낀 적이 있을 것이다. 그렇다면 생각은 꼬리를 문다. '왜 잠이 오지 않지? 스트레스 때문인가? 내일도 제대로 못 자면 큰일인데…'라면서 걱정한다. 지금 당장 잠에 들지 못해도 나중에 저절로 괜찮아질 거라고 생각하는 사람은 굉장히 드물다. 음식과 수면에 관한 뇌의 기본 능력치가 다른데도 말이다.

그 말인 즉슨, 뇌는 우리를 강제로 먹게 만들 수 없다. 뇌가 허기를 느끼게 만들고 먹고 싶은 욕구를 자극해도, 단식 투쟁과 같은 상황에서 우리는 자발적으로 허기를 이겨낼 수 있다. 하지만 잠은 다르다. 뇌는 잠에 관한 한 최종 결정권을 가지고 잠을 강요할 수 있다. 우리는 그저 직접 차를 운전해서 퇴근할 때 깜빡 졸지 않기를 바랄 수 있을 뿐이다.

적정 수면 시간은 사람마다 다르다

그렇다면 얼마나 자야 우리는 차를 운전할 때 졸지 않을 수 있을까? 답은 '충분히'다. 그렇다고 너무 많이 자지는 않기를 바란다. 그랬다가 잠자리에서 말똥말똥한 눈으로 언제 올지 모르는 잠을 기다려야 할 테니까 말이다.

전통적으로 '얼마나 자야 할까?'는 수면에 관한 기사를 보도하는 기자들이 관심 있어 하는 주제다. 그들은 '어떻게 하면 잠을 더 잘 수 있을까?', '깜빡깜빡 졸아도 괜찮을까?'라는 질문과 더불어 적정량의 수면 시간에도 상당한 흥미를 보인다. 따라서 나는 여기서 내가 인용하는 적정 수면 시간은 그저 지침일 뿐이며 달성해야 할 목표가 아니라는 점을 명확히 하고 싶다. 일상생활을 하기 위해 필요한 섭취 열량이 개개인별로 모두 다르듯이, 필요한 수면 시간도 모두 다르기 때문이다.

또한 수면 욕구는 평생에 걸쳐서 변한다. 아기를 키워본 사람이라면 알 것이다. 아기는 배가 고프다고 칭얼대고, 먹고 나면 기저귀에 오줌을 싸고, 배가 부르면 잠을 자는 것 말고는 할 줄 아는 게 없다. 하지만 성장하면서 아이는 글을 읽고 산수를 하고, 소셜미디어를 사용하면서 잠을 자는 시간이 점점 짧아진다. 더 이상 낮잠도 자지 않는다.

나이별 권장 수면 시간

미국수면재단은 2014년, 수면 전문가 18명과 함께 집단별 적정 수면 시간을 연구했다. 연령별로 9개의 집단으로 나눈 뒤, 각 집단이 얼마나 잠을 자야 하는지 알아보는 식으로 진행되었고, 그 결과 다음과 같은 권고를 내놓았다.[5]

- 생후 3개월 신생아: 14~17시간
- 4~11개월 영아: 12~15시간
- 12~24개월 유아: 11~14시간
- 3~5세 미취학 아동: 10~13시간
- 6~13세 취학 아동: 9~11시간
- 14~17세 청소년: 8~10시간
- 18~64세 성인: 7~9시간
- 65세 이상 노인: 7~8시간

적정 수면 시간에 대한 폭넓은 이해를 위해서는 2004년 스탠퍼드 의과대학 수면연구소장인 모리스 오하욘이 진행한 연구를 참고할 만하다. 그는 나이가 들수록 수면 욕구가 점점 줄어든다는 사실을 발견했는데, 마치 갓난아기가 걸음마를 하게 될 때까지의 시간처럼 아주 짧은 시간 안에 수면 욕구가 급격히 줄어들 때도 있었다.[6] 또한 수면 욕구가 비교적 안정적으로 유지되는 시기도 있었다. 이 점을 염두에 둔다면 자신의 수면 시간에 대한 객관적인 평가를 하고 적정 수면 시간을 받아들이기가 더 쉬울 것이다. 다시 강조하지만 이는 지침에 불과하므로 자신과 딱 들어맞지 않는다고 해서 불안해할 필요는 전혀 없다.

이전 세대는 지금보다 더 많이 잤을까

수면 시간은 개인의 일생뿐 아니라 여러 세대에 걸쳐서 변화해 왔다. 그렇다면 과연 이전 세대는 지금의 우리보다 훨씬 더 많이 잤을까?

얼핏 생각하면 지금처럼 재미있는 콘텐츠와 여가문화가 없었기에 이전 세대는 현대인보다 더 많이 잠을 잤을 것 같다. 하지만 일부 연구에 따르면 그렇지만도 않다. 2010년 노스웨스턴 대학의 교수 크리스틴 크누슨은 1975~2006년 동안 각종 수면 연구에 참여한 이들의 일과를 분석했는데, 그 결과 현대인들이 더 많이 일하는 것처럼 보여도 실제로 잠을 덜 자는 것은 아니라는 결론을 내렸던 것이다.[7]

또한 현재까지 수렵채집을 하고 있는 부족의 수면 패턴을 조사해서 우리가 이전 세대보다 잠을 덜 잔다는 고정관념에 의문을 제기하는 연구도 있다. 캘리포니아 대학교 로스엔젤레스 캠퍼스 수면센터의 박사후 연구원인 간디 예티시가 2015년 발표한 내용이 그것이다. 그는 총 1,165일에 걸쳐 볼리비아의 트시마네족, 탄자니아의 하드자족, 나미비아의 산족에 속한 총 94명의 성인을 대상으로 조사했다. 의외로 그들은 평균 6시간 25분을 잤는데, 이는 현재 산업 사회의 평균 수면 시간으로 보아도 낮은 축에 해당한다.[8]

나는 여러분의 수면 시간이 연령 집단이나 속해 있는 문화적 환경에 걸맞기를 바란다. 다만 그렇지 않다고 해도 크게 걱정할 필요는 없다. 잠을 전혀 못 자는 게 아니라 어느 정도를 잔다는 사실을 인정하기만 해도 잠에 관한 모든 문제는 해결 가능하기 때문이다.

KEY POINT

- 갈증, 허기, 성욕, 수면욕은 인간이 지닌 일차 욕구다.
- 숙면을 취하지 못할 수도 있지만, 그럼에도 불구하고 우리는 분명히 잠을 잔다.
- 수면 욕구는 사람마다 다르며, 나이를 먹을수록 줄어드는 경향이 있다.
- 주위 환경이 우리의 불안감을 자극해서 수면 시간이나 수면의 질에 영향을 주기도 한다.

그렇다면 반대로 깨끗한 집, 소음이 없는 방, 아늑한 침대처럼 불안감이 전혀 없는 환경에서 우리가 잠에 들지 못하는 이유가 무엇일까? 피곤에 절어 집으로 돌아와도 잠이 오지 않는 이유가 무엇일까?

이제 '졸리다'라는 말이 정확히 무엇을 의미하는지 살펴볼 시간이다. 여러분이 이 책을 읽다가 너무 졸려서 더는 읽지 못하겠다고 한다면, 이미 무슨 뜻인지 깨달았겠지만 말이다.

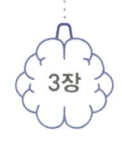

3장 피곤해서 졸리다고?

"피곤해요", "너무 졸려요", "지쳤어요", "쓰러질 것 같아요", "다리가 후들거려요", "손가락도 까딱 못하겠어요", "때려 죽여도 못해요", "말도 걸지 마세요", "눈이 저절로 감겨요", "차라리 죽고 싶어요." 이는 내 진료실과 대기실 안팎에서 깜빡 잠에 든 환자들이 내게 흔히 하는 말이다.

즉 수면 문제를 제대로 이해하려면 먼저 '졸리다'라는 말의 정의를 올바르게 내려야 한다. 나는 '졸리다'라는 단어를 지금 당장 잠을 자고 싶은 상태이거나, 옆에서 노래를 부르든 북을 치든 잠에 들 수 있는 상태에만 사용한다.

사람들은 종종 '졸리다'와 '피곤하다'를 같은 의미로 여기지만, 둘에는 미묘한 차이가 있다. 졸리다고 말하면서도 잠들기까지 4시간이 걸리는 사람은 내가 내리는 정의에 따르면 그다지 졸리지 않은 사람인 것이다. 이처럼 졸음과 피로의 차이를 이해해야 자신의 수면 문제를 파악하고 어떤 식으로 대처해야 하는지 명확히 알 수 있다.

피로와 졸음은 다르다

미식축구 선수가 경기를 마치고 경기장 밖으로 걸어간다고 상상해 보자. 열기가 올라 땀범벅에, 상대 선수들과 몸싸움을 해서 여기저기 안 쑤시는 데가 없다. 고개를 숙인 채 로커룸으로 들어갈 즈음에는 다리까지 후들거린다. 그때 리포터가 다가오더니 4대 16으로 지고 있는 상황에서 왜 공을 들고 달리지 않았는지 캐묻는다. 이때 선수가 이렇게 대답한다면 어떨까?

"우리가 실수를 많이 했죠. 4쿼터 시작 무렵엔 다들 졸렸거든요. 3쿼터에서 공을 가로챌 때는 깜빡 조는 바람에 코치님이 보내는 신호도 못 들었어요. 아마 그런 상황이 몇 번 더 있었을 거예요. 경기가 어떻게 진행되었는지 기억이 잘 나지 않네요. 하아암. 실례합니다. 잠시 한숨 눈을 붙여야겠어요."

어딘가 이상하지 않은가? 보통 이런 상황이라면 졸리다고 말하지 않고 피곤하다고 말할 것이다. 다른 말로 체력이 떨어졌다고 표현하기도 한다.

물론 피곤해도 누울 수 있지만, 졸려서 눕는 것과는 명백히 다르다. 실제로 하루치 기력이 다할 만큼 몹시 피곤하다고 느끼면 일찍 잠자리에 드는데, 잠이 잘 오지 않는 경우가 허다하다. 왜냐고? 당연하게도 졸리지 않기 때문이다. 이것은 불면증을 이해하는 핵심 열쇠이기도 하다.

피로에 대해 이해하려면 우리 몸이 재충전이 필요하다고 보내는 단서를 알아차려야 한다. 휴대전화에는 배터리가 얼마나 충전되었는지

나의 피로 수준 파악하기

여기서 잠깐, 자신의 피로도를 측정해보자. 다음은 피로 수준 척도Fatigue Severity Scale, FSS라는 피로를 수치로 파악할 수 있는 검사 도구다. 다음 항목에 점수로 답하고 평균 점수를 내보자. 만약 평균 점수가 4점 이상이라면 대단히 심각한 기력 저하 상태, 즉 배터리가 제대로 충전되지 않고 있다는 뜻이다. 반드시 잠을 자야 하는 것은 아니지만, 조금이라도 쉬기를 권한다.

피로 수준 척도

지난 1주일 동안 나는 이렇게 느꼈다	아니다 〈………〉 그렇다
피곤하면 의욕이 줄어들었다.	1 2 3 4 5 6 7
운동을 하면 피곤했다.	1 2 3 4 5 6 7
쉽게 피곤해졌다.	1 2 3 4 5 6 7
피로 때문에 몸이 찌뿌드드했다.	1 2 3 4 5 6 7
피로로 인해 종종 문제가 생겼다.	1 2 3 4 5 6 7
피로 때문에 지속적인 신체활동이 어려웠다.	1 2 3 4 5 6 7
피로 때문에 업무나 책임을 다하는 데 지장이 있었다.	1 2 3 4 5 6 7
나를 무력하게 만드는 세 가지를 뽑는다면 그중에 피로가 들어간다.	1 2 3 4 5 6 7
피로 때문에 직장이나 가정생활에 지장이 있었다.	1 2 3 4 5 6 7

총점 _____ 평균 점수 _____

를 알려주는 아이콘이 있어서, 배터리 부족이 심각한 수준에 이르면 아이콘이 빨갛게 변하면서 느낌표까지 붙지만 우리 몸에는 그런 장치가 없기 때문이다. 이를테면 직장에서 보고서를 끝까지 쓰기가 힘들다거나, 퇴근 후 스피닝 수업을 들을 의욕이 나지 않는다거나, 집에 가서 빨래를 개야 하는데 도저히 그럴 기분이 아니라면 피로를 알리는 빨간불이 켜진 것이다. 나는 환자들에게 입이 닳도록 말하곤 한다. "피곤하면 제발 좀 쉬세요!" 꾸벅꾸벅 졸음이 오면 참지 말고 자야 한다. 오, 세상에! 지금이 그런 상태라고? 괜찮다. 책을 덮고 잔 뒤 다시 일어나서 펼쳐도 된다.

마지막으로 피로를 야기하는 요인에 대한 오해를 바로잡고 싶다. 사람들은 으레 "잠을 제대로 못자서 기운이 없네"라면서 피곤의 원인을 잠으로 꼽는다. 물론 부족한 잠이 원인일 수도 있지만, 피로를 야기하는 요인은 다음과 같이 수도 없이 많다.

- 갑상샘저하증
- 파킨슨병
- 비타민 B12 결핍증
- 약물 부작용
- 철 결핍증
- 영양실조
- 빈혈
- 임신
- 테스토스테론 수치 저하
- 요로 감염
- 우울증
- 당뇨병

- 다발경화증
- 심장병

이 목록은 한없이 이어질 수 있다. 만성피로증후군 같은 증상도 이 목록에 덧붙일 수 있다. 요점은 이렇다. 매일 아침 몸이 아주 뻣뻣하다거나, 아예 야외에서 잔 것 같은 느낌을 받으면서 깨어나는 이유가 수면 장애일 수도 있다. 그러나 "좀 더 푹 잘 수 있다면 기분이 더 좋아질 텐데"라는 생각에 매달리지는 말아야 한다는 것이다.

졸음이 오면 뇌가 하는 일

일상에서 참을 수 없는 졸음으로 인한 우스운 풍경은 수없이 많다. 호텔 로비의 도어맨이 회전문이 돌아가는 박자에 맞추어 고개를 끄덕이는 모습, 예배를 보면서 고개를 떨구고 참회하고 있는 듯하지만 실제로는 잠과의 사투를 벌이는 교인, 강의 자료 화면에 화성암이 나오는 순간, 화성으로 꿈여행을 떠나버린 지질학과 대학생, 친구들과 볼링을 치다가 깜빡 잠에 들어 일어났더니 얼굴에 콧수염이 그려져 있던 일 등등. 이와 같은 사례만 보면 졸음을 대단치 않은 일상의 에피소드로 치부할 수도 있다. 하지만 다음 사례는 어떤가?

1989년 3월 24일 0시 9분. 원유 약 126만 3천 배럴을 실은 유조선 엑손발데즈호가 알래스카 발데즈 인근 프린스윌리엄해협의 블라이암

초에 부딪쳤다. 사상자는 없었지만, 탱크 8개가 파손되면서 원유 약 25만 8천 배럴이 누출되었다.

당시 배는 3등 항해사가 몰았는데, 연방교통안전위원회는 그가 전날 밤잠을 4시간밖에 못 잤고, 낮잠도 겨우 1~2시간에 불과했다고 밝혔다. 유조선이 충돌할 즈음 24시간 동안 5~6시간밖에 못 잤을 가능성을 제기한 것이다. 뿐만 아니라 3등 항해사는 평소에도 근무 시간을 훌쩍 넘기며 일할 수밖에 없었던 상황이라 육체적으로 힘든 상태였던 것으로 파악되었다.[1]

위의 내용은 미국 연방교통안전위원회가 발표한 엑손발데즈호 좌초 사건 보고서를 요약한 것이다. 이 사건은 미국 사상 최악의 원전 사고로 알려진 1979년 스리마일섬 사고 이래로 가장 큰 규모의 환경 재앙을 불러일으켰다. 주목해야 할 점은 보고서가 수면 부족과 피로를 좌초의 원인에 포함시켰다는 것이다.

수면 부족의 위험성을 이해했다면 수면 부족이 일어나는 일상 속 모습을 살펴보자.

일요일 저녁, 드라마 《브레이킹 배드》 1화를 틀었다. 오, 월터 화이트가 고등학교 화학 교사에서 무자비한 마약상 하이젠버그로 서서히 변하는 과정이 꽤 흥미진진한데? 다음에는 어떻게 될까? 한 편만 더, 한 편만 더 하다 보니 어느새 시간은 새벽 3시. 휴, 출근하려면 조금이라도 자야지. 지금 자도 3~4시간밖에 못 자네. 억지로 침대에 누워 잠을 청했다가 알람 소리에 일어나니 잠을 잔 건지 만 건지 온몸이

수면 부족이 싸움을 부른다

미국 『신경과학회지』에 따르면 수면 부족이 상대방의 표정을 읽는 능력을 떨어뜨린다고 한다.[2] 이를테면 부부 동반 모임에서 배우자가 당신을 보고 언짢은 표정으로 "여보" 하고 불렀을 때 "이제 그만 집에 갈 준비를 하자"라는 뜻인 것을 알아차리지 못하고 그 자리에서 밤늦도록 흥청망청 놀았다고 치자. 당신은 집으로 돌아와서 거실 소파 신세를 면할 수 없을 것이다. 가뜩이나 잠이 부족한 상태인데 소파 신세가 되면 상황은 더욱 나빠진다. 소파에서 뒤척거리면서 잠을 설치면 감정 조절 능력까지 약화된다. 실제로 이스라엘의 신경과학자 탈마 헨들러는 수면 부족이 정서 조절 능력을 떨어뜨리고 불안을 증폭시키는 원인이 된다고 말했다.[3]

뒤척거리던 당신은 그냥 미안하다고 하면 끝날 일인데, 배우자를 찾아가 이렇게 말하게 될 것이다. "도대체 왜 그래? 왜 내가 밖에서 자야 해?" 그 순간 부부의 잠은 다 날아갔다. 밤새도록 싸우는 일만 남았다.

> 찌뿌둥하다. 한 주의 시작인 월요일인데 하루 종일 멍하고 기운이 없다. 앞으로는 내가 기필코 일찍 잔다!

어떤가? 아주 익숙한 모습 아닌가? 그런데 알다시피 이와 같은 다짐이 무색하게도 우리는 《브레이킹 배드》의 모든 시즌을 다 볼 때까지 위의 상황을 되풀이한다. 게다가 《브레이킹 배드》를 다 보고 나면 《매드맨》으로 넘어가서 똑같은 다짐을 반복하고야 만다.

물론 피치 못하게 수면 부족이 생기는 상황도 있다. 이를테면 회사 업무 외에 개인 사업을 병행하거나, 갓난아기를 키우느라 한밤중에 일어나 수유해야 하는 일이 잦거나, 벼락치기로 시험을 준비하느라 밤을 새야 하는 일 등이 그렇다. 다만 상황이 다양해도 수면 부족의 결과는 언제나 같다. 뇌가 제 기능을 할 수 없다는 것이다.

평균 수면 시간을 채우지 못하면 뇌는 자유 의지가 쥐고 있는 키를 빼앗으면서 이렇게 말한다. "어휴, 그냥 내가 운전할게. 우리 둘 다 잠들어버리면 큰일이잖아." 키를 빼앗기고 나면 우리 몸은 졸리기 시작한다. 병원 대기실, 수업 중, 영화 관람 중, 섹스 중에도 꾸벅꾸벅 존다. 수면이라는 일차 욕구를 충족시키고자 뇌가 갖은 노력을 다하기 때문이다.

이와 같은 상황은 식욕에 대한 뇌의 작동 기제와 동일하다. 음식을 먹지 못하면 허기가 강해지고 식욕이 폭발하는 것처럼, 잠이 부족해지면 언제 어디서나 졸음이 밀려오는 것이다. 그렇다면 잠이 부족한 상황과 수면의 질에 문제가 있는 상황은 어떤 차이가 있을까? 다시 음식에 비유하자면 수면 부족은 먹을 것이 없어 배를 곯는 기아 상태를 의미하고, 수면 기능장애는 맥주, 육포, 초콜릿 등만으로 끼니를 해결하는 상황과 같다.

수면 부족일까, 수면 기능장애일까

따라서 문제를 해결하려면 자신의 상황이 수면 부족에 해당하는지 수면 기능에 장애가 생긴 경우에 속하는지 먼저 제대로 파악해야 한다.

이해하기 쉽게 또 다른 수면 기능장애를 음식에 비유해보자. 만약 당신의 턱 아래 동전만 한 구멍이 뚫려 있다면 어떨까? 그 상태에서

> **수면 자기 평가 해보기**
>
> - 지금 졸린가? (그렇다면 3점)
> - 이 책을 읽는 동안 자지 않으려고 애를 쓰고 있는가? 같은 문단을 반복해서 읽거나 2~3쪽을 읽고 나서 방금 무엇을 읽었는지 기억이 전혀 나지 않는 것도 포함된다. (그렇다면 1점)
> - 좋아하는 드라마를 보다가 깜빡 조는 바람에 클라이맥스를 놓쳤는가? (그렇다면 1점)
> - 섹스를 하는 도중에 깜빡 잠이 든 적이 있는가? (자위를 하다 졸았다면 1점. 상대가 있었다면 2점)
> - 공개된 곳에서 깜빡 존 적이 있는가? (그렇다면 1점)
> - 먹다가 깜빡 존 적이 있는가? (그렇다면 1점)
> - 대화를 나누다가 깜빡 존 적이 있는가? (배우자는 제외. 타인일 경우 5점)
> - 차만 타면 졸린가? (동승자라면 1점, 운전자일 경우 20점)
>
> 여기까지 점수를 매겨보았다면 자신의 수면 상태가 어느 정도인지 한 걸음 떨어져서 직시할 수 있을 것이다. 모은 점수로 부루마불에서 비싼 땅을 구입하기를.

음식을 먹으면? 음식을 씹어 목으로 넘기면 위장으로 들어가서 소화, 흡수되는 것이 정상이다. 그런데 당신이 먹은 음식은 씹자마자 식당 바닥으로 떨어질 것이다. 음식이 위장으로 가지 못하니 당신의 허기는 채워지지 않아 끊임없이 먹을 것이고, 그런 당신을 보고 종업원이 와서 괜찮냐고 물을지도 모른다. 그럼 당신은 "아, 아직 배가 안 불러서요"라고 말하게 될 것이다.

이와 같은 수면 기능장애 중 대표적인 것이 바로 수면무호흡증이다. 잠을 자다가 호흡이 제대로 이루어지지 않는 구간에서 뒤척이는 증상이다. 비록 뇌가 알아차리지 못할 정도로 아주 짧게 깼을지라도 잠을 심하게 토막낸다는 사실은 변함이 없다. 잠이 주는 회복 효과를 무위로 돌린다. 때문에 잠을 충분히 자고 일어나도 여전히 졸리다.

한번 시작된 잠의 하강 곡선의 방향을 꺾는 것은 매우 어려운 일이다. 물론 가벼운 수면 기능장애라면 짧은 낮잠과 같이 수면의 양만 늘려주어도 수면의 질이 상쇄된다. 하지만 그런 경우가 아니라면, 잠을 제대로 못잤기 때문에 주간에도 계속 졸릴뿐더러 밤에 충분히 잠을 자도 회복이 되지 않는다. 여전히 수면의 질이 낮기 때문에 수면 욕구를 충족하기 힘든 것이다. 결국 잠의 하강 곡선은 곤두박질친다. 주말 내내 잠을 자고, 평일의 수면 시간을 늘려도 쉬었다는 느낌은 들지 않는 지경에 이른다.

울적한 이야기만 했으니, 조금 위안이 되는 말을 덧붙이려고 한다. 제대로 잔다면, 대개 성인은 6~7시간만 자도 충분하다는 사실이다. 실제로 워싱턴 대학 수면센터실장 너새니얼 왓슨은 2015년, 65세 이상은 5시간만 자도 괜찮다는 연구 결과를 내놓기도 했다. 뿐만 아니라 앞에서 소개한 수렵 채집 사회에서는 성인이 하룻밤 평균 6시간 25분을 자도 건강에 아무런 문제가 없었다.[4]

그런데도 수면 문제에 시달리는 환자 중 상당수는 하루 9시간 이상을 자야 한다고 믿는다. 특히 자신의 수면에 문제가 있다는 것을 알아차리지 못하는 이들일수록 더욱 그렇다.

미국에는 만성적인 수면 질환에 시달리는 사람이 약 4천만 명에 달

엡워스 졸음 척도

각 질문에 자신의 상태를 답하며 점수를 매긴다. '전혀 졸거나 잠들지 않는다'는 0점, '졸거나 잠들 가능성이 약간 있다'는 1점, '졸거나 잠들 가능성이 상당히 있다'는 2점, '졸거나 잠들 가능성이 아주 높다'는 3점이다. 모든 점수를 합한 값이 9~10점 이상이면 졸음이 심한 수준으로 본다.

상황	점수
앉아서 책을 읽을 때	
TV를 볼 때	
공공장소(모임, 극장 등)에서 가만히 앉아 있을 때	
(승객으로) 1시간 동안 계속해서 차를 타고 갈 때	
오후에 짬이 나서 쉬려고 누웠을 때	
앉아서 상대방과 이야기를 나눌 때	
점심식사 후(반주 없이) 가만히 앉아 있을 때	
운전 중에 차가 막혀서 몇 분 동안 가만히 서 있을 때	

총점 _____

한다. 이 많은 사람들이 문제를 해결하려면 어떻게 해야 할까? 먼저 자신의 졸음 정도를 정량화할 수 있어야 한다. 수면센터에 갔을 때 대개 수면 전문의들이 가장 먼저하는 질문도 이와 같은 맥락이다. '수면 자기 평가' 질문을 토대로 환자가 스스로 자신의 상태를 인지하도록 돕는 것이다. 하지만 안타깝게도 대기실에서 졸고 있는 환자를 진료실로 불러 "공공장소에서 잠든 적이 있나요?"라고 물었을 때, 대부분은 그들은 주저하지 않고 아니라고 답한다. 내가 환자들에게 배우자와 함께 오라고 강권하는 이유도 바로 이 때문이다. 환자 스스로는 제대로 된 파악이 불가능한 경우도 있는 것이다.

내 진료실에서 행해지는 질문보다 조금 더 널리 사용되는 도구도 있다. 바로 호주 엡워스 병원의 머레이 존스 박사가 개발한 '엡워스 졸음 척도Epworth Sleepiness Scale'다. 8개의 간단한 문항으로 낮 동안의 졸린 정도를 평가할 수 있다. 총점은 최소 0에서 24까지 나오는데, 졸음이 심할수록 총점이 높고 일반적으로 9~10점 이상이면 졸음이 심한 수준이다.[5]

자신이 얼마나 졸린지 따져보면, 문제가 수면의 양에 있는지 수면의 질에 있는지 감이 잡힌다. 졸음 척도 자기 평가에서 높은 점수가 나온다면 대책을 세울 필요가 있다.

그러나 졸립지 않다고 해서 수면 문제가 없다는 의미는 아니다. 수면 시간표, 수면 위생, 수면 지각뿐 아니라 수면의 구조 등 수면의 질을 둘러싼 문제를 비롯해서 다른 방향으로 노력해야 한다는 의미일 수도 있다. 기분 교란(불안, 우울증), 식사, 약, 기타 의학적 질환 등 다른 외부 요인들도 고려해야 한다.

졸음을 유발하는 두 가지 화학물질

이제 당신의 문제가 수면의 질인지 양인지 감이 잡혔을 것이다. 그렇다면 한 발 더 나아가서 우리 몸이 어떤 방식으로 졸음을 불러오며,

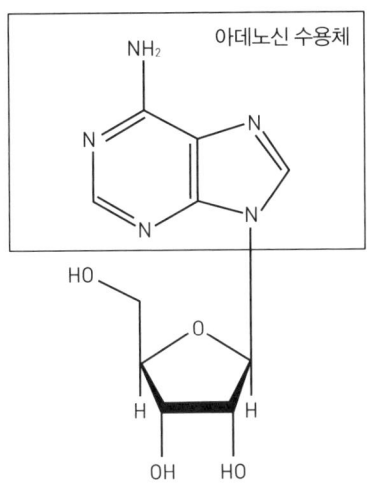

그림 3.1 | 아데노신의 화학 구조 아데노신의 화학 구조는 카페인의 화학 구조와 유사하다. 커피나 에너지 음료를 마시면 아데노신 수용체에 카페인이 대신 결합해 각성 효과를 일으킨다.

졸음에 영향을 미치는 화학물질은 무엇인지 알게 되면 대책 마련이 더욱 쉬울 것이다.

우리 몸에는 졸음을 일으키는 두 가지 주요 시스템이 있다. 바로 항상성과 하루주기 리듬이다. 두 시스템이 조화를 이루어서 이상적으로 작동하면 제때 졸음이 밀려오고 건강한 숙면을 취할 수 있다.

항상성은 몸이 균형이나 평형 상태를 유지하려고 하는 성향을 말한다. 우리가 쉬지 않으면 몸이 우리를 쉬도록 만들고, 잠이 부족한 시간이 되었는데도 잠을 자지 않으면 졸리게 만든다. 이와 같은 수면의 항상성을 담당하는 화학물질이 졸음을 유발하는 그것이 바로 아데노신adenosine이다. 깨어 있는 시간이 길어질수록 뇌에는 아데노신이 많이 쌓이고 졸리게 된다.

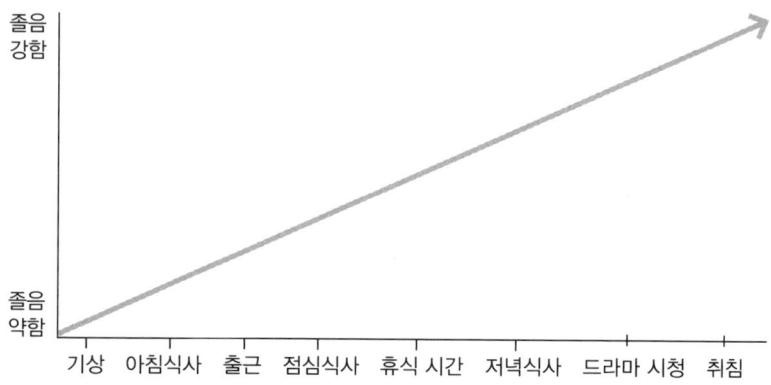

그림 3.2 | 항상성 압력에 따른 졸음 증가의 이론적 그래프

아데노신의 작용을 차단하기 위해 우리가 먹는 것이 카페인이 들어 있는 커피, 에너지 음료다. 미국 레드불 250ml에는 80mg의 고카페인이 들어 있다. 스타벅스 더블샷 아메리카노에는 150mg의 카페인이 들어 있고, 고작 22ml에 불과한 에스프레소에는 75mg의 카페인이 들어 있다. 물론 최근에 출시되는 에너지 음료 중에는 이보다 더 많은 함량의 카페인을 함유한 음료도 있다.

카페인은 이제 그만 잠자리로 들어가라는 아데노신의 잔소리를 잠시 막는다. 카페인의 효과는 대단해서, 심지어 단 한 잔의 커피만으로도 뇌의 시간 관념을 교란시킬 수 있다는 최신 연구도 있다.[6] 카페인이 뇌에게 아직 졸릴 시간이 아니라고 설득하는 것이다. 그리고 카페인을 많이 마실수록 효과는 커져, 잠자리에 드는 시간은 더욱 늦어진다.

아데노신과 항상성 욕구 외에 수면에 영향을 미치는 또 다른 요인도 있다. 바로 빛이다. 대다수의 사람들이 밤에 자고 낮에 깨어 있는

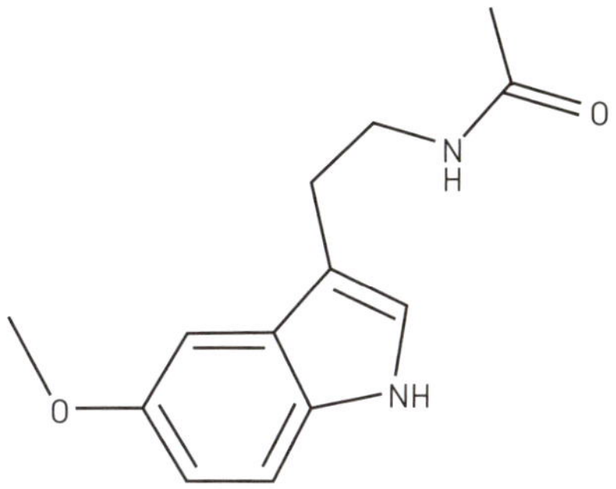

그림 3.3 | 멜라토닌의 화학 구조 체내에서 생성되는 멜라토닌은 식물에 들어 있는 멜라토닌과 동일한 화학 구조를 지녔다. 멜라토닌이 많이 함유되어 있는 식물로는 타트체리, 바나나, 귀리, 호두, 포도, 토마토, 현미 등이 있다.

생활을 하는 것은 결코 우연이 아니다. 수면의 항상성 압력 측면에서 보면 우리는 점심 무렵만 되어도 졸리고, 오후 4시쯤에는 거의 제정신이 아니어야 한다. 하지만 실제 우리의 졸음 정도는 오전 9시나 오후 9시나 별 차이가 없는 게 사실이다. 어떻게 그럴 수 있을까? 졸음 정도를 온종일 낮게 유지하는 다른 요인이 있는 건 아닐까? 여기서 등장하는 개념이 빛의 유무와 함께 설명되는 하루주기 리듬이다.

벌판에 핀 양귀비를 떠올려보자. 양귀비는 해가 뜨면 꽃잎을 펼쳐서 햇빛을 흠뻑 받고, 꽃가루를 옮기는 벌도 이따금 찾아온다. 그리고 해가 질 때면 꽃잎을 닫아 암술과 수술을 보호한다. 이 메커니즘은 생물이 기나긴 세월에 걸쳐 갖춘 적응형질이며, 이는 생존에 대단히 중요할 뿐만 아니라 세대가 흘러도 변하지 않고 보존된다.

이 양귀비를 캐서 빛을 차단한 온실에 심었다고 해보자. 바깥에서와 마찬가지로 조명을 12시간 주기로 켜고 끄도록 설정한다면 꽃은 잘 자랄 것이다. 하지만 조명을 켜고 끄는 시간을 무작위로 설정하면

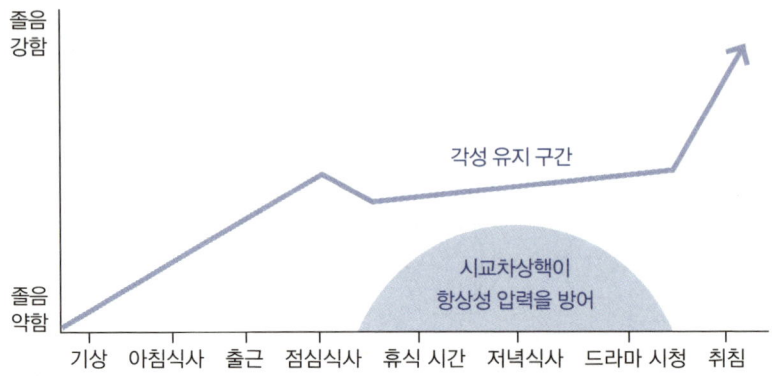

그림 3.4 | 항상성 외 각종 요인이 작용한 졸음 증가의 실제 그래프

결과는 달라진다. 빛을 비추는 총 시간을 동일하게 유지해도, 빛이 켜지는 시간이 무작위라면 꽃은 자연적인 리듬이 심하게 깨져 결국 시들어 죽는다.

양귀비뿐 아니라 사람에게도 생물학적 하루주기 리듬은 중요하다. 사람은 하루주기 리듬을 아데노신과 멜라토닌melatonin이라는 화학물질을 통해 조절한다.

멜라토닌은 어두운 환경에서 생산된다. 우리 눈의 망막이 어둠을 인지하면, 내인성감광망막신경절세포intrinsically photosensitive retinal ganglion cell, ipRGC라는 세포 집합이 그 신호를 받아서 뇌의 시간 기록자인 시교차상핵suprachiasmatic nucleus, SCN으로 전달한다. 시교차상핵은 솔방울처럼 생겨서 솔방울샘이라고 불리는 뇌의 내분비기관을 자극해서 멜라토닌을 분비시킨다.[7] 이 멜라토닌에 의해 우리가 밤이 되면 졸리는 것이다.

그런데 흥미롭게도 미국너구리 같은 야행성 동물은 멜라토닌에 정반대 반응을 보인다고 한다. 멜라토닌이 분비되는 주기는 인간과 같

> **수면을 켜는 스위치가 존재할까?**
>
> 2001년 노스웨스턴 대학교 교수 라비 알라다는 초파리 연구를 바탕으로 '수면'을 켜고 끄는 중추가 뇌의 시교차상핵에 있을 것이라는 결과를 발표했다. 어느 뉴런 집합에서 나트륨(소듐) 통로가 높은 활성을 보일 때 세포들이 켜지면서 각성을 일으켰고, 칼륨 통로가 높은 활성을 보이면 세포들이 꺼지면서 잠이 밀려왔던 것이다. 이 메커니즘은 앞으로 수면을 더 깊이 이해하는 토대 역할을 할 것이다.[8]

지만, 멜라토닌이 분비되면 잠이 오지 않고 정신이 더 또렷해진다고 한다. 덕분에 너구리들은 밤에 몰래 돌아다니면서 쓰레기통을 뒤져 먹을 것을 구한다.

다시 인간으로 돌아가면, 뇌의 시간 기록자인 시교차상핵은 낮 동안 점차 가해지는 항상성 압력을 방어하는 역할도 한다. 낮에 우리가 이런저런 일을 할 수 있도록 돕는 것이다. 그러나 밤이 깊어지면 시교차상핵은 더 이상 그 압력을 막을 수 없다. 때문에 시교차상핵은 멜라토닌을 다량 분비하고 우리에게는 곧바로 졸음이 찾아온다.

그림 3.4의 그래프를 보면 점심 직후에 졸음이 정점을 찍었다가 다시 낮아지는 양상이 관찰된다. 점심식사 후에 잠시 낮잠을 자고 싶은 마음이 드는 이유가 바로 이것이다. 일부 문화권에서는 점심식사 후 시에스타라고 부르는 낮잠 시간을 관습으로 정해놓았을 정도다. 이렇게 매일 낮잠을 자도 문제 없을까? 일부 과학자들은 밤잠에 지장을 주지 않는 선에서 찬성한다. 나도 마찬가지다.

항상성과 하루주기 리듬은 인간뿐 아니라 동물계 전체에 걸쳐 매우 정교하게 진화해온 시스템이다. 두 가지 시스템이 조화롭게 돌아간다면 수면에 문제가 생길 일이 없지 않을까? 우리가 두 시스템을 교란하지 않기만 한다면 말이다. 다음 장에서는 이 시스템을 교란시키지 않고 어떻게 하면 푹 잘 수 있는지 알아보도록 하자.

KEY POINT

- 피로와 졸음은 다르다. 피로는 기운이 소진된 상태이고, 졸음은 자려는 욕구가 강한 상태이다.
- 우리는 피곤하거나 졸릴 수 있다. 혹은 양쪽 다일 수도 있다.
- 졸음의 원인에는 수면 부족과 수면 기능장애가 있다.
- 수면은 항상성과 하루주기 리듬이라는 두 가지 시스템에 의해 돌아간다.
- 엡워스 졸음 척도를 이용해서 스스로의 졸음 정도를 평가할 수 있다. 정량화된 수치를 아는 것은 문제 해결의 출발점이 된다.

여기까지 읽은 것을 축하한다. 당신은 이제 잠이 오는 원인이 무엇인지 깨달았고, 그동안 여기저기서 들어서 축적된 잘못된 정보도 모조리 갖다버릴 수 있게 되었다. 당신은 앞으로 분명히 숙면을 취할 수 있다는 사실을 믿으라.

꿈을 꾸지 않았으니
깊게 잤다?

 이 장을 읽기 전에 심호흡을 한 번 하길 권한다. 수면, 특히 수면의 단계에 대해서는 온갖 별난 개념이 널리 퍼져 있어서 여기 적힌 내용을 읽다 보면 머리를 세게 맞은 듯 정신이 번쩍 들 수도 있기 때문이다. 사실 사람들은 그 의미도 명확히 모르면서 '깊은 수면'이니 '렘 수면'이니 하는 용어를 쓰곤 한다.

 따라서 이 장에서는 잘못된 지식을 바로잡고자 수면의 단계를 상세히 살펴볼 예정이다. 의사를 찾아가서 다음과 같은 어리석은 말은 내뱉지 않기를 바라는 마음에서다. "요즘 편두통이 극심해요. 예전에는 잘 때 꿈을 줄곧 꿨는데, 최근에는 꿈을 전혀 꾸지 못하고 있어요. 이건 깊은 잠을 자지 못한다는 뜻이겠죠? 깊이 자려면 약을 먹어야 할까요?" 이 질문이 왜 잘못된 것인지는 이 장이 끝날 때쯤이면 이해하게 될 것이다.

 혹시 아침식사를 하면서 배우자에게 밤에 한숨도 못 잤다고 말했을 때 배우자가 미묘하게 웃는 것을 본 적 있는가? 나는 환자가 배우자와

> **수면 자기 평가의 중요성**
>
> 캐나다에서 가장 큰 병원 부지를 소유하고 있는 병원 중 하나인 데이비스 유대인 종합병원에 따르면, 수면 자기 평가를 할 때 실제 수면의 질이나 양보다 더 중요한 요인이 있다. 바로 스스로 잠을 잘 잔다고 생각하는지 여부다. 잠을 제대로 자지 못하는 사람이라도 스스로 푹 잔다고 여기면 수면의 질이 좋고 수면의 양이 많은 사람과 견주어도 손색이 없을 정도로 낮에 왕성하게 활동한다.[1]

방문했을 때 그 웃음을 자주 목격한다. 환자가 "지난 나흘 동안 한숨도 못 잤어요"라고 말하면 옆에 있는 배우자의 얼굴에는 '웃기네' 하는 표정이 떠오른다. 난감함이 섞인 헛웃음이다. 그러면 나는 배우자에게 "왜 그런 표정을 지으세요?"라고 묻는다. 만약 배우자가 상대의 눈치를 보지 않고 대놓고 말하는 사람이라면 이렇게 대답한다. "분명 제가 침실에 들어갈 때 자고 있었거든요", "코를 드르렁드르렁 골았는데 그냥 자는 척한 거라고 하니까요."

배우자의 대답 후 어색한 침묵이 깔리고 두 사람은 떨떠름한 표정으로 서로를 쳐다본다. 티격태격 말다툼이 이어지다가 환자는 자신이 전혀 잠들지 않았다는 사실을 입증하기 위해 밤에 어떤 일이 일어났었는지, 그 시각은 몇 시였는지까지 덧붙인다. 그러면 배우자는 이렇게 반박한다. "어젯밤에 내가 화장실에 가러 일어났을 때도, 오늘 아침에 출근하러 옷을 입을 때도 드르렁드르렁 코를 골면서 자고 있었다니까요, 천장이 무너질 정도로요!"

그렇다. 수면 지각과 현실은 어긋날 때가 종종 있다. 잠을 푹 자거

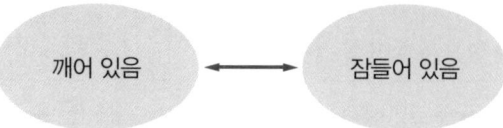

그림 4.1 | 각성 상태 vs 수면 상태

나, 얕게 자거나, 전혀 못 잔다고 스스로 느끼는 정도를 수면 지각이라고 하는데, 이는 수면 단계와 밀접하게 연결되어 있다.

수면의 3단계

수면의 단계는 크게 세 단계로 나눌 수 있다. 얕은 수면, 깊은 수면, 꿈 수면이다. 얕은 수면light sleep은 각성 상태와 깊은 수면, 꿈 수면을 오가는 통로 역할을 한다. 한편 깊은 수면deep sleep은 심신을 회복시키는 데 가장 큰 역할을 하는데, 반드시 얕은 수면을 거쳐야만 깊은 수면으로 들어갈 수 있다. 꿈 수면dream sleep은 흔히 렘 수면REM sleep이라고 불린다. 대부분의 꿈은 이 단계에서 꾸게 된다. 그림 4.2에 꿈 수면 단계에서 꾸는 전형적인 꿈의 형태를 설명해놓았으니 참고 바란다.

다만, 이처럼 수면을 세 단계로 나눈 것은 설명을 단순화하기 위해서지, 이것이 각 단계가 순차적으로 나타난다는 것을 의미하지 않는다(그림을 보면 수면의 3단계는 직렬 구조가 아니다). 이 부분을 이해하면 보통의 사람들보다 수면에 대한 이해가 한 걸음 더 나아간 셈이다.

잠을 정상적으로 잔다면 지극히 예측 가능한 양상으로 각 수면 단

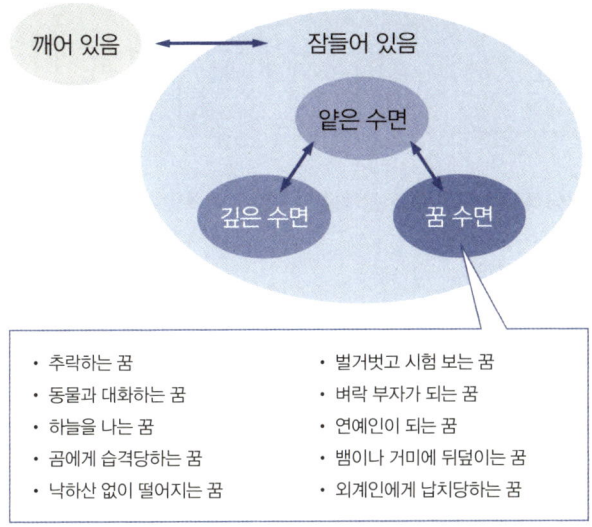

그림 4.2 | **수면의 3단계**

계를 거친다. 이를 기록해놓은 것이 수면도 hypnogram 라는 그래프다. 일례로 이상적인 밤잠 형태를 그려놓은 수면도 그림 4.3을 살펴보자. 그래프를 자세히 들여다보면 수면도의 주인은 짧은 시간에 얕은 수면으로 빠져든다. 마치 꿈 수면을 통과해서 얕은 수면으로 가는 것처럼 보이지만, 실제로는 꿈 수면에 드는 것이 아니다. 수평선이 그려져 있어야 그 꿈에 든다는 표시이기 때문이다.

수면도는 전통적으로 과학자들이 인간이 밤잠에서 어떤 단계를 거치는지를 추적하는 데 사용되어왔다. 즉, 수면도를 보면 반드시 얕은 수면을 거쳐야 꿈 수면이나 깊은 수면으로 진행되는 것을 확인할 수 있다. 이 수면 주기의 구조를 이해하면 당신도 더 이상 회의에서 남몰래 꾸벅꾸벅 졸지 않을 수 있을 것이다.

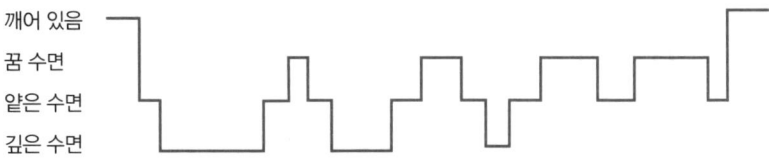

그림 4.3 | 이상적인 밤잠의 수면 단계를 단순화해 기록한 수면도

꿈 수면의 여러 기능들

1950년대 초에 시카고 대학교의 생리학과 대학원생이었던 유진 애서린스키는 자고 있는 아들을 지켜보다가 특이한 눈 운동을 발견했다. 그는 즉시 지도 교수 너새니얼 클라이트먼에게 보고했고, 지도 교수도 자신의 딸이 자는 모습을 지켜보고 그 사실을 확인했다. 그렇게 발견된 것이 렘 수면이다. 빠른 눈 운동이 특징인 수면Rapid Eye Movement sleep이라는 뜻을 줄인 용어다.[2]

클라이트먼과 애서린스키는 전극을 활용해서 뇌 활성, 눈 운동, 근육 활성을 측정했다. 이 연구의 결과로 렘 수면 때 뇌의 활성도가 각성 상태와 다를 바가 없다는 게 밝혀졌다. 또한 후속 연구를 통해서는 렘 수면 때 근육 활성도가 최소 수준으로 떨어진다는 것도 드러났다. 근육 활성도가 정점에 이르는 각성 상태와는 확연히 다른 점이었다. 그리고 그들이 연구에 쓴 전극을 활용한 방법은 현대 수면 연구법인 수면다원검사의 토대가 되었다.

그들은 여기서 멈추지 않고, 렘 수면에 빠진 이들을 깨워 꿈을 꾸었는지 물었다. 그러자 그들 중 약 70퍼센트는 꿈을 꾸었다고 답했다.

물론 최근에 깊은 수면 단계에서도 꿈을 꿀 수 있다는 이론이 나오기도 했지만, 렘 수면 단계에서 꿈을 꾼다는 사실은 변함이 없다.

렘 수면은 밤잠의 약 4분의 1을 차지한다. 20~40분 주기로 찾아오며, 하룻밤에 4~5번 반복된다. 밤이 깊어질수록 렘 수면 주기는 길어지는데, 아침에 깨어날 무렵의 주기가 가장 길다. 아침에 꿈을 꾸다가 깨어나곤 하는 이유가 바로 그 때문이다. 다시 말해, 꿈을 가장 길게 꿀 때 우리는 잠에서 깨어나는 것이다.

렘 수면은 잠든 지 약 90분 뒤에 시작된다. 대개 얕은 수면과 깊은 수면의 주기를 짧게 한 차례 거친 뒤다. 잠에 든 뒤, 렘 수면이 시작되지까지의 시간을 렘 잠복기REM latency라고 부른다. 수면 부족 상태이거나 우울증이나 기면증을 앓는 환자는 렘 잠복기가 짧은 경우가 많다. 발작수면이라고도 하는 기면증은 낮에 지나치게 졸리고 렘 잠복기에 몸이 갑자기 무력해지는 발작이 동반되는 희귀한 증상을 말한다. 한편 술을 마시거나 렘 수면을 억제하는 약을 복용한 경우에도 렘 잠복기가 길어질 수 있다.

렘 수면이 존재하는 이유는 아직 정확히 밝혀지지 않았다. 다만 오랫동안 렘 수면은 새로운 정보를 기억으로 옮기는 역할을 한다고 여겨졌다. 특히 1978년 영국 케임브리지 대학의 연구자 앤드루 틸리는 꿈을 적어두지 않으면 그 내용을 기억하기 어렵다는 연구 결과를 발표했는데,[3] 어쩌면 그 연구 결과가 렘 수면의 역할을 설명해줄지도 모르겠다.

최근에는 렘 수면에 문제가 생기면 기억력 저하뿐 아니라 주의 산만, 집중력 부족,[4] 기분장애[5,6] 등 다른 인지 문제로 이어질 수 있다는 사실도 밝혀졌는데, 다행인 것은 우리가 흔히 겪는 졸음이 렘 수면에 영향을 미치지는 않는다는 사실이다.

한편 렘 수면이 지닌 놀라운 기능 중에는 통증 지각 조절 능력이 있다. 예로부터 사람들은 통증이 수면을 질을 나쁘게 한다는 사실을 알고 있었다. 그런데 반대로 질 낮은 수면이 통증을 유발하기도 할까?

미국 헨리 포드 헬스시스템의 수면장애 연구센터 박사인 티모시 로어스는 다양한 상황에서 참가자를 재운 뒤, 렘 수면 단계에 돌입하면 그 즉시 깨우는 방식으로 실험을 진행했다. 그리고 참가자의 각성 상태를 15분 동안 유지하도록 과제를 시킨 뒤 다시 잠을 재웠다. 정확히 렘 수면만 골라서 없앤 것이다. 그 뒤 참가자들이 전구의 열을 얼마나 잘 견디는지를 측정했다. 그들은 수면이 4시간 줄어들 때와 비슷한 반응을 보였다.[7] 렘 수면이 부족해지는 교란이 일어나자 통증을 더욱 예민하게 받아들였던 것이다. 수면의 질이 떨어지면 통증을 더욱 잘 느낀다는 사실은 2015년 연구 결과로도 입증된다. 잠을 푹 재운 쥐와 잠을 제대로 자지 못한 쥐에게 동일한 상처를 입힌 뒤 만성 통증을 느끼는 정도를 비교했더니 잠을 제대로 자지 못한 쥐의 역치가 더 낮았던 것이다.[8]

뿐만 아니라 렘 수면은 우리 몸의 체온 조절과도 연관이 있다. 사람은 체온이 일정한 정온동물(온혈동물)으로 일정한 체온을 유지하기 위해 더울 때는 땀을 흘리고 추울 때는 몸을 떤다. 뱀과 같은 변온동물(냉혈동물)이 환경의 온도에 따라 체온이 달라지는 것과 다르다. 뱀이 따뜻한 바위에 똬리를 틀고 앉아서 햇볕을 쬐는 이유도 체온을 올려야 활동할 수 있기 때문이다. 그런데 우리가 렘 수면에 들면 우리 몸

밤에 무슨 꿈을 꾸는지 기억이 나지 않는다면

평소 무슨 꿈을 꾸는지 기억하는가? 사람은 모두가 꿈을 꾼다고 하는데, 정작 자신은 무슨 꿈을 꾸는지 모르겠다면 렘 수면 탐사를 시도해보자. 수면 시간이 규칙적이라면, 즉 매일 같은 시간에 잠자리에 들고 아침에 일어나는 시간도 거의 같다면 렘 수면 탐사를 시도해볼 수 있다.

이 연습에는 종이와 연필이 필요하다. 좀 더 첨단 기술을 쓰고 싶다면 페이스북 같은 SNS를 사용해도 좋다.

1. 평소에 깨는 시간보다 30~45분 더 일찍 알람을 맞춘다.
2. 잠을 잔다.
3. 알람이 울려서 깼을 때 꿈을 꾸는 중이었는가? 수면이 정상적으로 진행되었다면, 평소보다 30~45분 일찍 일어난 시점이 가장 긴 렘 수면 단계에 들었을 때다. 꿈을 꾸는 도중에 깨면, 대개 그 내용을 기억한다. 미리 준비한 종이에 꿈 내용을 기억하는 대로 적자. 만약 그렇게 깼는데 꿈이 떠오르지 않는다면 둘 중 하나다. 일어난 시간이 렘 수면 주기에 맞지 않아 정말로 꿈을 꾸고 있지 않았거나, 꿈을 꾸고 있었지만 그 꿈을 기억하지 못하는 것이다.
4. 이 연습을 하루이틀쯤 해보면, 10년간 한 번도 연락한 적 없는 친구와 펑크난 타이어를 교체하는 해괴한 꿈을 꾸면서 일어날 것이다. SNS는 이때 필요하다. 꿈에서 나온 친구가 있는지 찾아보고, 별난 꿈 이야기를 들려주자.

이 연습을 몇 주 동안 반복하다 보면, 깨어날 때 꿈을 점점 덜 꾸게 된다. 뇌가 바뀐 수면 패턴에 적응하면서 렘 수면 주기를 앞당겨서 줄어든 렘 수면 시간을 보상하려고 하기 때문이다. 뇌가 조치를 취하기 시작하면 렘 수면 탐사는 끝난 것이다. A+ 점수를 매기고 알람을 원래대로 되돌리자.

은 체온 조절을 멈춘다. 꿈을 꿀 때 체온 조절이라는 근본적인 기능을 방치하는 셈이다.

얕은 수면은 모든 잠의 토대다

오래 잠을 자도 늘 피곤하다는 사람들이 있다. 이들은 문제점은 무엇일까? 멋진 건물을 지으려면 토대를 튼튼하게 닦아야 하듯이 질 좋은 수면을 위해서는 얕은 수면이 제대로 이루어져야 한다.

얕은 수면은 의식이 온전히 있을 때와 깊이 잠들었을 때의 중간 상태를 뜻한다. 비교적 쉽게 깨어날 수 있고 일종의 자각 상태를 보여주는 사람도 있기에 허약한 수면 상태로도 불린다.

얕은 수면은 N$_{Non-REM}$1 수면과 N2 수면으로 세분화할 수 있다. N1 수면은 각성 상태에서 수면 상태로 전이되고 있는 단계를 말한다. 성인이 정상적으로 밤잠을 잘 때 이 단계는 전체 수면 시간 중 약 5퍼센트를 차지한다. N1 수면 상태에서는 뇌파가 느려지면서, 빠른 눈 운동이 사라지고 천천히 구르는 형태로 바뀐다. 근육도 이완되기 시작한다.

이와 같은 상태는 N2 수면까지 이어진다. N2 수면은 N1 수면보다 조금 더 깊은 수면이 이루어지는 단계로, N1 수면과 N2 수면의 구분은 수면 방추와 K-복합체라는 독특한 뇌파 패턴의 유무로 구분한다. 참고로 수면 방추$_{sleep\ spindle}$는 자는 동안 뇌파가 갑자기 빠르게 진동하면서 방추 모양을 그리는 것을 말하고, K-복합체$_{K-complex}$는 뇌파가 진폭이 커지면서 뚜렷한 파형을 그리는 지점을 뜻한다.

N2 수면은 밤잠의 거의 절반을 차지한다. 다른 모든 수면 단계에 도달하는 일이 N2 수면을 거쳐야 가능하기 때문이다. 따라서 수면에 문제가 있는지 진단할 때는 N2 수면 단계를 주의 깊게 살펴야 한다.

깊은 수면(N3)과 렘 수면으로 넘어가는 과정이 제대로 이루어지지 않으면 N2 수면 단계에서 보내는 시간이 더욱 길어지게 된다. N2 수면은 우리 몸을 회복시키기에는 역부족인 얕은 수면이라는 사실을 기억하자. 때문에 아무리 길게 자도 잠을 제대로 자지 못했고, 피로가 가시지 않는다고 느끼는 것이다. 심지어 아예 잠을 자지 못했다고 여기기도 한다.

어떤 잠을 자야 몸이 회복될까

깊은 수면은 N3 수면으로 불린다. 서파slow-wave 수면 또는 델타파delta 수면으로도 불리는데 이때 뇌파도electroencephalogram, EEG에서 볼 수 있는 가장 느린 뇌파가 나타나기 때문이다. 예전에는 서파 활성도에 따라 깊은 수면을 3단계와 4단계로 나누어 파악하기도 했는데, 여기서는 그렇게까지 세분할 필요가 없으므로 통칭해 N3 수면으로 부르고자 한다.

성인을 기준으로 N3 수면은 전체 수면 시간의 약 25퍼센트를 차지하며, 밤잠의 전반기에 분포한다. 우리 몸은 N3 수면에서 회복이 이루어진다. 성장호르몬growth hormone, GH이 이때 가장 많이 분비되기 때문이다.⁹ 이미 성장기가 지났는데 왠 성장호르몬이냐고? 사실 성장호르몬은 발육에만 중요한 것이 아니다. 내가 운동선수들에게 수면 자문을 하는 이유도 바로 여기에 있다. 성장호르몬은 근육의 회복을 도와 선수들이 최상의 실력을 발휘하게 돕는다.

게다가 성장호르몬은 근육을 강화하고 뼈를 보강하며, 부상의 회복까지 도와 면역계 기능을 증진한다. 다시 말하지만 이 성장호르몬은 우리가 밤에 깊은 수면에 들기만 하면 뇌가 알아서 만들어낸다.

여기까지 읽으면 어쩌면 이런 생각이 들지도 모르겠다. 깊은 수면에 들 때마다 성장호르몬이 분비된다면, 영원히 젊고 아름답게 살 수 있지 않을까? 애석하게도 그럴 수는 없다. 나이를 먹으면서 깊은 수면에 드는 시간이 점점 줄어들어, 성장호르몬의 분비도 감소하기 때문이다.

아이를 관찰하면 이 사실을 더 잘 이해할 수 있다. 아이는 깊은 잠을 수시로 잔다. 할머니 집에 갔다가 돌아오는 길에 뒷좌석에 앉은 아이를 보라. 너무 깊이 잠들어서 차에서 방까지 안아서 옮겨도 깨지 않는다. 잠옷으로 갈아입히고 양치질까지 해주어도 곯아떨어져 있다. 반면 어른인 우리에게 이런 일은 절대 일어나지 않는다.

건강한 수면 주기를 만들고 싶다면

우리가 건강하게 푹 잘 때 수면은 예측 가능한 양상으로 각 단계를 오간다. 각각의 단계를 어떻게 거치는지 추적 조사하고, 시각적으

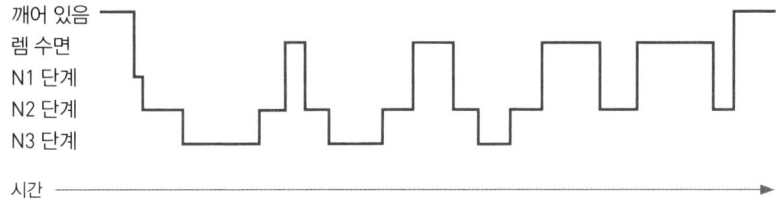

그림 4.4 | 이상적인 밤잠의 수면 단계를 단순화해 기록한 수면도

로 보여주는 그래프가 바로 수면도다(그림 4.4). 어디서 많이 본 그래프 같지 않은가? 당연하다. 앞에서 이미 봤던 그래프니까. 그것과 다른 점이 있다면, 왼쪽 축에 있는 수면 단계의 명칭을 과학적으로 통용되는 용어로 바꾸었을 뿐이다.

그래프를 보면 밤이 깊어질수록 렘 수면 주기가 점점 더 길어지고 있다. 또한 N3으로 불리는 깊은 수면은 대부분 밤잠의 전반기에 나타나고 있다. 수면도는 앞으로 나오는 수면무호흡증이나 불면증 환자의 사례에서도 계속 등장할 것이다.

그림 4.5를 살펴보자. 이 그림은 수면 패턴을 보여주는 수면도와 다르게, 수면 단계들 사이의 정상적인 경로와 비정상적인 경로를 보여준다. 실선으로 표시된 것은 정상적인 밤잠 때 일어나는 경로다. 수면이 깨어 있는 상태에서 얕은 수면, 깊은 수면, 꿈 수면으로 순서로 이어지는 것이 아님을 다시 한번 유념하자. 정상적인 수면의 흐름에 N2 수면이 중추적인 역할을 한다는 것을 알 수 있다.

그림에서 '깨어 있음' 상자에 손가락을 올려보자. 거기에서 N1 수면을 거쳐 N2 수면으로 이동해보자. 그 뒤 N3 수면으로 가서 잠시 있다

4장 꿈을 꾸지 않았으니 깊게 잤다? **89**

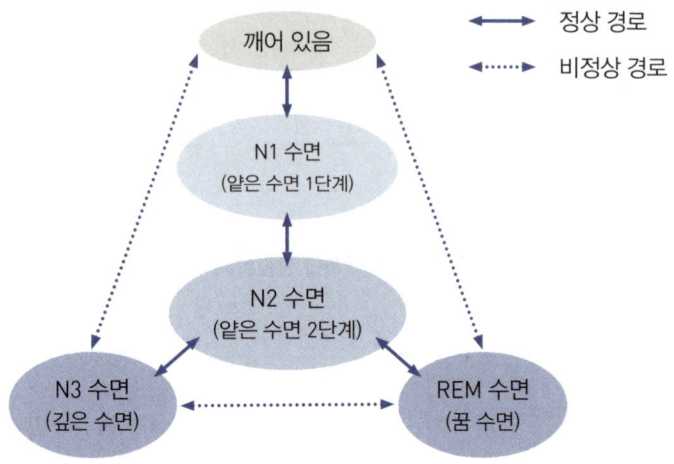

그림 4.5 | 수면 단계의 경로

가 다시 N2 수면으로 돌아가보자. 이번에는 N2 수면에서 렘 수면으로 이동해보자. 그 뒤 다시 N2 수면으로 돌아가보자. 마지막으로 실선을 따라 '깨어 있음'으로 올라온다. 바로 이 지시에 따라 움직인 손가락의 궤적이 그림 4.4의 그래프다.

이제 비정상적인 수면을 의미하는 점선을 살펴보자. 누군가가 깨어 있다가 갑자기 렘 수면에 빠져든다고 상상해볼까? 이는 허탈발작이라는 현상으로 비정상적이다. 수면도로 그리면 그림 4.6의 모습이다. 여기서 화살표로 표시된 부분을 보면 깨어 있는 상태에서 곧장 렘 수면으로 들어가는 것을 관찰할 수 있다. 역방향도 생각해보자. 그림 4.7은 누군가 렘 수면에서 곧바로 깨어나는 수면도다. 악몽을 꾸거나 수면마비를 일으킬 때 종종 볼 수 있는 패턴으로, 역시 비정상적이다.

이와 같은 비정상적인 수면 경로는 그림 4.5의 점선상에서 나타난

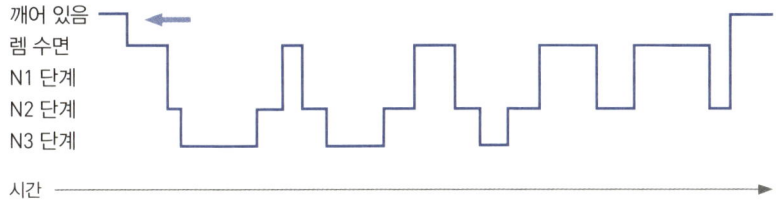

그림 4.6 | 깨어 있다가 곧바로 렘 수면에 들 때

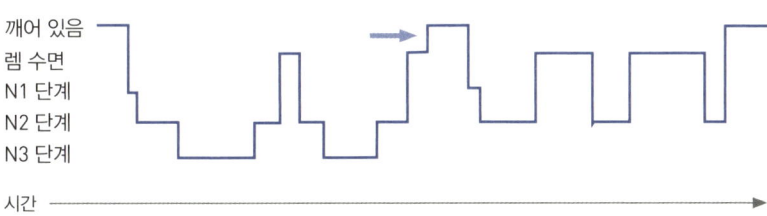

그림 4.7 | 렘 수면 단계에서 곧바로 깰 때

다. N3 수면에서 렘 수면으로 혹은 반대로 바로 옮겨가는 현상이 바로 그것이다. 이 과정이 어떻게 진행되는지는 뒤에서 더욱 상세히 다룰 것이니, 여기서는 전반적인 수면 단계에 대한 감을 잡도록 하자.

　이 장을 마치면서는 우리가 일상에서 흔히 접하지만 과학자들이 "터무니없는 헛소리"라고 명명하는 수면 관련 조언에는 무엇이 있는지 살펴보고자 한다. 이를테면 수면 단계가 평균 90분 주기로 반복되니까 90분 주기로 잠을 자라는 식인데, 심지어 90분 수면 주기만 유지하면 잠을 몇 시간 자는지는 전혀 중요하지 않다고 주장하는 기사도 있으니 미칠 노릇이다. 대개 이와 같은 헛소리들은 다음의 세 가지 핵심 요소를 포함한다.

1. 어느 정도는 과학에 기반한 내용을 다루어 신빙성을 가장한다.
2. 제시하는 방법으로 놀라운 효과를 보았다고 떠벌이는 블로그 게시글을 실제 증명 사례로 덧붙인다.
3. 끝으로 들은 적도 본 적도 없지만 나만 몰랐던 것 같은 상품을 홍보한다.

다시 90분 주기로 돌아가면, 이는 어디까지나 평균치로 실제 주기는 사람마다 조금씩 다르다. 나의 주기가 80분이라면 당신의 주기는 100분일 수도 있는 것이다. 대개 하룻밤에 4~6번의 수면 주기를 반복하므로 나의 세 번째 주기가 끝나는 시점이 당신의 세 번째 주기가 끝나는 시점과 1시간이나 차이가 날 수 있다는 뜻이다. 이런 차이를 무시하고 수면 주기를 평균값에 완벽히 맞추려는 시도는 애초에 말이 되지 않는 일이다. 앞서 제시한 이상적인 수면도에서 보이는 양상은 말 그대로 이상적일 뿐 모두가 똑같이 그 양상을 따를 수도, 따를 필요도 없는 것이다.

또 나의 화를 돋우는 다른 헛소리도 있다. 바로 수면 시간이 중요하지 않다는 말이다. 이것은 우리가 얼마나 음식을 먹는지는 중요하지 않다는 말과 다를 바가 없다. 다음 사례를 보면서 생각해보자.

존은 평소 매일 밤 11시면 잠에 들고, 다음 날 오전 7시 30분에 일어난다. 그런데 어느 날 영화 《리미트리스》의 주인공 브래들리 쿠퍼처럼 뇌 기능을 획기적으로 향상하려면 90분 주기로 잠을 자면 된다는 놀라운 글을 인터넷에서 본다. 존은 그 방법을 따라 하기로 결심한다.

평소처럼 밤 11시 정각에 자고 다음 날 오전 7시 30분에 일어나면 90분 주기에 맞지 않아서, 기상 알람을 오전 6시 30분으로 바꾸었다. 매일 8.5시간을 자다가 7.5시간으로 1시간을 덜 자게 되었지만, 뇌의 기능이 월등히 좋아진다니 존은 기대가 된다.

과연 존은 기대하는 결과를 얻을 수 있을까? 만약 어느 날 평소보다 일찍 출근해야 하는 상황이 벌어진다면 어떻게 될까? 90분 주기를 맞추려면 오전 5시에 일어나야 할 것이다! 문제는 여기서 발생한다. 평소 수면 시간에 비해 수면 시간을 터무니없이 줄여야 하는 일이 발생하는 것이다. 물론 이 방법을 따라 해서 성공한 사람이 있다면 당신이 시도하는 걸 말리지 않는다. 다만 내게는 누군가가 어떤 영적인 존재와 대화를 했다는 이야기처럼 터무니없게 들리긴 한다.

수면의 양은 수면의 질 못지 않게 중요하기에 평소 일정한 시간에 잠들고 일정한 시간에 일어나는 방법으로 관리해야 한다. 그나마 수면 시간을 효과적으로 관리하는 방법 중에서 합리적으로 보이는 것은 수면 추적기를 사용하는 것이다. 수면 추적기는 몸의 작은 움직임을 감지하여 얕은 수면 단계에서 알람으로 깨워주는 기계다. 물론 이 기계가 효과가 있다는 확실한 연구 결과는 전혀 없다. 다만 주야간 순환 교대근무자처럼 일정한 수면 패턴을 유지하기 어려운 이들에게는 대안이 될 수 있을 것이다.

KEY POINT

- 수면은 3단계로 나뉜다. 얕은 수면, 깊은 수면, 꿈 수면이다.
- 이것을 과학적 용어로 다시 말하면 N1 수면과 N2 수면, N3 수면, 렘 수면이다.
- 렘 수면은 기억력과 기분 조절에 중요한 역할을 한다.
- N3 수면은 성장호르몬이 나와 우리 몸을 회복시키는 수면 단계로, 이 수면이 부족하면 잠을 오래 자도 졸리다.
- 건강한 수면 주기를 만들기 위해 규칙적인 수면 습관을 들여야 한다. 90분 수면 주기에 맞추어서 일어나야 한다는 의미가 아니다.

이 장에서는 잠이 어떤 구조인지 전반적으로 파악했다. 이제 우리를 깨어 있게 만드는 각성에 대해 좀 더 자세히 알아보자.

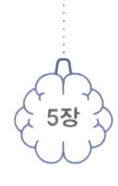

낮에 졸리고
밤에는 말똥한 이유

지금까지 수면의 메커니즘에 대한 설명을 잘 따라왔다면 우리가 어떻게 계속 깨어 있을 수 있는지 궁금해질 것이다. 우리를 잠에 빠지게 하는 두 가지 화학물질, 아데노신과 멜라토닌을 기억하는가? 이것들에 맞서 싸우면서 우리는 깨어 있게 된다.

바로 각성vigilance이라는 뇌의 시스템 덕분이다. 각성이란 우리가 깨어 있게 해주고 그러한 상태를 촉진하는 뇌의 시스템을 가리키는 전문 용어다. 각성 시스템이 제대로 작동하지 않으면 운전을 하다가 깜빡 졸 수도 있다. 나의 변호사가 사고 담당 경찰관을 찾아가 "경사님, 제 의뢰인이 차로 전봇대를 들이받았을 때 각성이 덜 된 상태였다고 사고보고서에 써주실 수 있을까요?"라고 사정해야 하는 상황이 올지도 모르는 것이다. 반면 어떤 이들은 각성 시스템이 굉장히 잘 작동해서, 밤새 잠을 이루지 못하고 내내 깨어 있기도 한다. 때문에 수면에 아무런 문제가 없는 사람에게 각성 시스템은 최고의 조력자가 되고, 수면에 문제가 있는 사람에게는 최악의 적이 된다.

잠은 스위치를 껐다 켜듯 조절되지 않는다

각성 상태는 빠르게 변화한다. 이를테면 엄청나게 길고 지루한 회의에 참석했을 때를 상상해보자.

처음에는 발표자의 말이 또렷하게 들린다. 흥미로운 의견이라고 생각하며 열심히 메모도 한다. 그러나 시간이 갈수록 눈은 발표자를 보고 있지만 당신은 주말에 무얼 할지 또는 퇴근하는 길에 마트에 들러 꼭 사야 하는 물건은 무엇인지 생각하기 시작한다. 의자가 꽤 편안하다면 절로 감기는 눈과 사투를 벌이고 있을 것이다. 그러다가 갑자기 자장가 같았던 일정한 소리가 멈추고 당신의 이름이 멀리서 들린다. 이어서 상사가 날카로운 목소리로 말한다. "혹시 베개나 담요가 필요하세요?" 멀리 떠나 있던 당신의 의식은 순식간에 회의실로 돌아온다. 모든 회의 참석자의 시선이 당신에게 꽂힌다. 서둘러 입가를 훔치며 정신을 차린다. 그 순간 당신은 각성 상태에 빠르게 진입한 것이다. 그 즉시 호흡이 가빠지고 심장이 쿵쿵거리는 소리가 귓가에 들릴 듯하다. 회의 참석자 중 누군가가 품 하고 웃는 소리, 날아드는 시선에서 느껴지는 경멸까지 온갖 것들이 소름끼칠 정도로 선명하게 느껴진다. 바로 직전까지 당신을 지배하던 졸음은 완전히 사라졌다. 설핏 잠들었던 상태에서 어떻게 이처럼 순식간에 졸음이 한 톨도 없는 상태로 바뀔 수 있을까?

바로 각성 덕분이다. 각성은 언제 어디서든 일어날 수 있다. 쇼핑할 때, 밥을 먹을 때, 팽팽한 농구 경기를 지켜볼 때, 영화가 쫄깃하게 긴장을 불러일으키며 끝날 때, 화재 경보가 울릴 때, 옷장을 열었는데 생쥐가 불쑥 튀어나올 때 등 일상에서 당신의 주의를 사로잡는 모든 순간에 각성 시스템은 민첩하게 발동한다.

빛이 있으면 어둠이 있는 것처럼, 각성 역시 졸음과 번갈아 찾아온다. 각성도가 줄면 졸음이 오고, 반대로 졸음이 줄어들면 각성에 드는 것이다. 각성의 정도에 따라 깨어 있는 상태를 유지할 것인지 말 것인지도 결정된다. 이를테면 밤에 자다가 깼을 때 집 안이 컴컴하고 배우자가 옆에서 조용히 자고 있다면 당신의 각성 수준은 낮게 유지될 것이다. 몸을 뒤척여 돌아누울 수도 있지만, 곧바로 다시 잠에 들 것이다. 때로는 깼다는 사실조차 기억하지 못하기도 한다. 그런데 만약 자다가 깼는데 커다란 신발을 신고 헝클어진 빨간 머리를 한 삐에로가 웃으며 침대 옆에 서 있다면 어떨까? 그 즉시 잠은 온데간데없어지고 정신이 번쩍 들면서 바로 자리에서 일어나 도망칠 것이다.

여기서 명확히 해야 할 것은 뇌에서 졸음을 통제하는 과정과 깨어 있는 상태를 제어하는 과정이 별개로 돌아간다는 사실이다. 각성이 무엇인지 배우기에 앞서 이 개념을 명확히 이해해야 한다.

우리는 오랫동안 수면을 '깨어 있음의 부재'로 여겼다. 즉 깨어 있는 상태와 잠자는 상태가 하나의 과정 안에서 단지 순서를 달리하여 찾아온다고 여겼던 것이다. 마치 전등 스위치를 딸깍 하고 끄고 켜듯이, 잠도 끄고 켜는 것으로 보았다. 다른 변수 없이 오로지 스위치 조작만으로 말이다. 스위치가 켜져 있으면 뇌의 각성 수준이 높아 깨어 있고, 스위치가 꺼져 있으면 잠에 든다고 여겼다. 그러나 졸음과 각성의 경계는 무 자르듯이 나누기는 힘들다. 마치 밤과 낮이 손바닥 뒤집듯이 찾아오는 게 아닌 것처럼 말이다.

각성을 유발하는 세 가지 화학물질

아데노신과 멜라토닌이 수면을 부르는 화학물질이라면, 깨어 있음을 담당하는 화학물질도 있지 않을까? 힌트를 주자면 당신은 이미 그 물질에 대해 들어본 적이 있다. 바로 히스타민histamine이다.

보통 알레르기나 멀미를 막기 위해 먹는 항히스타민제를 생각해보자. 약국에서 복용법을 말해줄 때 졸릴 수도 있다고 주의를 주었던 것이 생각나지 않는가? 각성 효과를 내는 히스타민을 억제하기 때문에 졸린 것이다. 그렇다고 만약 졸음을 유발하는 기전의 효과를 보고자 밤마다 항히스타민제를 복용하고 있다면 당장 멈추어야 한다. 꼭 필요한 경우를 제외하면 장기적으로 기억과 인지에 문제를 일으킬 수도 있기 때문이다.

말이 나온 김에 2015년 『미국의학협회지』에 실린 논문을 살펴보자. 이 논문에서는 아세틸콜린acetylcholine이라는 화학물질을 차단하는 약물인 항콜린제와 알츠하이머병의 상관관계를 조사했다. 알츠하이머병의 주요 증상이 아세틸콜린의 결핍이기 때문이다. 그런데 우리가 유념해야 할 점은 항콜린 성분은 우리가 먹는 항히스타민제에 대체로 포함되어 있다는 사실이다. 이 연구는 베나드릴처럼 항콜린 성분이 포함된 1세대 항히스타민제를 포함한 항히스타민제의 장기 복용이 치매 발병 위험을 높인다고 했다.[1]

또한 1세대 항히스타민제뿐 아니라 과민성 방광 치료에 쓰이는 옥시부티닌oxybutynin 같은 항무스카린제와 아미트리프틸린amitriptyline 같은 항우울제도 함께 조사했는데, 이 약물들 역시 치매와 연관이 있었다.

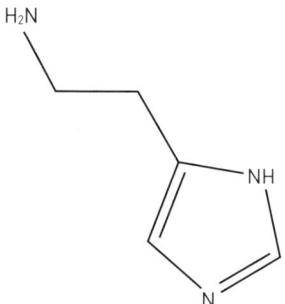

그림 5.1 | 히스타민의 화학 구조 히스티딘이라는 아미노산 중에서 이산화탄소가 빠지면 이러한 분자 구조가 만들어진다. 대개 낮에는 히스타민이 많이 분비되어 각성 작용을 하고, 밤에는 히스타민의 분비가 줄어든다. 1세대 항히스타민제는 체내 반감기가 매우 길기 때문에 졸음 부작용이 나타난다. 이는 수면과 각성 주기에 영향을 미치고 기억과 집중 장애 등을 유발할 수 있다.

이 이야기를 하는 이유는 내가 만나온 환자들 중에서 과민성 방광 증후군을 치료해서 수면을 안정화시키겠다고 옥시부티닌이나 아미트리프틸린을 복용하는 이들이 많았기 때문이다. 심지어 진짜 문제는 방광이 아니라 수면무호흡증인데 잘못 알고 임의로 약을 복용하는 이들도 많았다. 만약 잠을 잘 자기 위해 내가 언급한 항히스타민제나 항콜린제를 복용하고 있다면 반드시 의사에게 조언을 받기를 권한다.

깨어 있음을 관장하는 또 하나의 중요한 화학물질로는 도파민dopamine이 있다. 도파민은 쾌락의 신경전달물질로 우리가 재미있는 일을 할 때 분비된다. 뿐만 아니라 동기 부여, 보상에도 관여한다. 여기까지는 많은 이들이 알고 있을 것이다. 그러나 도파민은 생각보다 더 많은 일을 한다. 대표적으로 파킨슨병을 떠올려보자. 파킨슨병은 우리 몸에 도파민이 부족해서 발생하는 운동 장애 질병이다. 파킨슨병을 약하

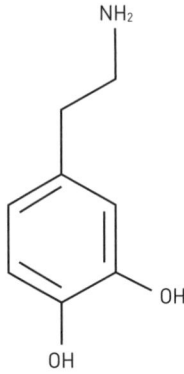

그림 5.2 | 도파민의 화학 구조 도파민이 비정상적으로 낮을 경우 파킨슨병, 높을 경우 조현병과 같은 질병을 유발할 수 있다.

게 앓고 있는 할아버지가 꾸벅꾸벅 조는 걸 본 적 있는가? 이는 깨어 있게 해주는 핵심 화학물질인 도파민이 부족하기 때문이다. 그들의 도파민 부족은 수면에까지 악영향을 미쳐 렘행동장애로 이어졌다. 렘 수면 때는 몸이 꿈에 반응하지 않도록 마비되는 것이 정상인데, 그렇지 않은 것이다. 파킨슨병 환자는 평소에도 좀처럼 다리를 가만히 두지 못하고, 밤에는 팔다리를 자주 움직이며, 낮에는 극도로 졸리다.

마지막으로 비교적 최근에 발견된 각성 화학물질을 소개하면 바로 히포크레틴hypocretin이라고도 부르는 오렉신orexin이다. 이 화학물질은 실제로는 동일하지만, 서로 다른 두 연구실에서 동시에 발견되어서 두 가지 이름을 가지고 있다. 그 후 학계에서는 어떤 용어를 써야 할지에 대해 설왕설래해왔는데, 대체로 오렉신이 더 많이 쓰이는 듯하다.

오렉신이 부족하면 발작수면이 발생한다. 발작수면은 극도의 졸음을 예기치 않은 상황에서 불러온다. 각성을 관장하는 화학물질에 대

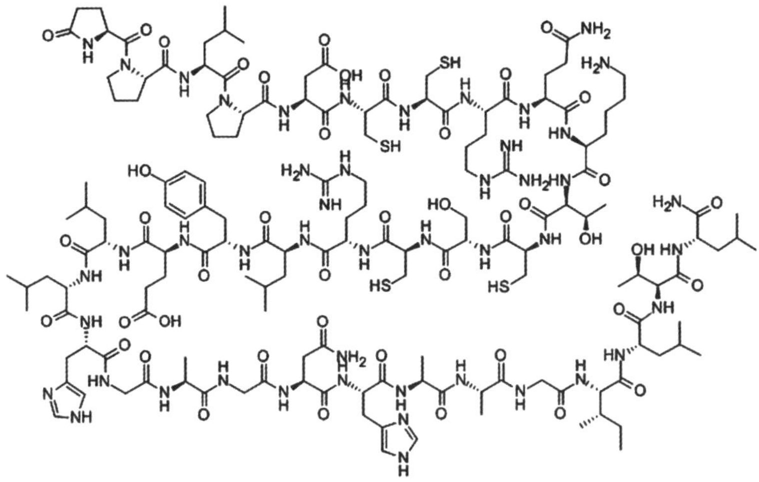

그림 5.3 | 오렉신의 화학 구조 오렉신은 뇌에서 식욕, 에너지 대사, 각성에 관여한다. 특히 렘 수면과 밀접하게 연관되어 있다.

해서는 15장에서 더 자세히 이야기할 것이니 여기서는 히스타민, 도파민, 오렉신이라는 세 가지 화학물질이 각성과 관련이 있다는 사실만 알아두도록 하자.

하루 동안 졸음과 각성의 수준은 어떻게 변할까

정리하자면 수면에 관여하는 화학물질은 두 팀으로 나뉜다. 졸음 팀에는 아데노신과 멜라토닌이 속해 있다. 각성 팀에는 히스타민, 도파민, 오렉신이 존재한다. 팀으로 묘사했듯이 두 체계는 별개로 돌아간다. 다음에 나오는 그림으로 두 팀이 어떻게 줄다리기를 하면서 수

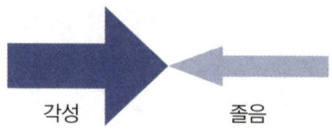

그림 5.4 | 아침에 깰 때

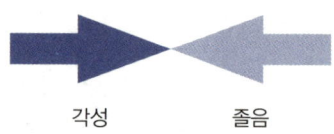

그림 5.5 | 낮에 활동할 때

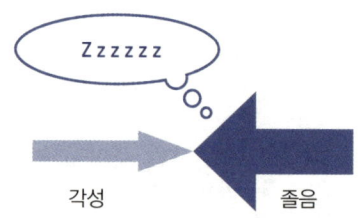

그림 5.6 | 잠이 찾아올 때

면을 조절하는지 살펴보자.

그림 5.4는 정상적인 사람이 아침에 깰 때의 상태다. 기본 수준의 각성과 낮은 수준의 졸음이 맞서고 있다. 밤에 잠을 자면서 아데노신의 농도가 낮아졌기 때문에 졸음의 세력이 약하다.

그런데 이 사람이 일어나 출근하고, 점심시간에 헬스장에 들렀다가, 오후에 다시 사무실로 가서 일하면서 졸음은 점점 그림 5.5처럼 세력을 키운다. 그래도 아직은 두 힘이 동등하기에 낮에 졸지 않고 활동할 수 있다.

다만 낮에도 긴 회의에 참석하거나 지루하게 쭉 뻗은 고속도로를 운전하거나 하는 상황이 찾아오면 각성도가 약해질 수 있다. 그림 5.6처럼 졸음이 각성보다 훨씬 높은 힘을 지니는 것이다. 이것이 일상적으로 반복된다면 과도한 주간졸림증excessive daytime sleepiness, EDS으로 볼 수 있다. 생각보다 많은 사람들에게서 찾아볼 수 있는 증상이다. 흔히 영하의 날씨에도 창문을 내리고 라디오에서 흘러나오는 노래에 맞추어 목청을 돋우거나, 졸음껌을 씹고 커피를 마시면서 운전해야만 하는, 바로 그 상황 말이다. 만약 졸음이 세력을 키웠다면 온갖 방법을 써도 졸음의 경이로운 힘을 이기기는 힘들다. 앞의 그림 5.6에서 볼 수 있듯이, 졸음이 각성보다 우세해지면 필연적으로 잠이 찾아오기 때문이다. 물론 밤이라면 좋은 일이겠지만, 문제는 낮에 이 상황이 발생한다는 것이고, 대부분 밤에 잠을 적게 잤을 때 이와 같은 상황이 낮시간에 더 일찍 찾아온다는 것이다.

한편 일부는 정반대의 문제를 겪기도 한다. 낮에 열심히 일하고, 운동한 뒤 저녁에 잔뜩 지친 상태로 집으로 돌아가지만 잠자리에 들어도 도무지 잠이 오지 않는다. 아무리 낮에 아데노신을 많이 쌓아놓았어도 효과가 없다. 황량한 섬에 난파되어 거의 굶어죽을 지경에 이른 사람에게 그다지 좋아하지 않는 음식을 주면 거절하지 않을 텐데, 그렇게 힘들게 일하고 활동하고 온 사람이 잠에 들지 못하는 이유는 무엇일까? 나는 이것을 고정관념처럼 전수되는 거짓 믿음 때문이라고 설명하고 싶다.

누구나 잠을 잔다는 사실은 알 것이고, 깨어 있는 시간이 길수록 졸

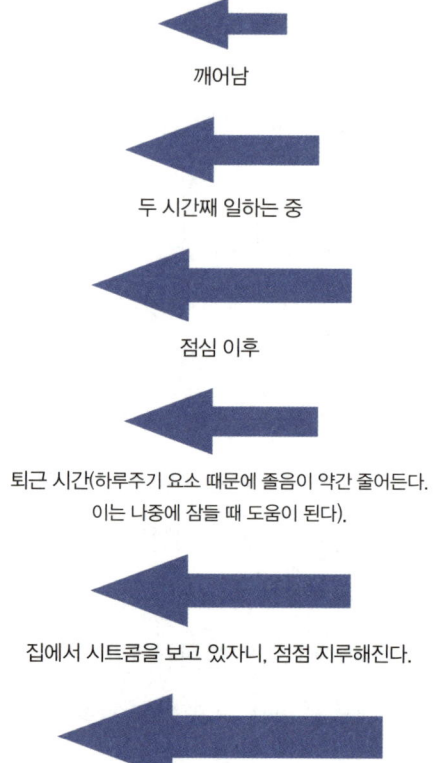

그림 5.7 | 하루 사이 졸음의 정도 변화

음의 크기는 더욱 커진다. 그림 5.7의 화살표를 보자. 가운데 퇴근 시간 때 졸음이 약간 줄어드는 것을 제외하면 졸음은 점점 그 세력을 키워나간다. 그럼에도 불구하고 수면 장애에 시달리는 사람들은 잠들기 딱 좋은 시간을 놓치면 절대 잠을 잘 수 없다고 말한다. "제가 보통 잠이 오는 시간은 10~11시 사이인데요, 이 시간을 놓치면 그날은 잠들길 포기해야 해요. 차라리 일어나서 TV를 보는 게 나을 정도라니까요." 불면증 환자들이 지닌 이와 같은 잘못된 믿음이 어디서 나왔는지는 나도 대체 모르겠다. 어쩌면 누군가에게 전해 들었을 수도 있고, 한 번 경험해보고 확신하는 확증편향에 기반한 것일 수도 있다. 이 책 초반에 말했듯이 수면 문제를 개선하려면 "나는 잠을 전혀 자지 못한다", "나는 내가 잠들기 좋은 시간을 넘기면 잠이 오지 않는다"와 같은 잘못된 믿음을 먼저 내다버려야 한다. 그림 5.7의 점점 커지는 졸음의 화살표가 명백히 말하고 있다. 깨어 있는 시간이 길어지면 길어질수록 당신은 분명히 졸리다.

잘 자려면 불안이 없어야 한다?

다시 말해 그저 각성 수준이 잠시 증가했을 뿐이지 졸음이 사라지는 것은 절대 아니다. 이와 같은 흥분 상태는 대개 환자들에게 좌절과 분노 혹은 짜증을 일으키며 각성 수준을 더 높이는 최악의 결과를 만든다.

이를테면 잠에 들락말락 하는 상황에서 창문 너머로 들리는 자동차 경적 소리에 잠에서 깼다고 치자. 각성 상태는 높지 않기에 다시 잠에 들어야 하는데, 내일 아침 일찍 있는 회의 때문에 스트레스를 받았던 당신은 걱정에 빠져든다. "한 시간 안에 잠들지 못하면, 수면 보조제를 반만 쪼개서 먹자. 내일 아침에는 TV 타이머를 크게 설정해서 일어날 수 있게 할까? 아, 아니야 차라리 병가를 내는 게 나을지도 몰라. 우주

비행사도 아프면 비행을 못하는 거지 뭐. 어휴, 갑자기 우주비행사는 왜 떠올린 거야? 이러다 또 잠을 한숨도 못 자겠네. 정말 대체 뭐가 문제야? 왜 이렇게 정신이 말똥말똥한 건지. 그런데 엄마는 진짜 나를 사랑했을까?"

이와 같은 상황에 갇혔다면 당신이 빨리 잠들지 못할 것은 분명하다. 나아가 매일 밤 같은 상황이라면 더욱 심각하다.

아마 침실의 온갖 요소가 짜증을 야기하게 될 것이다. "이건 내 침실이야. 벽에는 칸쿤에서 전동 킥보드를 타면서 찍은 내 사진이 붙어 있잖아. 그러니까 내 방이 맞지, 나를 못 자게 하는 아주 짜증 나는 방." 불면증에 시달리는 많은 이들이 호텔이나 남의 집에서 더 잠을 잘 자는 것은 결코 우연이 아니다. 일상적이지 않은 공간에는 "나는 평소 잠을 잘 못 자"라는 사실을 상기시키는 단서가 없기 때문이다.

때로 환자들을 보면 마치 불면증 유발 훈련 프로그램에 참여하고 있는 듯 보인다. 퇴근하고 저녁을 먹고 TV를 보다가 잠에 대해 걱정한다. 오늘 밤은 잘 잘 수 있을지, 내일도 오늘과 비슷한 컨디션이면 어떻게 할지, 수면 보조제가 얼마나 남아 있는지 전전긍긍한다. 그러는 한편으로는 잠을 잘 자는 배우자나 가족, 주변 친구들에게 화가 난다. 그럴수록 "오늘도 못 자면 어쩌지?" 하는 불안감은 점점 커져간다. 마침내 이런 일련의 사고 과정 끝에 수면의 화살표를 압도할 만큼 각성 화살표가 커진다.

여기서 한 가지 실험을 해볼까? 평소 푹 잘 잔다고 이야기하는 친구를 한 명 떠올려보자. 그 친구는 항상 활기차고, 행복해하며, 직장에서도 뛰어난 성과를 낸다. 셀룰라이트도 전혀 없고 심지어 복근도 있다.

너무 건강해서 화가 날 정도다. 그 친구는 어디서든 머리만 대면 잠을 자는 사람이라 당신이 왜 잠을 잘 자지 못하는지 이해하지 못한다. 그 친구에게 다음과 같은 편지를 보내보자.

"우링가 당신 고양이를 유괴했다. 경찰에게 신고하지 말 것. 지금도 당신의 모든 움직임을 지켜보고 있다. 우리 요구 사항은 단순하다. 오늘 밤 잠자리에 들 때, 4시간 안에 잠에 들지 않으면, 아퐁로크리드를 다시는 못 볼 것이다."

어처구니 없는 장난을 치는 게 아니라, 일종의 각성 유도 실험을 하는 것이다. 이 편지를 받은 친구는 장담하건데 4시간 안에 잠들지 못할 것이다. 알 수 없는 불안감이 생겼기 때문이다. 불안이 꼬리에 꼬리를 물고 걱정을 하다가 마침내 잠들기 위해 애써야 하는 상황을 맞이할 것이다. 마치 크리스마스 이브에 산타에게 선물을 받으려면 자야 하지만 좀처럼 잠이 오지 않을 때처럼 말이다.

어떤 문제에 집중하고 신경을 쓸수록 상황이 나빠지는 현상은 수면 분야 외에서도 관찰할 수 있다. 스포츠 선수들에게는 이와 같은 문제가 빈번하다. 일례로 1960~1970년대 메이저리그 피츠버그 파이리츠의 투수였던 스티브 블래스를 들 수 있다. 그는 정확하고 날카로운 공을 던지는 것으로 명성이 자자했다. 1968년부터 5년 연속 10승을 넘겼고, 1972년에 19승을 거두었다. 그러나 스티브 블래스는 1973년에 갑자기 스트라이크를 던지지 못했다. 88이닝 동안 84개의 볼넷을 내주며 3승에 그쳤고, 1974년 5이닝 동안 7개의 볼넷을 던진 뒤 방출되어 결국 은퇴했다.

당시 블래스는 불펜에서는 스트라이크를 쉽게 던졌지만 실제 경기에서는 도무지 공이 제대로 들어가지 않았다. 그는 수차례 정밀 검사를 했고, 심리 치료까지 받았지만 원인을 밝히지 못했다.

불면증 환자도 비슷하다. 퇴근해서 소파에서 뉴스를 보면 꾸벅꾸벅 졸지만, 본격적으로 잘 시간이 되어 잠자리에 누우면 도저히 잠이 오지 않는다. 마치 불펜과 만석인 경기장이 주는 심리적 압박감의 차이처럼 불면증 환자에게 소파와 침대는 심리적 안정감에서 차이가 있는 것이다.

그럼에도 각성과 불안이 없어져야 할 요소는 아니다. 각성이 없다면 밤에 연기 냄새를 맡아도 깨어나지 못해 화재로 크게 다치거나 죽을지도 모른다. 불안이 없다면 세상은 절대 나아지지 않을 것이다. 나는 나의 주치의가 예민하고 민감한 사람이어서 나의 병이 심각해지기 전에 발견하길 바란다. 또한 나의 회계사는 숫자 하나하나를 확인해야 안심하는 사람이어서 내가 세금을 더 내는 일이 없기를 바란다. 결국 중요한 것은 우리게 졸리게 만드는 힘과 깨어 있게 만드는 힘의 균형이다.

KEY POINT

- 각성은 졸음에 맞서서 우리를 깨어 있게 한다. 각성을 관장하는 화학물질에는 히스타민, 도파민, 오렉신이 있다.
- 깨어 있는 과정과 졸음을 통제하는 과정은 뇌에서 별개의 시스템으로 돌아간다. 마치 스위치를 껐다 켜듯이 하나의 시스템으로 수면을 조절할 수 있다는 것은 오해다.
- 하루 동안 졸음과 각성의 비율은 계속해서 변한다. 다만 아침에 일어나서 시간이 지날수록 졸음의 정도는 명백히 커져 간다.
- 각성과 불안은 사라져야 할 요소가 아니다. 중요한 것은 졸음과 각성의 균형이다.

이제 우리가 낮에 어떻게 각성 상태를 유지하고, 밤이 되면 잠 드는지 알 것이다. 밤에 누웠을 때 잠이 오지 않는다고 해서 졸음이 쌓이지 않는 것이 아니라는 사실도 이해했을 것이다. 다음 장에서는 잠과 관련해서 흔히 하는 착각에 대해 짚고 넘어가고자 한다.

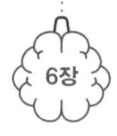

"잤는데요, 자지 않았습니다"

　　　　내가 막 개업했을 때 찾아온 환자 중에 6개월 동안 잠을 못 잤다고 절박하게 하소연하던 여성이 있었다. 잠을 많이 못 잤다는 뜻이 아니었다. 말 그대로 한숨도 못 잤다는 의미였고, 환자는 진정으로 심각하게 걱정하고 있었다.

　나와 같은 의사들과 이 책을 여기까지 읽은 여러분은 그런 일이 불가능하다는 사실을 알 것이다. 물론 때로 인간은 밤을 꼬박 샐 수도 있고, 한계를 시험하는 상황에서는 수면을 최대한으로 박탈할 수도 있다. 다만 그와 같은 상황은 아주 예외적인 경우에 불과하다. 즉, 우리는 모두 평소에는 잠을 잔다. 나도 잠을 자고, 내 진료실을 찾아와서 마법의 수면제를 처방해달라고 요청하는 이들도 잠을 잔다. 나는 우선 환자에게 모든 사람은 짧든 길든 어쨌든 잠을 잔다는 사실을 납득시켜야 했다.

　"제가 잠을 잔다고요? 시계가 돌아가는 걸 밤새도록 보고 있는데요? 새벽에 TV를 보다가 다림질도 하는데요?"

"틈틈이 깨서 시계를 보고, 틀어놓은 TV를 보기도 하는 거예요. 그 사이사이에 얕은 잠은 자요."

"직접 보지도 않고 어떻게 알아요? 저랑 자지도 않았잖아요?"

이런 말까지 나오면 상황은 점차 난감해진다. 스스로 한숨도 못 잔다고 믿는 환자에게 사실은 잠을 조금이라도 자고 있다고 설득하는 일은 생각보다 어렵다. 별 소득 없는 말싸움으로 끝나기도 한다.

너무나 흔한 역설불면증

비슷한 사례로 아내와 함께 영화《유주얼 서스펙트》를 보러 갔을 때의 일을 이야기해볼까 한다.

우리가 간 애틀랜타의 극장은 객석이 거의 텅 비어 있었다. 영화는 어두운 배경 속에서 주인공들이 서로 총질을 하는 장면으로 시작되었다. 아내는 그 장면이 채 끝나기도 전에 잠들었다. 물론 이해한다. 당시 아내는 초등학교 선생님을 하고 있었다. 아이들을 상대하는 세상에서 가장 힘든 직업이니까.

약 1시간이 지나자 아내는 시끄러운 소리에 잠에서 깼다. 나는 총소리가 더 요란해져서 깼다 보다 생각했는데 아내가 말했다. "이 영화 너무 지루하다. 영상도 너무 어둡고." 아내는 자신이 겨우 1초 눈을 감았다 떴다고 생각하는 듯했다. 남은 시간 동안 영화의 스토리가 너무 난해해서 이해가 안 된다고 투덜거렸던 것이다. 영화의 초반부터 1시간가량 주요 장면들을 놓쳤다는 사실은 자각하지 못한 채 말이다. 그리고 나는 몇 주 뒤, 아내가 그 영화에 대해 정말 별로였다고 누군가에게 말하는 소리를 들었다. 나는 그 영화가 정말 좋았기에 좀 짜증이 났던 게 사실이다.

아내의 착각과 내 환자의 착각은 아마 비슷할 것이다. 환자는 자다가 깨서 시계를 보았지만 내내 깨어 있다가 한번 시계를 보았다고 여기는 것이다. 때로는 현실과 꿈을 구별하지 못하기도 한다. 나는 환자의 수면을 더 과학적인 방식으로 측정하고 기록하고자 밤새도록 수면을 지켜보는 수면다원검사를 진행했다. 뇌와 신경의 활성도를 분석해서 밤 동안 정확히 얼마나 자는지 알아보기 위함이었다. 결과는 놀라웠다. 잠을 잤던 것은 물론이고 마치 술에 떡이 된 사람처럼 잤던 것이다.

검사 결과를 이야기하기 위해 환자를 다시 마주했을 때, 환자는 대뜸 내게 이렇게 말했다.

"내가 말했잖아요."

"뭘요?" 내가 물었다.

"잠을 못 잔다고요. 이렇게 머리에 전선을 잔뜩 붙이고 사람들이 지켜보고 있는데 불편해서 어떻게 잘 수 있겠어요? 지금도 머리카락이 끈적거려서 거슬려요."

"죄송하지만, 환자 분은 잠을 잤어요. 그것도 많이 잤어요."

나는 환자의 밤잠에 대한 요약 자료를 준비한 상태였다. 환자는 6시간 47분을 잤다. 자료를 보여주어도 당연히 못 믿겠다는 반응일 테니 환자가 자는 모습을 동영상으로 찍어두는 치밀함도 잊지 않았다.

검사 결과와 동영상을 보여주자 환자는 분노에 가득한 눈빛으로 벌

떡 일어섰다. 그러더니 마치 내가 없다는 양 남편을 향해 씩씩거렸다.

"가자, 내가 말했지? 의사치고는 너무 젊다고."

이와 같은 환자가 겪는 증상은 역설불면증paradoxical insomnia으로 불린다. 역설불면증은 실제로 자는 시간에 비해 아주 적게 잔다거나 아예 잠을 자지 못한다고 생각하는 증상이다. 예전에는 수면 오지각sleep state misperception이라고 했고, 그보다 전에는 반몽혼 수면twilight sleep이라고도 불렸다. 한편 반대로 밤에 푹 잔다고 느끼지만 사실은 잠을 제대로 자지 못하고 낮에 몹시 피곤한 사람도 있다(참고로 나는 이 유형에 속한다).

이 환자를 만난 뒤로는 나는 진료실에서 환자들에게 밤에 코 고는 소리는 어떤 양상이냐고 물어보길 잊지 않는다. 이 질문의 어폐를 발견했는가? 잠을 자지 못하는 환자는 이 질문에 답할 수 없다. 당연하다. 자야지만 코를 골 수 있으니까. 나는 이 질문을 통해 환자 스스로 잠을 자고 있다는 사실을 깨닫길 바라는 것이다. 그럼에도 환자들은 고심 끝에 질문에 대한 대답 대신 잘 때 어떤 자세로 자고, 가끔 발이 마음대로 움직인다던가 하는 말을 늘어놓는다.

심지어 지극히 지적인 어조로 멜라토닌을 분비하는 솔방울샘이 망가져서 잠을 못 잔다고 말하는 환자도 있었다. 부연하자면 그렇게 말한 환자는 뇌 MRI를 찍은 적도, 외상성 뇌 손상을 입은 적도 없었다. 그저 자신이 겪는 수면 문제에 그 설명이 딱 들어맞는다고 생각해서 그렇게 믿는 것이다.

수면 문제에 관한 문제를 이야기할 때 입담꾼이 되는 사람들이 왜 이렇게 많은 것일까? 나는 다리가 부러졌을 때 칼슘 대사 과정이 망가져서 골절이 일어났다고 설명하는 환자를 본 적이 없다. 대부분은 그저 넘어졌는데 뚝 하는 소리가 들렸다는 식으로 설명할 뿐이다. 수면도 마찬가지다. 대단히 복잡한 문제가 아닌데도, 우리는 너무 쓸데없이 복잡하게 생각하는 경향이 있다.

우리는 생각보다 깊게 잔다

우리의 실제 수면 시간은 자신이 잤다고 지각하는 시간과 꽤 다를 때가 많다. 많은 이들은 이 시간을 심하게 짧다고 착각한다. 수면에 걱정이 많거나 잠을 얕게 자는 사람들이 흔히 그렇게 여긴다.

만약 여기서 소개한 사례가 자기 이야기처럼 느껴진다면, 당신만 그런 것이 아니라는 점을 밝혀두고 싶다. 수면 연구의로서 이 하나의 현상에 장 하나를 할애하겠다고 결심한 데는 이유가 있다. 잠을 자면서도 수면이 부족하다는 지각이 정상적이지 않다는 점을 이해해야 한다. 역설불면증은 대개 뚜렷한 원인이 없는 일차 증상이지만, 2010년 연구에서 드러났듯이 폐쇄수면무호흡증이 역설불면증 같은 양상으로 나타나는 사례도 있었다.[1] 또한 환자들이 잠을 못 잔다는 생각에 너무나 심란해하고 무기력한 모습을 보이기에, 수면을 '느끼도록' 돕기 위해 전기경련요법을 쓰는 사례도 있었다.[2]

누구나 자신이 잠을 잤다고 느껴야 한다. 잤다고 느끼지 못해도 어쨌든 잠을 자긴 하니까 그냥 그대로 살라는 뜻이 결코 아니다. 모두가 잠이 불러오는 경이로운 기억 상실증을 경험하길 바랄 뿐이다. 포근

수면 장애에 대한 주관적 평가와 객관적 평가

이란의 케르만샤 의과대학 연구팀은 2015년, 외상후스트레스장애PTSD에 시달리는 퇴역 군인 32명을 대상으로 수면 장애 연구를 진행했다.

참가자들에게 평소 얼마나 잠을 자냐고 물었을 때, 진술한 수면 시간은 평균 4시간 12분이었다. 그러나 실제 수면 시간을 측정해보니 평균 7시간 6분이었다. 또한 잠들기까지의 시간도 인식과 실제의 괴리가 있었다. 참가자들은 평균 76분이 걸린다고 했지만, 실제로는 20분에 불과했던 것이다. 그들은 자신의 수면 효율, 즉 누워 있는 시간 중 얼마나 실제로 잠을 자느냐고 물었을 때도 59.3퍼센트라고 추정했는데, 실제로는 81.2퍼센트로 측정되었다.[3]

이 연구는 자가 보고 수면 장애는 신뢰할 수 없으며, 객관적 수면 평가가 필요하다는 사실을 보여준다. PTSD라는 질환을 앓고 있는 특정한 실험군을 대상으로 한 연구이지만, 밤마다 불면을 겪고 불안을 호소하는 이들이 경험하는 현상은 PTSD의 한 가지 삽화라고 볼 수 있기 때문이다.

한 침대에 들어가서 알람을 설정하고, 전등을 끈 다음 타임머신에 탄 것처럼 잠들기를 바란다. 알람 소리를 듣고 일어나면 어느새 아침이 다가와 있길 바란다. 그것이 우리의 목표다.

혹시라도 내가 개원하자마자 만난 환자, 내가 의사치고는 너무 젊다고 말한 그 환자 분이 이 책을 읽고 있을지 모르겠다. 지금의 나는 더 나이를 먹고 머리카락도 희끗해지고 있다고 전하고 싶다. 또한 지금도 내 생각은 그때와 다르지 않으며, 환자 분이 지금쯤은 잠에 관한 착각에서 벗어나 문제를 해결했기를 바란다. 만약 아직도 같은 문제 안에 갇혀 있다면 내가 도움을 줄 수 있기를 여전히 바라고 있다.

KEY POINT

- 역설불면증은 실제로 자는 시간에 비해 아주 적게 잔다거나 아예 잠을 자지 못한다고 생각하는 증상이다.
- 세간에 퍼진 잘못된 정보로 자신의 수면 문제를 지레짐작하지 말라.
- 누구나 잠이 주는 경이로운 기억상실증을 경험하는 것이 나의 목표다.
- 자가 보고 수면 장애를 넘어 객관적인 수면 평가가 필요하다.

스스로 자각하는 수면 상태나 문제가 객관성이 떨어질 수 있다는 사실을 이해했는가? 그렇다면 다음 장에서는 하루주기 리듬에 대해 구체적으로 알아보자. 비록 앞서 하루주기 리듬에 대해 짧게 언급했지만 장 하나를 할애할 만한 가치가 있는 개념이다.

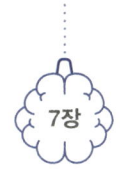

우리 몸에는 시계가 있다

2007년 뉴잉글랜드 패트리어츠 미식축구 팀은 시즌 첫 경기 때 상대 팀이 주고받는 신호를 몰래 촬영했다가 적발되었다. "스파이게이트Spygate"라고 명명된 이 사건은 언론에 대서특필되었는데, 놀라운 것은 패트리어츠의 이와 같은 행태는 처음이 아니며 이전에도 경고를 받은 적이 있었다는 사실이었다. 뉴스를 접한 많은 이들은 비슷한 반응을 보였다.

"이전에도 걸렸으면서 왜 또 그런 짓을 한 거지?"

의외로 답은 단순하다. 상대 팀의 움직임을 예측할 수 있다면 이길 가능성이 훨씬 높기 때문이다.

우리 몸도 다르지 않다. 이를테면 음식을 먹기 전에 우리 몸은 준비를 한다. 커다란 치즈버거와 감자튀김, 밀크셰이크가 곧 들어올 거라고 예상하고 몸은 소화 태세를 갖춘다. 뇌에 신호를 보내 위산을 분비하도록 하고 위로 가는 혈액의 양도 늘린다. 잠도 마찬가지다. 우리 몸은 잠을 잘 시간을 예측해서 잘 준비를 한다.

하루주기 리듬이라는 생체 시계

몸은 하루주기 리듬을 이용해서 활동을 예상한다. 이 리듬은 우리 몸이 하는 거의 모든 일을 관장한다. 앞장에서 하루주기 시스템을 소개한 바 있지만, 이 시스템은 별도의 장으로 다루어야 마땅하다. 하루주기는 영어로 circadian으로 여기서 circa는 라틴어로 '대략'이라는 뜻이며, dian은 '하루'를 의미한다. 즉 24시간을 주기로 발생하는 생물학적 변화를 지칭한다.

하루주기 리듬은 마치 첨예한 시곗바늘처럼 정확하게 움직인다. 비단 사람에게만 있는 것이 아니라 거의 모든 동물, 식물, 균류에게도 존재한다. 기나긴 진화 과정에서 이 시스템이 사라지지 않고 보존된 데에는 이유가 있지 않을까?

답은 18세기 천문학자 장자크 도르투 드메랑의 연구에서 찾을 수 있다. 드메랑은 1729년 자신의 정원에서 식물이 낮에는 잎을 활짝 펼쳤다가 밤에는 거두어들인다는 평범한 사실을 발견한다. 이 현상이 햇빛 때문일 거라고 짐작한 그는 가설을 검증하기 위해 간단한 실험에 들어간다. 그는 다수의 식물을 지하 와인 저장실로 옮겼다. 밤이든 낮이든 빛과 온도의 변화가 전혀 없는 곳에서 잎의 움직임을 관찰하면서 기록했다. 그 결과, 신기한 현상을 목격한다. 자극을 주는 햇빛이 전혀 없는데도 불구하고 식물은 여전히 아침에는 잎을 활짝 펼치고 저녁에는 거두어들이는 것이었다. 드메랑은 식물이 실제 햇빛에 반응을 하는 것이 아니라, 햇빛이 비치는 시간을 예상하고 같은 패턴을 반복한다는 사실을 발견했다.

즉 식물에게는 이미 시간 감각이 각인되어 있었던 것이다. 그래서 햇빛이라는 자극이 없더라도 생체 시계가 자동으로 작동되었다. 이는 인간에게도 그대로 적용된다. 진화적으로 볼 때 자신의 환경을 예상할 수 있는 종은 그렇지 못한 종보다 궁극적으로 더 오래 살아남았고, 지금 여기 살아남아 있는 우리 역시 그런 것이다.

그렇다면 우리는 햇빛을 양분으로 삼아 광합성하는 식물도 아닌데, 왜 태양에 의존하는 생체 시계를 지니고 있는 것일까? 1960년대에 이 의문을 해결하고자 궁극적인 모험을 감행한 두 연구자가 있었다. 바로 미국 현대 수면의학의 대부로 일컫는 너새니얼 클라이트먼과 브루스 리처드슨이다. 두 사람은 켄터키의 어느 매머드 동굴로 들어가 하루주기 리듬을 24시간이 아니라 28시간으로 재설정하고자 했다. 만약 하루주기를 바꿀 수 있다면 생체 시계가 신체 내부의 요인에 의한 것이 아니라, 빛과 어둠이라는 환경에 의해 반응하는 것이 입증되는 셈이었다.

클라이트먼과 리처드슨은 어둡고 축축한 동굴에서 무려 32일이나 버텼다. 외부와 단절된 채 자유롭게 먹고 자는 것을 반복했다. 그러나 안타깝게도 환경에 의해 하루주기가 생성된다는 가설은 틀린 것으로 드러났다. 햇빛이 없었는데도 하루주기 리듬에 따라 먹고 잠을 잤고, 체내 시계는 24시간보다 단지 11분 정도 긴 것으로 측정되었던 것이다.[1] 다만 여기서 의구심이 남는다. 하루가 24시간이므로 비슷하긴 하지만 딱 들어맞지는 않는 수치인데? 우리 뇌는 이 약간의 차이를 보정하기 위해 우리가 시계라고 부르는 것을 보고 체내 시계를 조금씩 조정하는 것으로 보인다.

이것을 우리가 차고 생활하는 손목시계에 비유해보겠다. 당신과 친구는 각각 손목시계를 사서 차고 다닌다. 그런데 당신이 산 시계는 매일 10분씩 빨라지고, 친구의 시계는 매일 10분씩 느려진다. 둘 다 매일 시계를 조금씩 조정해야 할 것이다. 그렇지 않으면 문제가 생긴다. 이를테면 둘이서 만나기로 하고 약속 시간을 잡았는데, 당신은 10분 일찍 도착하고, 친구는 10분 늦게 도착할 것이다. 직장에 출근하는 시간을 떠올려도 마찬가지다. 매일 시계를 조정하지 않으면 당신은 매일 10분씩 일찍 출근하다가 날이 갈수록 1시간 이상 일찍 출근하게 될 것이다. 반대로 친구의 상황은 더욱 상상하기 싫다. 매일 10분씩 지각하다가 날이 갈수록 1시간 이상 지각하게 될 테니 말이다.

그렇다고 당신의 상황이 더 낫다고 말하기는 힘들다. 일찍 출근하고, 일도 데드라인보다 일찍 처리해서 상사에게는 좋은 평가를 받겠지만, 저녁 가족 식사 자리를 위해 당신이 한 요리는 가족들이 먹을 때쯤이면 늘 차갑게 식어 있을 것이다. 여러 문제 상황을 겪은 당신이 만약 시계가 엉망이라는 결론에 이르러 시계를 고쳐 쓰기로 마음먹는다면 어떻게 해야 할까?

매일 아침 뉴스를 틀어서 화면에 나오는 정확한 시간에 시계를 맞추고 하루를 보내면 된다. 아침뿐 아니라 시간을 자주 조정할수록 일과 시간은 더 정확해지고 모든 과업은 순탄하게 행해질 것이다.

이와 같이 우리가 체내 시계를 매일 조정하게 만드는 단서(사례에서는 아침 뉴스에 나오는 시간)를 '차이트게버$_{zeitgeber}$'라고 한다. 독일어로 시간을 주는 사람이라는 뜻이다. 빛, 어둠, 기온, 사회 활동, 식사 시간, 수면 등은 모두 차이트게버가 될 수 있는데, 그중에서 가장 강력한 단

교대근무자의 수면 패턴 체험하기

매일 똑같은 시간에 잠들고 똑같은 시간에 일어나는 사람이라면 교대근무자들이 얼마나 질 나쁜 수면 상황에 놓여 있는지 체감하기 어려울 것이다. 다음과 같은 수면 상황을 일부러 만들면 교대근무자의 어려움을 간접적으로 느껴볼 수 있다.

1. 주사위를 준비하고 굴린다.
2. 그날은 나온 눈에 해당하는 시간에 잠을 잔다.
3. 한 달 동안 매일 주사위를 돌리며 주사위가 정해준 시간에 잠을 잔다. 그리고 매일의 기분 변화를 기록한다. 어떤 날에는 도무지 잠이 오지 않을 것이다. 잠을 청하는 시간까지 도저히 깨어 있기 힘든 날도 있을 것이다. 주야간 근무조가 수시로 바뀌는 교대근무자의 수면 상황은 이보다 훨씬 좋지 않다고 생각하면 된다.

⚀ = 오후 10시
⚁ = 오전 2시
⚂ = 오전 6시
⚃ = 오전 10시
⚄ = 오후 2시
⚅ = 오후 6시

서는 빛이다. 매일 일정한 시각에 출현하는 차이트게버를 더 많이 접할수록 개인의 하루주기 리듬은 바깥 시간과 더 잘 맞추어진다. 수면에 문제를 겪을 때 밖에 나가서 햇볕을 쬐라는 이유가 여기에 있다. 그리고 차이트게버에 갑작스러운 변화가 일어나지 않는 한 우리 뇌가 하는 미세 시간 조정은 매일 별문제 없이 진행된다.

장거리 비행에 따른 시차가 몸에 미치는 영향

시간 단서가 급격하게 변하는 상황으로는 장거리 비행에 따른 시차, 주야간 교대근무가 있다. 시차가 있는 곳으로 여행을 가면 차이트게버가 급작스럽게 바뀐다. 때문에 모처럼 즐거운 여행을 떠나서도 수면 장애를 일으키거나 소화 장애, 의욕 저하, 집중력 저하를 호소하기도 한다.

이를테면 애틀랜타에서 서쪽으로 한참 떨어져 있는 라스베이거스로 가면, 시간이 3시간 늦어진다. 이 정도의 시차는 처음에는 큰 영향을 발휘하지 않아 낮에는 문제 없이 활동한다. 그러나 호텔 방으로 들어와 그날의 회포를 풀며 저녁식사를 할 때쯤이면 몸에서 조금씩 이상 신호를 보낸다. 당신은 라스베이거스 시간으로 오후 10시쯤에 바삭한 치킨과 감자튀김에 맥주를 곁들였다. 하지만 당신의 뇌는 아직 애틀랜타의 시간에 따르고 있어서 지금이 오전 1시라고 생각할 것이다. 평소라면 렘 수면에 들어서 한참 자고 있을 시간인데 갑자기 왜 음식을 꾸역꾸역 밀어넣는지 당신의 뇌는 의아해한다. 예상치 못한 음식 공격에 대처하느라 위장은 힘에 부친다. 식사 도중에 대화를 나누기도 어렵다. 당신은 오로지 자고 싶다는 생각뿐이다. 졸리고 몽롱해서 아마 그 상태로 라스베이거스 호텔 근처 카지노에 간다면 직원들은 쌍수를 들고 환영할 것이다. 그래도 다음 날, 길어도 사흘이면 멀쩡해질 것이다. 하루를 보낼때마다 몸은 시차를 1시간씩 조정할 수 있기 때문이다.

교대근무수면장애를 해결하려면

신체 리듬이 교란되는 현상은 굳이 멀리 여행을 떠나지 않아도 겪을 수 있다. 심각하고 엄숙한 회의에서 곯아떨어지는 짜릿함을 경험하고 싶다면 회사에 주야간 교대근무를 자진해서 신청하면 된다.

교대근무의 종류는 다양하다. 바퀴 18개가 달린 대형 트럭을 몰고 야간에 고속도로를 달리는 운전수부터 대형 병원에서 밤낮 없이 환자를 돌보는 간호사, 라스베이거스에서 당신을 태우고 오는 비행기의 승무원까지 일상에서 쉽게 찾을 수 있다. 보다 구체적으로는 환경 단서가 바뀌는 경우와 근무 시간이 바뀌는 경우로 나눌 수 있다. 간호사는 환경 단서는 그대로이고 근무 스케줄이 바뀌는 교대근무자이고, 승무원은 환경 단서도 바뀌고 근무 스케줄도 바뀌어 이중의 악영향을 받는 교대근무자다. 나아가 야간에 3번, 주간에는 2번 근무하는 식으로 근무조가 자주 바뀐다면 더 많은 문제에 노출된다.

주야간 교대근무가 가져오는 문제 중에는 갑작스럽게 잠에 빠져드는 발작수면이 있다. 2001년에는 발작수면 중에서도 교대근무자들이 겪는 증상을 따로 떼어내어, 교대근무수면장애shift work sleep disorder라는 진단명을 붙였을 정도로 공식적 질병으로 다루고 있다.[2]

고작 야간 근무 때문에 질병이 생긴다는 사실을 믿기 어려울지도 모른다. 심지어 우리는 커피 중독자가 아니던가? 그냥 근무 시간에 진한 커피를 좀 홀짝이면 얼마든지 헤쳐 나갈 수 있지 않을까?

결론부터 말하자면, 커피는 별 도움이 안 된다. 다중수면잠복기검사Multiple Sleep Latency Test, MSLT를 통해 교대근무수면장애가 있는 사람과 수면무호흡증이나 발작수면이 있는 사람을 비교해보았을 때, 교대근무 수면장애가 있는 사람이 훨씬 더 졸릴 때가 많았기 때문이다.

이 검사는 일단 환자를 하룻밤 동안 정상적으로 재운 뒤에 아침에 깨우면서 시작된다. 깨고 나서는 2시간 동안 잠을 자는 것을 빼고 무엇이든지 하도록 허용한다. 그리고 2시간의 활동이 끝나면 20분가량의 낮잠 시간을 갖도록 한다. 시간이 지나면 다시 환자를 깨워 2시간 동안 원하는 활동을 하라고 지시하고 또다시 20분가량의 낮잠을 자게 한다. 이를 하루 내내 계속 반복하면 대개 5번의 낮잠 시간이 주어지게 된다. 이와 같은 일련의 과정이 끝나고 총 수면 시간을 계산하는 것이 이 검사의 방법이다.

안타까운 사실은 교대근무의 여파는 치료가 쉽지 않다는 것이다. 의사들도 어떤 치료법이 좋은지를 놓고서도 저마다 견해가 다르고, 정확한 데이터 없이 결정을 내릴 때도 부지기수다.

그나마 의미 있는 자료는 2015년 핀란드 직업건강연구소에서 교대근무장애 치료에 쓰이는 약이 정말로 도움이 되는지 알아보았던 연구다. 이 연구에 따르면 멜라토닌은 야간 근무조인 사람들이 낮에 잘때 평균 수면 시간을 24분 늘려주긴 하지만, 더 빨리 잠들게 하는 효과는 없었다. 또 발작수면 치료에 사용되는 모다피닐과 아모다피닐 같은 자극제도 교대근무장애에는 오히려 각성도를 증가시킨다고 나왔다. 졸피뎀과 같은 수면제도 수면의 질이나 수행 능력 개선에 아무런 도움이 되지 않았다.[3] 이 연구는 교대근무장애를 치료하는 방식을 전반적으로 살펴본 사실상 최초의 사례라고 할 수 있고, 교대근무자를 위한 연구는 여전히 현재진행형이다.

KEY POINT

- 하루주기 리듬은 수면뿐 아니라 우리가 하는 거의 모든 활동을 관장한다.
- 건강한 하루주기 리듬을 갖고 싶다면 차이트게버, 즉 시간에 영향을 주는 모든 것들을 고려해야 한다. 규칙적인 식사 시간, 운동, 충분한 햇빛 쬐기 등이 그것이다.
- 하루주기 리듬 장애를 일으키는 대표적인 원인으로는 비행시차와 교대근무를 꼽을 수 있다.

자, 여기까지 왔다면 당신의 수면 문제에 정면으로 맞설 모든 준비가 끝났다. 더 이상 잘못된 속설과 믿음, 두려움에 휘둘리지 말자. 잠에 관한 지식을 충분히 쌓았으니 이제 달콤한 밤잠으로 가는 일만 남았다.

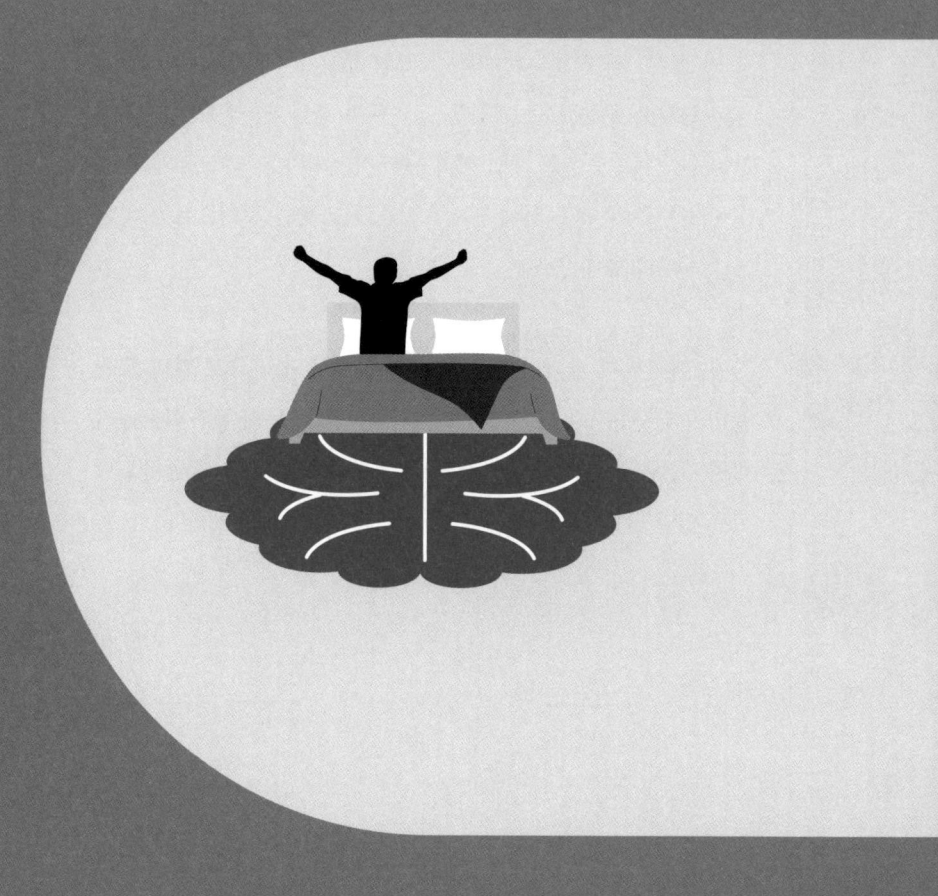

2부

너무 졸려 vs 너무 잠이 안 와

나의 수면 문제
정확히 진단하기

여기까지 읽었다면 수면 고등교육 수료증을 받은 것이나 마찬가지다. 자랑스럽게 여기기를. 매일 밤 잠자리에 들 때 이를 되새기면서, 자신이 잠잘 때 실제로 어떤 일이 일어나는지를 떠올려보자. 이 지식을 지금 겪고 있는 수면 문제를 해결하는 데 사용할 수도 있다. 필요한 지식은 다 알았으니, 문제를 바로잡는 것도 어렵지 않을 것이다.

이제 본격적으로 수면 문제를 살펴보자. 수면 문제는 크게 두 범주로 나눌 수 있다. 잠을 충분히 못 자는 문제와 너무 졸리다고 느끼는 문제다.

내 진료실을 방문하는 모든 환자는 본질적으로 이 두 범주 중 하나

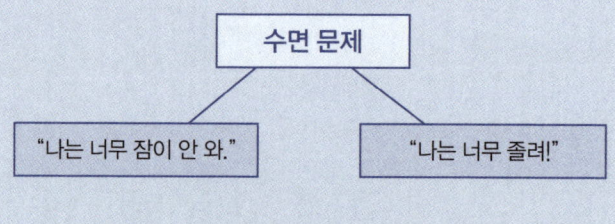

수면 문제의 두 가지 양상

에 속한다. 이 두 범주를 더 자세히 살펴보자.

밤을 뜬눈으로 지새운다면

책을 여기까지 읽었다면 "잘 수 없다"라고 생각하는 사람도 실제로는 잠을 자고, 단지 만족스러운 수면을 경험하지 못하는 것뿐이라는 사실을 이해했을 것이다. 그렇다면 왜 만족스러운 수면을 경험하지 못하는 것일까? 그 이유를 알아내려면 먼저 자신의 수면 위생을 점검해야 한다. 잠을 자기에 좋지 않은 환경이라면 더 나은 수면 환경을 조성해야 하고, 적절한 루틴을 만들어야 한다. 그 방법은 8장에서 안내할 것이다.

하지만 수면 위생 개선만으로 충분하지 않을 때도 있다. 그때는 잠들기 어렵다거나 수면이 부족하다는 느낌 자체가 더 큰 걸림돌이다. 이것을 우리는 흔히 불면증이라고 부른다. 누구나 그 시기가 짧든 길든 간에 한번쯤은 불면증을 겪는다. 잠들기 어렵고, 시시때때로 깨고, 중간에 깨서 잠에 들지 못하고, 알람 시간보다 눈이 더 빨리 떠지는 등의 모든 증상이 불면증에 속한다. 9장에서는 이처럼 다양한 불면증의 증상과 원인에 대해서 알아보고 해결책까지 제시할 것이다.

한편 불면증을 도무지 벗어날 수 없는 감옥처럼 느끼는, 아주 심한 증상을 앓는 이들도 있다. 앞선 증상이 단순 불면증이었다면 10장에서 소개하는 불면증은 심한 불면증이다. 만성이 된 불면증의 위험성을 논하고자 한다.

수면 문제에서 빠뜨릴 수 없는 수면제 이야기는 11장에서 할 것이다. 수면제 산업은 미국 문화 내에서 성장을 거듭해왔다. 그 결과 현재 미국에는 수면제로 불면증을 쉽게 치료할 수 있다고 여기는 이들뿐 아니라, 수면제가 있어야만 잠을 잘 수 있다고 공공연히 말하는 이들이 엄청나게 많다. 수면제의 기원부터 현재의 이용 양상, 복용에 따른 위험까지 살펴볼 것이다.

12장에서는 잠시 한 걸음 물러나서 숙면을 이끄는 수면 시간표 짜는 법을 알려줄 것이다. 잠을 제대로 자지 못하는 사람에게 필요한 것은 '잠드는 능력'이 아니다. 비현실적으로 잡은 수면 시간을 조정하기만 해도 수면의 질은 올라간다. 더불어 시도 때도 없이 졸리다고 말하는 사람들의 잘못된 수면 시간표도 다룬다. 여기에서는 교대근무자를 위한 수면 시간표 조언도 할 것이다.

시도 때도 없이 졸리다면

잠을 충분히 자지 못하거나 수면의 질이 낮으면 하품을 달고 살고 항상 졸음에 시달린다. 만약 당신이 이 경우에 속한다면 낮잠을 가장 먼저 점검해보아야 한다. 낮잠은 수면에 도움을 주기도 하지만 한편으로는 방해가 되기도 한다. 이를 13장에서 자세히 다룬다.

14장에서는 수면 문제를 호소하는 이들의 증상 중에서 가장 큰 비중을 차지하는 수면무호흡증을 살펴본다. 하지불안증후군, 발작수면 등 낮 시간에 졸음을 유발하는 다른 질병은 15장에서 다룬다.

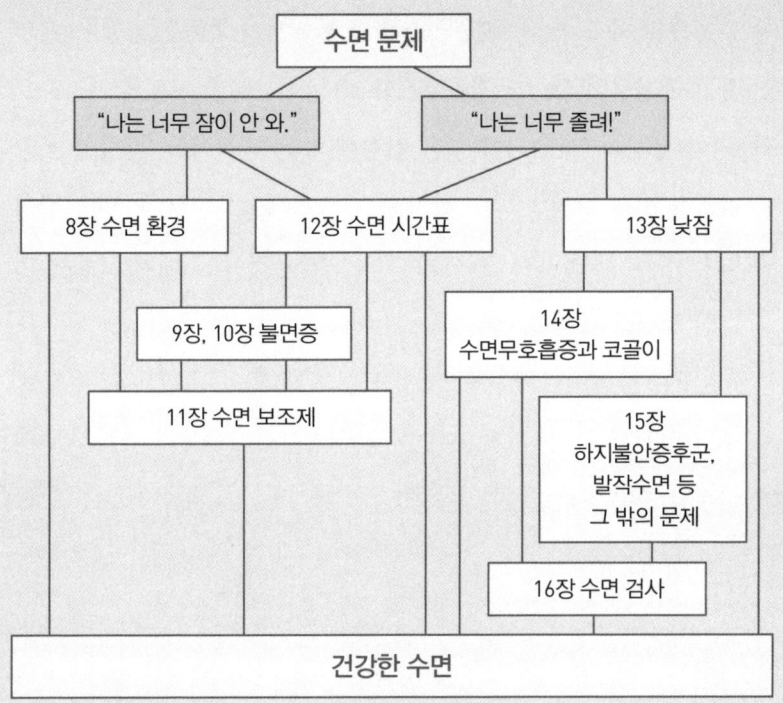

수면 문제 해결하기 로드맵

마지막 16장에서는 수면 검사가 필요한 이유와 절차부터 결과지를 읽는 법까지 구체적으로 안내할 것이다. 두려워할 필요 없다. 수면 검사는 당신의 문제를 해결할 가장 정확한 출발점이 된다. 그리고 언제나 시작이 반이다.

이해하기 쉽게 2부의 내용이 서로 어떻게 유기적으로 연결되어 있는지 시각화했다. 그림으로 표현한 로드맵을 참고하라.

2부에서는 종종 수면에 도움을 주는 제품이나 장치를 추천할 것이다. 이것들이 반드시 수면에 필요한 것은 아니지만 일부 사람들에게는 도움을 줄 수도 있기 때문이다. 다만 절대적인 의존은 금물이다. 당신은 그 물건들이 없어도 잠을 잘 수 있다. 이를테면 이렇게 생각해보라. 만약 당신이 "토르티야 칩은 건강에 좋은 간식이야. 거기에 소금과 라임을 살짝 뿌리면 더 맛있지"라고 말했다고 소금과 라임을 뿌리지 않은 칩은 절대 먹지 않는다는 뜻은 아닐 것이다. 배가 고프면 더욱 그럴 것이고 말이다.

추천하는 제품이나 장치는 없어도 문제가 없는, 수면에 조금 도움을 주고 그저 조금 잘 자게 해주는 것이라고 받아들여야 한다. 자, 이제 시작할 준비가 되었는가?

잘못된 수면 습관 고리 끊기

어떤 사람들은 특정 물건이 있어야만 잠을 잘 수 있다고 말한다. 백색 소음 발생기부터, 곰 인형, 수면 마스크, 블루라이트 차단 선글라스, 수면 안대, 수면제까지 다양하다. 그러나 당신은 잘못된 수면 습관의 고리를 끊어야 한다. 다음과 같은 상상으로 연습을 시작해보자.

당신은 느긋하게 휴가를 즐기기 위해서 카리브해 크루즈선을 탔다. 햇살 가득한 마이애미의 어느 항구에서 남대서양꿀잠호에 올랐다. 환상적인 뷰를 즐기며 저녁식사를 마치고 객실로 돌아오니, 아뿔사! 짐을 쌀 때 곰 인형을 깜빡했다. 곰 인형 없이 잠을 잔 게 언제인지 기억이 안 날 정도인데, 당신은 이때 어떻게 행동하겠는가?

1. 잠자리에 들면서 "괜찮아"라고 생각한다. 평소보다는 몇 분 더 늦었지만 편안하게 잠에 든다.
2. 곰 인형을 살 수도 빌릴 수도 없다는 생각에 점점 공황 상태에 빠진다. 이 여행 내내 거의 또는 전혀 잠을 못 잘 수도 있다는 생각이 들어 불안에 사로잡힌다. 과호흡 증세가 나타나는 것을 느끼면서 갑판으로 뛰어나가 돌아갈 방법을 필사적으로 찾는다.

이 이야기의 결말이 어땠으면 하는가? 언제나 1번이 되어야 할 것이다.

지금 누구와
어떻게 자고 있나요?

이 책을 여기까지 읽었다면 기본 훈련은 끝났다. 이제 실전 훈련을 할 차례다. 꽃무늬 이불과 온갖 기능성 베개의 전쟁터에서 이 지식을 시험해볼 준비가 되었는지?

수면 문제를 해결하려면 가장 먼저 수면 위생을 점검해야 한다. 설사 수면 위생을 바꾸어도 문제가 해결되지 않는다고 해도 낙심하지는 말기를 바란다. 수면 위생은 수면 문제의 가장 기초적인 해결책이기 때문에, 차근차근 단계를 밟아가며 다른 남은 문제도 해결해나가면 된다.

수면 위생이란, 수면을 최적화하기 위해 잠을 자는 환경, 잠과 관련된 행동 등을 제어하는 행위다. 적절한 침대와 잠옷 선택, 빛의 차단, 카페인이나 알코올의 섭취 제한 등이 바로 그것이다.

내가 만나온 환자들은 대체로 수면 위생에 관해 어느 정도 알고 있었다. TV 프로그램이나 신문기사에서 자주 다루어지는 주제이고, 조금만 인터넷을 검색해보아도 각종 권고안이 많기 때문이다.

"모든 방법을 다 써봤어요. 자기 전에 TV도 안 보고요, 퇴근하고 하던 운동도 아침으로 옮겼고요, 점심시간 이후에는 커피를 일절 입에 대지도 않아요."

그런데 환자들은 종종 익히 알고 있는 수면 위생을 모두 점검하고 바꾸었는데도 여전히 잠을 못 잔다고 호소한다. 과연 수면 위생이란 무엇일까?

나는 수면 위생을 큰 파티를 열기 전에 깨끗이 청소하고 정돈하는 일에 비유하고 싶다. 당신은 집을 쓸고 닦고, 치우고 정리하고, 때론 풍선이나 식기 같은 용품을 새로 살 것이다. 그렇게 준비를 마치고 나면 꽤 괜찮아 보일 것이다. 열심히 준비를 했으니 파티를 열면 모두 대성공을 거둘까? 결코 그렇지 않다. 파티의 성패는 얼마나 완벽하게 준비했는지와 상관없다. 파티 참석자는 누구인지, 파티 장소는 어디인지가 더욱 중요하기 때문이다. 즉, 수면 위생은 당연히 지켜야 할 기본적인 영역에 속한다는 뜻이다.

침실을 동굴처럼 만들자

첫 번째 수면 위생을 위해 제안하는 행동은 침실을 어둡게 하라는 것이다. 동굴처럼 컴컴하게 해야 한다. 눈에 빛이 보이지 않을 때만 멜라토닌이 당신을 졸리게 한다는 말을 기억하는가? 푹 자고 싶다면 빛을 남김없이 차단하라.

내가 초등학교 5학년 때 부모님은 집의 지하실에 침실을 만들었다.

지금 보면 건축법에 정면으로 위반될 만한 사항이다. 침실에는 창문이 아예 없었고, 벽은 벽지로 마감된 게 아니라 흙이 그대로 노출되어 있었으며, 출구는 침대에서 멀리 떨어져 있었다. 한마디로 여차 해서 불이라도 나면 아무것도 못하고 그냥 죽을 수밖에 없는 구조였다. 방은 아주 컴컴해서 한낮에도 더듬거리며 다녀야 할 지경이었다. 하지만 그 덕분에 다른 어느 곳보다 잠자기에 좋았다. 누군가 나를 찾으러 내려오는 사람이 없다면 배가 고파서 깰 때까지 세상 모르고 잘 수 있었다.

숙면에 좋은 방은 나의 유년 시절 지하 방과 같아야 한다. 칠흑 같은 어둠이 있어야 하는 것이다. 우리의 뇌는 마치 《워킹 데드》의 좀비 같아서 시계나 휴대전화, 문틈에서 나오는 희미한 빛까지도 포착한다. 휴대전화는 아예 끄거나, 멀리 떨어진 주방에 놓고 오거나 그것도 아니라면 시계를 안 보이게 돌려놓고 무언가로 덮어서 불빛을 완전히 가려야 한다. 당신이 잠에서 문득 깼을 때 오전 3시 15분인 것을 알아야 할 이유는 없다. 태블릿, 노트북 등 모든 전자기기도 마찬가지다.

TV도 비슷하다. 아니 더 나쁘다. 강한 빛을 내뿜을 뿐 아니라 소음까지 발산하기 때문이다. TV처럼 커다란 광원이 어쩌다 침실까지 침투했을까? 마치 거실에 변기를 놓은 꼴이다. 설사 TV의 소음을 백색소음으로 여겨 TV를 보면서 잠드는 데 익숙해졌더라도 이는 좋은 징조가 아니다. TV를 틀어놓지 않으면 잠을 자지 못하게 된다.

나는 강연을 할 때마다 청중에게 묻는다.

"밤새 TV를 켜고 주무시는 분 있나요?"

내 경험에 따르면 보통 25명에서 1명꼴로 TV를 켜고 잠든다. 그리

수면 동굴을 만드는 가장 쉬운 방법

1. 침실로 가서 커튼이나 블라인드를 치고, 문을 닫고 전등을 끄자.
2. 얼굴 앞에 두 손을 갖다 대자. 보이는가?

손이 보인다면 아직 빛을 충분히 가리지 못한 것이다. 더 컴컴하게 해야 한다. 안 보인다면 된 것이다. 이제 다시 전등을 켜자.
잠깐, 빛이라고는 전혀 없는 완전히 컴컴한 굴처럼 되었는데 어떻게 전등 스위치를 찾아서 불을 켰을까? 내게 설명할 필요 없다. 어딘가에서 스며드는 빛이 있다는 뜻이니 찾아서 없애기를.

고 "그래야 편해요", "TV 소리가 백색 소음처럼 느껴져서 잠이 잘 오거든요"라는 말이 뒤따른다. 침실은 컴컴하고 조용해야 가장 좋다. TV는 이 두 가지 요소를 모두 망치는 원흉이다.

그럼에도 TV를 보면서 잠들어야 깊이 잠든다는 이들에게는 한 가지 연구 결과를 소개하고자 한다. 잠든 상태에서도 단어가 계속 들리면 머릿속에서 들은 단어를 분류하는 작업이 진행된다는 것이다.[1] 뇌는 잠을 잘 때 노폐물을 제거하고 회복하는데, 다른 일을 하느라 전혀 그럴 수 없다는 뜻이다. 부디 TV를 꺼라. 드라마 대사와 CM송을 자는 동안 들어야 할 이유는 없다.

특히 교대근무 등으로 낮에 잠을 자야 하는 사람이라면 빛을 차단하는 일이 더욱 중요하다. 빛을 완전히 없앨 수 없다면 안대를 이용해서 눈에 들어오는 빛을 모두 차단하자. 평소 사용해보고 괜찮게 여긴 제품이 있다면 여러 개를 사서 여행 가방에도 꼭 넣어두라. 안대는 작

> **블루라이트 차단하기**
>
> 밤에 노트북이나 휴대전화를 꼭 써야 한다면 블루라이트 차단앱을 설치하자. 설치가 귀찮을 뿐이지 대부분 무료로 다운받을 수 있다. 액정에 블루라이트 차단 필름을 붙이거나 블루라이트 차단 안경을 쓰는 것도 방법이다. 그것도 아니라면 손가락만 두세 번 움직이는 방법도 있다. 요즘 휴대전화에는 대부분 블루라이트 차단 기능이 탑재되어 있기 때문이다. 디스플레이 설정으로 들어가서 '편안하게 화면 보기', '나이트 시프트'와 같은 버튼을 터치하기만 하면 된다.

고 가벼워서 휴대하기에도 좋고, 만약 당신이 남대서양꿀잠호라는 크루즈선을 탔을 때 깜빡했더라도 다른 물건으로 대체하기도 쉽다. 수건으로 눈을 가려도 되고 그것도 없다면 팔로 눈을 가려도 된다.

정리하면 희미한 불빛이라도 당신의 수면에 큰 위협이 된다. 또한 잠자기 전에는 되도록 휴대전화나 전자기기를 사용하지 않는 것이 좋다. 하버드 의과대학의 수면 전문가 찰스 체이슬러는 2015년, 밤에 잠자기 전에 전자책을 읽은 사람이 간접 조명 아래에서 종이책을 읽은 사람보다 잠드는 데 평균 10분이 더 걸렸다는 연구 결과를 내놓았다. 뿐만 아니라 렘 수면 시간도 더 짧았다.[2] 저녁 늦게까지 빛에 노출되면 하루주기 리듬과 수면에 부정적인 영향이 미칠 수 있는 것이다. 전자기기를 써야 한다면 블루라이트를 차단하는 기능을 사용하거나 블루라이트 차단 안경을 쓰자. 잘 시간이 가까워지면 실내 조명도 어스름하게 유지해야 한다.

나에게 딱 맞는 침구와 잠옷을 준비하자

두 번째로 정비해야 할 것은 매트리스와 이불, 베개 등의 침구다. 환자들은 종종 어떤 매트리스를 써야 좋은지 묻는데, 이에 일괄적으로 답변하기는 어렵다. 사람마다 편안하게 느끼는 정도가 다르기 때문이다. 나는 단단한 매트리스를 선호하지만, 부드러운 것을 편안하게 느끼는 이들도 있다. 혹은 물침대처럼 더 물컹한 느낌을 좋아하는 이들도 있다. 게다가 배트맨처럼 거꾸로 매달려야 잠이 오는 특이 성향도 있을 것이다. 때문에 자기가 편안하게 느끼는 매트리스를 선택하는 게 좋다. 눕기만 하면 꿀잠을 잘 수 있을 것처럼 광고하는 침구에 혹하여 쓸데없는 돈을 쓰지 말고, 자신의 느낌을 믿는 게 중요하다. 현란한 기능보다 내가 느끼는 편안함이 제일 중요하다.

침구도 중요하다. 기껏 편안한 침대를 사 놓고 거슬리는 이불을 덮는 것만큼 웃긴 일도 없다. 매트리스뿐 아니라 이불도 신경 써야 한다. 가늘고 부드러운 천으로 만든 이불이나, 아늑한 캐시미어 담요 혹은 거위 솜털 이불처럼 값이 좀 나가도 가볍고 포근한 이불을 구입하자. 물론 무거운 이불을 덮고 자야 안정감을 느끼는 사람도 있을 테니 무엇보다 자기 취향을 가장 우선적으로 고려해야 한다.

만약 밤에 유달리 춥다고 느끼는 편이라면 가볍고 따뜻한 원단으로 알려진 플란넬 소재 이불을 권한다. 반대로 더위를 많이 타는 편이라면 통기성이 좋아 땀이 잘 빠져나갈 수 있는 레이온 소재 이불을 권한다. 평소 유지하는 실내 온도나 기초 체온에 따라 선호하는 침구가 달라질 것이다.

> **나에게 딱 맞는 이불 찾기**
>
> 침구의 소재는 다양하다. 그중에서 세균이나 집먼지진드기 번식을 억제하는 기능성 원단을 쓰는 침구는 습기 배출 기능이 뛰어나고 약간의 냉감이 있다. 알레르기가 있거나 더위를 많이 타는 경우에 추천한다. 다만 바스락거리는 소재의 특성 때문에 소리에 예민한 사람에게는 권하지 않는다. 계절에 따라 침구를 바꾸는 번거로움을 덜고 싶다면 칠리패드ChiliPad를 추천한다. 매트 속 작은 관을 통해 물이 순환되면서 온도가 조절되는 수냉식 매트다. 매트를 절반으로 나누어 좌우 온도가 따로 조절되는 제품도 있다.

베개는 침구보다 조금 더 신중하게 골라야 한다. 어릴 때부터 쓴 베개를 성인이 되어서도 별생각 없이 쓰는 경우가 많은데, 시간을 들여 자신에게 가장 잘 맞는 베개를 찾아보길 권한다.

이 베개, 저 베개를 며칠 씩 사용해보고 가장 마음에 드는 것을 고르는 실험을 해보자. 베개의 속재료는 털, 솜, 메밀, 메모리폼, 마이크로파이버까지 다양하다. 원하는 두께로 속을 채울 수 있도록 라텍스 조각을 넣을 수 있는 베개도 있다. 메모리폼 베개는 목과 척추를 받치는 데 좋지만, 열을 가두는 성질이 있어 더위에 민감한 사람에게는 적당하지 않다. 거위털 베개는 가볍고 부드럽지만 시간이 흐를수록 납작해진다는 단점이 있다. 또 알레르기가 있다면 좋은 선택지가 아니다.

잠옷도 침구처럼 편안해야 한다. 잠자리에 들 때는 너무 껴입기보다는 가볍게 입는 편을 추천한다. 몸을 갑갑하게 하지 말고 차라리 추우면 이불을 더 덮는 편이 좋다.

침구가 다 개비되었다면 마지막으로 침실의 벽시계를 조용한 시계로 바꾸자. 요즘에는 무소음 벽시계를 쉽게 구할 수 있다. LED시계는 불빛이 너무 세서 권하지 않는다. 자다가 몇 시인지 확인하는 일은 하지 말길. 밤에 깨서 잠깐 화장실을 가는 정도는 괜찮지만, 시간을 확인하는 행동은 불안을 가져온다. 만약 알람이 울리기 전에 깼다면 시계를 보지 말고 아직 잘 시간이라고 생각하고 다시 잠을 청하자.

여기까지 잘 따라왔다면 당신이 만든 수면 동굴은 꽤 괜찮을 것이다. 새로운 매트리스와 이불, 완벽한 베개도 준비했고, 불빛이 없는 조용한 시계도 있고, 부드럽고 편안한 잠옷도 입었다. 기분이 어떤가? 너무나 흡족해서 잠에 대한 기대감이 차오르지 않는가? 그렇다면 더할 나위 없이 좋다. 때론 침실을 생각할 때 따라오는 부정적인 감정이 수면의 가장 큰 장애물이 되기 때문이다.

감정을 과소평가해서는 절대 안 된다. 학대 성향의 아버지 아래서 자란 아이를 상상해보자. 아버지가 늘 집에 돌아오면 스트레스와 분노를 쏟아내는 험악한 말을 내뱉었다고 해보자. 그 아이는 성인이 되어 독립한 지 오래되었더라도 본가를 방문하면 어릴 때의 감정이 왈칵 밀려들 것이다. 아버지가 이미 세상을 떠났어도 마찬가지다. 침실도 다를 바 없다는 뜻이다. 내가 쉴 수 있는 안식처라는 안도감이 들어야 한다.

더 적극적으로 침실 전체를 새로 꾸며도 좋다. 벽을 깨끗하게 새로 칠하는 것도 방법이다. 개개인의 취향에 따라 적당한 색은 다르겠지만, 일반적으로 따뜻한 색에도 차가운 색에도 속하지 않는 초록색, 회색, 갈색 등 중성색 계열로 칠하면 수면에 도움이 된다. 다만 아무리 개인 취향이라고 해도 흥분을 불러일으킬 수 있는 샛노란색이나 새빨

간색은 피해야 한다. 나아가 가능하다면 주위 공간을 자연친화적으로 꾸며보는 것도 좋다. 2015년 학술지 『예방의학』에는 인간이 녹지와 자연이 있는 곳에 더 잠을 잘 잔다는 연구 결과가 실렸다. 특히 남성이 더욱 잘 잤다.[3]

때로는 혼자 잘 필요도 있다

만약 당신이 누군가와 함께 산다면 아직 해결해야 할 문제가 남았다. 바로 함께 잠을 자는 사람 말이다. 배우자 외에 아이와 반려동물까지 있다고? 그렇다면 상황은 더 까다롭다.

잠자리를 함께하는 배우자가 수면에 문제를 불러오는 일은 적지 않다. 심한 코골이를 하거나, 잠버릇이 심해서 자다가 발길질을 하기도 한다. 같은 이불을 덮는다면 이불을 둘둘 말고 자는 습관 때문에 당신을 새벽에 오돌오돌 떨게 만들기도 한다. 혹은 알람을 너무 이른 시간으로 설정해서 원치 않는 시간에 눈이 떠지게 할 수도 있다. 또는 자는 시간이 달라서 당신이 잠을 청하려고 할 때 불을 환하게 켜고 책을 읽을지도 모른다.

이와 같이 수면의 리듬을 엉망으로 만드는 상황이 계속된다면 당신은 아마 다음과 같은 선택지 중 하나를 선택할 것이다.

1. 힘들긴 하지만 할 수 있는 일이 없다고 생각하고 아무것도 하지 않고 문제를 덮어둔다. 상황은 점점 악화되어 당신은 피곤과 짜증이

극에 달한다.

2. 당신을 잠 못 들게 하는 배우자의 코골이, 발차기, 이갈이, 머리 쥐어뜯기, 이불 채가기, 잠꼬대, 신음, 비명, 꿈과 관련된 행동 등을 의사에게 상담받도록 설득한다.
3. 따로 잔다.
    1) 아예 각방을 쓴다.
    2) 필요한 날만 따로 잔다. 이를테면 나는 당직을 하거나 운동을 하러 일찍 일어나야 하는 날이면, 아내를 깨우지 않기 위해 다른 방에서 잔다.

수면 전문의로서 나는 아무것도 안 한다는 선택지를 도저히 용납할 수 없다. 잠을 잘 때 특정 행동을 반복한다는 것은 함께 자는 사람의 수면을 방해할 뿐 아니라 그 사람 자신의 건강에도 심각한 위험 신호이기 때문이다. 나는 강력하게 2번 선택지를 추천한다. 배우자를 설득할 수 있다면 의사를 찾아가는 것이 최선의 해결책이다. 하지만 배우자가 고집을 부려서 도저히 병원으로 데려갈 수 없고, 당신은 계속해서 제대로 자지 못한다면 남은 것은 3번뿐이다.

말을 꺼내기가 어렵다면 이렇게 생각해보자. 만약 등산할 때 물병을 하나만 들고 간다면 부부는 그 물을 함께 마실 것이다. 한 사람만 물을 마시고 다른 한 사람은 갈증에 시달리는 상황이 일반적인 상황일까? 수면 상황도 이와 다르지 않다. 왜 한 명만 잠을 독차지하고 다른 한 명은 잠을 설쳐야 하는가? 다만 이때 의사소통은 매우 주의해서 해야 한다. 그렇지 않으면 문제 해결은커녕 서로 기분만 상하고 끝나기도 한다.

나는 진료실에서 때로는 부부가 따로 자는 것도 좋다고 설득하느라 상당한 시간을 보낸다. 환자들의 이해를 돕기 위해 나는 이것을 "잠휴가sleepcation"라고 설명한다. 비용은 전혀 들지 않지만 휴가와 마찬가지로 기존의 수면 환경, 즉 수면 동반자에게서 벗어나 지친 심신을 재충전할 수 있게 해주기 때문이다.

설득이 되어 따로 자기로 결심한 부부에게는 여러 가지 대안을 제시한다. 같이 누워 있다가 불을 끄면 서로 다른 방으로 들어가는 방법부터 따로 자는 날을 정해두어 밤마다 어디에서 잘지 정하면서 미안함을 느끼지 않는 방법까지 다양하다. 정답은 없기 때문에, 시험 삼아 일정 기간을 정해 여러 가지 방법을 적용해보면서 문제를 해결하면 된다. 그렇게 하다 보면 어떤 경우에는 배우자의 수면 습관이 문제가 아니라 실은 자신의 수면 습관이 문제였다는 것을 발견할 때도 있다.

이런 방법은 함께 자는 반려동물에게도 적용할 수 있다. 나는 반려동물을 침실에 들이지 않는 편이 낫다고 생각한다. 물론 반려동물과 함께 자면서도 숙면을 취할 수 있다면 괜찮다. 하지만 수면에 문제가 있는데 혹시나 반려동물 때문일까 하는 의구심이 조금이라도 든다면, 반려동물은 침실 밖으로 내보내야 한다.

물론 내 환자 중에는 반려동물과 함께 잠을 자서 오히려 수면 건강을 챙긴 경우도 드물지만 있다. 폐쇄수면무호흡증을 진단받은 환자였는데, 처음 내원했을 때는 개가 밤에 자꾸 자기를 깨운다면서 투덜거렸다. 잘 자고 있는데 개가 얼굴을 핥는 바람에 잠에서 깬다는 것이다. 그런데 그 환자가 치료를 마치고 난 뒤에는 더 이상 개가 밤에 얼굴을 핥는 일은 없었다. 나는 이 현상을 "래시 효과$_{Lassie\ effect}$"(팔려간 개 래시가 탈출해서 가족에게 돌아온다는 영화《래시》에서 따온 말-옮긴이)라고 부른다. 개가 주인이 숨이 막혀서 컥컥거리는 것을 알아차리고 주인을 깨우려고 그런 행동을 한다고 믿기 때문이다. 반면 애석하게도 고양이를 기르는 사람에게서는 이런 사례를 들은 적이 없다.

코를 고는 배우자도 내보내고 개도 내보냈지만, 침대에서 내보내야 할 사람이 더 있을 수도 있다. 맞다, 아이들이다. 가족이 함께 침대를 쓰는 문제는 늘 열띤 논쟁거리다. 그중에서 나는 반대하는 쪽이다. 잠을 따로 자면 부모의 잠을 지켜줄 뿐 아니라 아이가 스스로 잠드는 능력까지 키워주기 때문이다. 아이가 흔들 침대, 공갈젖꼭지, 담요, 인형, 야간 조명 등에 의지해서 잠들지 않아야 한다는 의미다. 나아가 아이가 어렸을 때는 부모로 인한 질식사의 위험까지 있다. 실제로 나의 아주 가까운 지인이 겪은 일이니 자신에게는 그런 일이 일어날 리 없다고 장담하지 말기를 바란다.

수면을 방해하는 기호식품들

이제는 우리가 깨어 있을 때 하는 행동 중에서 식습관에 대해 이야기해볼까 한다. 그중에서도 가장 먼저 음주와 흡연, 커피를 짚고 넘어가자.

담배는 기본적으로 기호식품이다. 사람 몸에 필요한 영양소가 들어 있어 꼭 먹어야 하는 것은 아니지만, 독특한 향기나 맛 따위가 있어 즐기고 좋아하는 식품이라는 것이다. 그런데 니코틴에는 각성 효과가 있어서 수면의 질을 악화시킨다. 때문에 잠잘 무렵에 담배를 피우거나 침대에서 피운다면 당장 그만두기를 권한다. 놀랍게도 2005년에 캐나다에서 흡연자들을 대상으로 최근 1년간 담배를 피우다가 잠든 적이 있냐고 물었을 때, 그렇다고 답한 사람이 24퍼센트에 달했다는 조사도 있다. 담배를 끊고 싶다면 의사, 가족, 친구에게 도움을 청하자. 차라리 수면에 해를 입히지 않고 지갑도 비우지 않는, 손가락 관절 꺾기나 손톱 물어뜯기 같은 나쁜 습관을 택하는 게 훨씬 낫다. 나는 흡연 전문가가 아니니 내가 할 수 있는 조언은 여기까지다.

또 다른 기호식품인 커피도 니코틴과 똑같은 자극제다. 수면에 도움이 안 된다. 2013년 헨리포드병원 수면센터의 연구자 톰 로스는 잠자기 6시간 전에 섭취한 카페인이 수면 시간을 1시간까지도 줄일 수 있다는 연구 결과를 내놓았다.[4] 다만 이 연구 결과에서 주의할 점은, 실험에 참가한 사람들이 카페인 때문에 잠이 줄었다는 사실 자체를 알아차리지 못했을 가능성도 있다는 점이다. 즉 누군가는 저녁에 커피를 마셔도 수면에 아무런 영향이 없다고 생각하기도 하는데, 이것이 착각일 수도 있다는 뜻이다. 수면에 문제가 있다면 커피를 끊거나 마시는 양을 줄여야 한다. 특히 잠잘 시간이 가까운 저녁에는 마시지 않는 것이 좋다. 커피에는 이뇨 작용까지 있어 자다가 일어나 화장실을 가고 싶게 만들기도 한다. 단번에 끊기 어렵다면 서서히 줄여도 된다. 아뿔싸, 직장이 스타벅스라고? 그렇다면 디카페인 음료로 바꾸는 것부터 시작해도 좋다. 당신은 생각보다 강하다.

술도 수면에 독이다. 밤에 화장실을 들락거리게 만들고 수면의 질을 나쁘게 한다. 만약 코골이와 수면무호흡증이 있다면 문제를 더욱 악화시키는 것은 물론이다. 흔히 수면에 도움이 된다고 믿고 먹는 대부분의 것들이 그렇듯이, 알코올 역시 진정 효과는 있지만 반드시 수면을 돕는다고 말하기는 힘들다. 그럼에도 알코올은 미국에서 여전히 최고의 수면 보조제로 대우받고 있다. 그 이유는 무엇일까?

1. **알코올은 구하기 쉽다.** 돈과 신분증만 있으면 처방전 없이도 필요한 만큼 알코올을 살 수 있다. 처방전을 발급받기 위해 병원을 찾아가면 비용도 시간도 상당히 투자해야 한다. 수면제 하나 처방받겠다고 병원 대기실에서 한참을 기다리고 싶지는 않을 것이다.

2. **알코올은 진정 작용을 일으킨다.** 많은 이들이 드러눕자마자 곯아떨어지는 것을 숙면이라고 착각한다. 알코올은 그렇게 해줄 수 있고, 실제로 더 빨리 잠들게 해준다. 그러나 잠을 더 자게 해주거나, 다음 날 몸 상태를 끌어올려주지는 않는다. 빨리 잠들지만 푹 자지 못하는 것과 조금 늦게 자더라도 제대로 자는 것 중에 어느 쪽이 더 나을까? 질문할 필요도 없다.

3. **알코올은 기억상실증을 유발한다.** 보통 잠든 뒤부터 깨어나기 전까지 아무 기억도 없다는 점을 숙면의 기준으로 삼을 때가 많다. 알코올은 거기에 도움을 줄 수 있다. 이를 "일시적 기억상실$_{blackout}$"이라고도 부르는데, 분명 내일 아침에 있을 발표를 완벽하게 해내는 데는 전혀 도움이 되지 않을 것이다. 차라리 밤샘을 하는 편이 더 낫다!

물론 알코올이 밤잠의 전반기에 나타나는 깊은 수면을 늘린다는 연구 결과도 있다. 하지만 알코올 대사가 이루어지면서 밤잠의 후반기에 리듬을 엉망으로 만든다는 점은 논란의 여지 없이 분명하다.

만약 당신이 술을 잔뜩 퍼마시고 4~6시간 자다가 일어났는데 더 이상 잠을 이루지 못한다면 어떨까? 멋진 카리브해 크루즈선을 타서 신나했는데, 새벽에 좌초되어 배가 가라앉는 상황과 다를 바가 없다. 크루즈 항해 전반부가 좋았다고 해서 침몰이라는 결말은 충분히 보상되지 않는다. 알코올의 함정에 빠지지 않기를 바란다.

내 진료실을 찾는 환자들은 으레 이렇게 묻는다.

"수면에 아무런 영향이 없으려면 담배를 몇 개비까지 피울 수 있나요?"

"아침에 마시는 커피는 괜찮나요?"

"밤에 와인 두 잔쯤은 괜찮겠죠?"

아마 당신도 같은 질문을 하고 싶을 것이다. 안타깝게도 과학적 증거를 토대로 명확하게 답하기는 어렵지만, 합리적인 선에서 이렇게 말할 수는 있다. 평소 잠을 푹 잤다는 느낌을 받고, 낮에도 졸리지 않는 등 수면의 질이 아주 좋다면 밤에 와인 한 잔 정도는 괜찮다. 다만 스스로 푹 잤다는 생각 자체가 오류일 수 있다는 사실은 잊지 말아야 한다. 따라서 자신감에 차서 바로 밤에 와인을 마시는 대신, 실험 정신을 바탕으로 2주간 와인을 마시지 말고 수면 상태와 직장에서 졸린 정도를 유심히 관찰해보길 권한다. 스마트워치를 찬다면 실험 전후 수면의 질을 좀 더 쉽게 비교해볼 수 있다. 두 평균 측정값 사이에 아무런 변화가 없다면 한 잔의 와인쯤은 허용한다.

숙면에 좋은 식습관

커피와 담배, 술과 같은 기호식품을 끊고 나서 더 적극적으로 수면을 개선하고 싶다면 식습관을 바꾸길 권한다. 밤잠을 자기 얼마 전까지 저녁식사를 마쳐야 하는지 알려주는 연구 결과는 없지만, 전미수면재단은 잠들기 2~3시간 전부터는 아무것도 먹지 말기를 권한다. 위식도역류나 소화불량으로 인한 수면 방해를 막을 수 있다. 또한 고지방, 고단백 음식은 소화에 많은 에너지가 소모되어 저녁식사로 추천하지 않는다. 특히 단백질 함량이 많은 음식은 각성 효과를 내는 도파민 합성을 촉진할 수 있으므로 피하자. 소화가 잘되는 복합탄수화물을 섭취하길 권한다.

저녁식사를 마치고 난 뒤에도 출출해서 무언가를 먹고 싶다면 달달한 아이스크림이나 과자 대신 말린 과일이나 바나나를 소량 먹도록 하자. 단순 탄수화물을 잔뜩 먹으면 갑자기 혈당이 치솟고 인슐린 수치가 급증한다. 2007년 시드니 대학교의 건강학부 교수 친 모이 차우는 혈당 지수가 높은 식사는 잠자기 4시간 전에 마무리했을 때 가장 효과가 좋다는 연구 결과를 내놓기도 했다.[5] 멜라토닌이 다량 함유된 식품을 먹는 것도 좋다. 호두와 타트체리 같은 것들이다. 멜라토닌의 구성 단위인 트립토판이 함유된 병아리콩도 좋고, 마그네슘이 풍부한 아몬드, 칼슘이 풍부한 우유나 케일주스도 우리 몸의 이완을 유도해서 추천한다. 따뜻한 캐모마일 차와 시계꽃 차도 신경을 안정시킨다고 알려져 있다. 쥐오줌풀 뿌리가 함유된 차도 비슷한 효과를 낸다. 꿀에도 트립토판 성분이 있으니 따뜻한 물에 타서 차로 마셔보자.

수면 개선에 도움을 주는 이와 같은 식품을 얼마나 먹어야 하는지 궁금할 것이다. 정확히 얼마나 먹어야 하는지에 대한 명확한 권고안은 없지만, 나는 허기가 가실 정도로만 먹길 권하고 있다. 더 좋은 방법은 꼭 필요할 때만 먹는 것이다. 수면에 도움을 주는 음식도 결국은 수면 증진제에 불과하다. 캐모마일 차나 타트체리를 먹지 않으면 잠들기 어려워지는 지경에 이르지 않아야 한다. 가끔 쥐오줌풀 뿌리 차를 마시는 것은 괜찮지만 매일 밤 쥐오줌풀 뿌리 영양제를 먹고 자면 안 된다는 뜻이다. 이것들 역시 필수품이 아니라 하나의 대안으로 생각하자.

바람직한 수면 루틴 만들기

당신은 이제 침실도 잘 꾸몄고, 누구와 함께 잘지도 정했고, 자기 전에 습관적으로 마시던 와인도 끊었다. 그렇다면 자기 전 한 잔 하던 습관 대신 푹 자는 데 도움이 되는 수면 루틴을 만들어보면 어떨까? 성인이 된 우리는 수면 루틴이 있는 경우가 많지 않지만, 우리가 아기였을 때는 모두 나름의 수면 루틴을 가지고 있었다!

- 저녁식사 하기
- 거품 목욕하기
- 머리 말리고 잠옷 입기
- 쉬하기

- 이불 속에 들어가서 아빠가 읽어주는 동화책 3권 듣기. 마지막 책은 언제나 『잘 자요 달님』.
- 엄마의 토닥토닥 손길 느끼기
- 자장가 듣기. "달님한테 가요. 햇님한테 가요. 은하 끝까지 가요. 무한까지 가요."
- 불 끄기

아기는 잠들기 전에 수면 루틴을 따르는데, 왜 성인이 되어서는 이런 즐거움을 느끼지 않는 것일까? 게다가 루틴을 따르면 다음에 어떤 일이 일어날지 뇌가 예측 가능해서 몸은 더욱 잠들기 좋은 상태가 될 것이다.

수면 루틴은 꼭 잠들기 전에 하는 것만을 뜻하지 않는다. 아침에 규칙적으로 하는 운동도 수면 루틴이 될 수 있다. 운동은 하루 중 언제 해도 좋지만, 햇빛을 받으며 운동하면 잠자리에 들 때 더욱 긍정적인 효과를 얻을 수 있다. 햇빛은 멜라토닌을 억제해서 각성 상태를 고조시키고, 기분을 좋게 만드는 세로토닌을 분비시킨다.[6] 매일 아침 같은 시간에 운동하는 것은 뇌에게 "지금이 하루가 시작되는 시간이야"라고 각인시키는 효과를 낳는다. 그렇게 꾸준히 같은 시간에 일어나다 보면 알람이 없이도 눈이 떠지게 될 것이다. 그동안의 패턴으로 뇌가 하루 24시간의 활동을 예측하고 준비 태세를 갖추기 때문이다. 아침에 운동을 하기 어렵다면 저녁에 운동을 해야 할 텐데 이때는 격렬한 운동보다는 몸을 이완시키는 운동이 더 수면에 도움이 된다.

만약 당신이 온종일 강박처럼 해야 할 일을 생각하는 사람이라면 자기 전에 메모하는 습관을 들여보길 권한다. 노트에 마음속에 떠오르는 해야 할 일을 적는 것이다. 되도록 시간을 정해놓고, 떠오르는 무엇이든 간에 적는다. 다 적었으면 노트를 덮고 여기에 적지 못한 다른 해야 할 일은 무엇이 있는지 생각하지 말아야 한다. 아마 목록에 적은 일만 다 처리해도 다음 날은 아주 바쁠 것이다. 만약 노트를 덮는 것만으로는 생각을 몰아내기 힘들다면 노트를 상자에 넣고 열쇠로 잠그는 방법을 써보아도 좋다. 시각적인 효과를 누리는 것이다.

이것이 루틴으로 자리 잡으면 무슨 일을 해야 할지 떠올리느라 좀처럼 잠을 이루지 못하는 상태에서 벗어날 수 있다. 이 방법은 도저히 무시할 수 없을 정도로 큰 걱정거리를 가지고 있을 때도 효과가 있다. 물론 때로는 노트를 덮고 잠자리에 들었다가도 불을 다시 켜고 메모를 추가하기도 할 것이다. 그런 일이 잦다면 침대 옆에 특이한 물건을 두는 것도 좋다. 이를테면 잠의 수호신인 엘리야의 나무 조각상 같은 것 말이다. 무언가 중요한 생각 때문에 깬다면 노트를 쓰려고 불을 켜지 말고 그 물건을 집어서 바닥에 던지고 다시 자라. 다음 날 아침이면 조각상이 바닥에 굴러다니는 모습을 보고 "어라, 저게 왜 저기 있지? 아! 오늘 복권을 사기로 했었지!"라고 떠오를 것이다.

따뜻한 물로 목욕하기도 수면 루틴으로 추천한다. 잠자기 전에 따뜻한 물로 목욕해서 체온을 높이면, 자기 전까지 체열이 방출되면서 몸이 차가워지기 때문에 수면의 질이 향상된다. 수면과 온도는 우리가 생각하는 것보다 훨씬 더 밀접한 연관관계가 있다는 최근 연구 결과도 온수 목욕의 효과를 뒷받침한다.[7] 따뜻한 물로 목욕하기에 적당한 시간은 잠자리에 들기 1시간 전이다.

온수 목욕의 효과는 내가 직접 경험해보았다. 우연한 계기였는데, 아들이 아주 어릴 때였다. 아들은 킥보드를 타다가 무릎이 까졌다. 상처 부위에 소독을 하고 약을 발라야 했는데 아들은 간단한 알코올 소독 같은 치료도 받지 않겠다고 고집을 피웠다. 상처를 치료하지 않으면 큰 병원에 가서 아주 큰 주사를 맞아야 할지도 모른다고 겁을 주어도 요지부동이었다. 나는 상처를 몰래 치료하기로 했다. 아들이 목욕할 때 욕조에 함께 들어가서 해적 놀이를 해주는 척하면서 무릎 상처를 물로 깨끗이 닦아냈던 것이다. 문제는 상처가 나을 때까지 매일 밤 그 짓을 계속해야 했다는 점이다. 그런데 나는 그 주 내내 평소보다 더 일찍 곯아떨어졌다. 너무 일찍 잠들어서 아내가 "여보, 요즘 무슨 일 있어?"라고 물을 정도였다. 아들을 치료하느라 온수 목욕을 하는 바람에 평소보다 빨리 잠들었던 것이다.

정리하자면 성인의 이상적인 수면 루틴은 다음과 같다.

- 아침에 밝은 햇빛 아래서 운동하기.
- 각성을 촉진하는 단백질이 많이 든 음식으로 늘 같은 시간에 아침식사 하기.
- 같은 시간에 점심식사 하기.
- 적어도 잠자기 3시간 전에 저녁식사 마치기. 그 뒤에 간식을 먹어야 한다면 견과류나 말린 과일을 몇 알 먹기.
- 해 질 무렵에는 조도 조절 스위치를 쓰거나 전등을 꺼서 집 안의 밝기 낮추기.
- 저녁식사 뒤 1시간 동안 노트에 내일 해야 할 일을 쓰고, 다 적은

> **명상에 도움이 되는 제품**
>
> 마음을 진정시키는 데 도움을 주는 제품을 소개한다. 뇌파를 감지하는 뮤즈Muse라는 헤드밴드다. 뇌파에 따라 알맞은 소리를 제공하는데, 이를테면 뇌파가 안정적이면 새소리가 들리고, 뇌파가 불안정하면 빗소리가 들린다. 전혀 집중을 못 하면 폭우 소리가 들린다. 소리로 뇌의 활동 수준을 파악할 수 있어서 명상에 도움이 되고, 나아가 잠자리에 들 때 뇌를 효과적으로 '끌 수 있다'.

- 뒤 덮고 나서는 생각하지 않기.
- 양치질 하기.
- 잠들기 1시간 전에 온수 목욕하기.
- 가벼운 운동이나 명상하기.
- 졸릴 때까지 종이책 읽기.

혹시 "잠드는 데 20분이 넘게 걸린다면 차라리 일어나서 졸릴 때까지 차분한 활동을 하라"는 말을 들어보았을지도 모르겠다. 이 말에 그다지 이의를 제기하지는 않지만 몇 가지 행동 지침은 주고 싶다.

먼저 20분을 정확한 수치로 받아들이지는 않았으면 한다. 20분은 임의적인 숫자일 뿐이다. 가뜩이나 잠을 못 이루고 있는 사람에게 "앞으로 20분 안에 잠들어야 해. 그렇지 않으면…"이라는 새로운 수면 압력으로 변한다. 20분이라는 숫자 대신 자신의 몸에 주의를 기울이는 편이 좋다. 얼마 동안 누워 있어도 잠이 올 것 같지 않다면 다시 일어나도 괜찮다.

물론 원치 않는다면 반드시 일어날 필요도 없다. 내가 말하는 경우는 이불 안에서 잠들려고 애쓰느라 스트레스를 받을 때다. 신경이 날카로워지지 않는다면 그냥 느긋하게 누워 있는 편이 수면에 더 좋다. 누워서 꿈에 그리는 휴가 계획을 짜보라. 배우자를 위한 서프라이즈 이벤트를 계획해보는 것도 좋다. 자지 않고 그냥 누워 있다고 시간을 낭비하는 것은 결코 아니다. 만약 이처럼 머릿속으로 무언가를 계획해야 하는 일이 자주 일어난다면 당신이 너무 일찍 잠자리에 든다는 뜻이다. 잠에 드는 시간을 조금 늦추어보자.

수면 위생에 대해서 하고 싶은 말은 책 한 권을 써도 부족하지만, 수면 위생은 수면의 일부이긴 해도 핵심은 아니기에 여기까지 조언하며 마치겠다.

KEY POINT

- 잠자는 방은 컴컴해야 멜라토닌이 잘 분비된다. 모든 수단을 동원해서 한 줄기 빛도 남김없이 차단하라.
- 침실은 안도감이 드는 곳이어야 한다. 자신에게 편안함을 주는 완벽한 매트리스와 이불, 베개와 잠옷으로 바꾸는 일을 소홀히 하지 말라.
- 꼭 누군가와 함께 자야 할 필요는 없다. 잠버릇이 심한 배우자, 자녀, 반려동물과 함께 자는 것에 대해 다시 생각해보라.
- 담배, 커피, 술은 우리 몸을 각성시킨다. 수면에 도움이 되지 않는다.
- 잠자기 3시간 전에는 저녁식사를 마치자. 수면을 도와주는 음식에는 타트체리, 캐모마일, 따뜻한 우유, 꿀차 등이 있지만 이것은 필수품이 아닌 보조제에 불과하다. 궁극적으로 이것들 없이 깊은 잠에 들 수 있어야 한다.
- 잠을 잘 자는 사람은 아침부터 잠을 잘 자기 위해 노력한다. 아침 운동, 균형 잡힌 식사, 저녁에 따뜻한 물로 목욕하기, 메모, 명상 등 하루를 나만의 수면 루틴으로 채워보라.

카페인 섭취를 줄이고 침실의 불빛을 없애는 것만으로 수면 문제가 해결되면 최상이다. 하지만 그렇지 않다고 해도 괜찮다. 수면 문제는 대개 훨씬 더 완강하고 깊이 뿌리 박혀 있다. 이제 불면증에 더 깊이 있게 대처하는 법을 살펴보자.

단순 불면증일 때 뿌리를 뽑는 방법

앞의 장들을 건너뛰고 곧바로 이 장을 펼치지 않았기를 진심으로 바란다. 그랬다면 처음부터 다시 찬찬히 읽기를 권한다. 중요해서다. 읽을 시간은 충분하다. 걱정 마시라. 여기서 꼼짝하지 않고 기다릴 테니까.

불면증을 논하기 전에 알아두어야 할 중요한 사항이 하나 있다. 대개 그런 진단을 내리는 주체가 전적으로 환자 자신이라는 점이다. 좀 더 정확히 말하자면 의사가 검사를 거쳐 내린 진단이 아니다. 환자 스스로 불면증이 있다고 판단한 것이다.

진단을 100퍼센트 환자가 내리는 질병을 대보라. 내가 심장 전문의를 찾아가 이렇게 말한다면 어떻게 될까? "가슴이 아파요. 심장마비가 일어나고 있어요. 스텐트 넣어줘요."

불면증 치료는 객관적인 평가 자료 없이 시작하는 바람에 처음부터 어긋나는 사례가 많다. 앞서 6장에서 역설불면증을 앓았던, 실제로는 많이 자지만 스스로는 거의 잠을 못 잔다고 느끼는 환자를 떠올려보

자. 자신의 상태를 스스로 진단하고 단정하고 있는 상황에서("잠을 전혀 못 자요"), 그 환자에게 처방한 수면제는 과연 효과가 있을까?

잠을 못 자는 상태가 아닌데도 환자가 불면증이라는 용어를 사용하는 이유는 무엇일까? 간단하다. 자신의 수면이 마음에 들지 않기 때문이다. 수면이 마음에 안 든다고 해도 여전히 잠을 잘 수는 있다. 하는 일이 마음에 안 들어도 매일 출근하는 것과 마찬가지로 말이다.

우리는 불면증이 수면의 부재에서 비롯되는 것이 아님을 이해할 필요가 있다. 이때 의사의 역할은 문제를 재구성하고 재정의하는 것이다. 다만 재정의하는 과정이 환자의 고통을 경시하는 방향으로 나아가서는 안 된다. 역설불면증이라는 진단은 환자를 치료하지 않으려는 핑계가 아니다. 단지 환자의 수면 문제를 더 잘 파악해서 치료하려는 일련의 과정에 불과하다. 달리 말해 이전까지 잠을 못 잔다고 생각하던 환자가 실제로는 잠을 잔다는 사실을 깨닫게 되더라도 의사는 환자를 치료해야 한다. 환자가 잠을 자더라도 수면 때문에 진료실을 찾거나 관련 도서를 뒤적인다면 나름의 이유가 있는 것이다. 잠을 자지 못한다고 느끼는 이유가 궁금할 수도 있다.

불면증을 정의하는 공식

이쯤에서 불면증이라는 용어를 정의하고 넘어가볼까 한다. 대부분의 사람들은 불면증을 "잠을 못 자는 것"이라고 생각한다.

하지만 이는 틀렸다! 우리는 이미 모든 사람이 잠을 잔다는 사실을 확실히 알았다. 불면증을 제대로 정의하려면 다음의 두 가지 핵심 요소가 들어가야 한다.

1. 규칙적으로, 이를테면 일주일에 2~3번, 혹은 지난 석 달간 자신의 수면 질에 여러 번 불만을 느낀 경우.

   사실 이 기준은 너무나 유동적이라 모래밭에 줄긋기나 다름없지만, 여기서 핵심은 스스로 신경이 쓰인다는 사실이다. 살다 보면 때때로 잠을 설치는 상황은 비일비재하다. 애인과 헤어졌을 수도 있고, 사랑스러운 반려동물이 갑작스럽게 세상을 떠났을 수도 있다. 그러나 한 달에 한 번쯤 잠을 제대로 못 자는 평범한 상황이라도 스스로가 불만족스럽게 느낀다면 불면증이 있는 것이다.

2. 걱정이 많은 경우.

   건강하게 푹 자는 사람은 간혹 밤잠을 설쳐도 신경 쓰지 않는다. 그러나 불면증을 호소하는 사람은 자신이 한 달에 한 번 잠을 제대로 못 잔 일에 대해 과도한 걱정을 한다. 실제로 2012년에는 불면증 환자가 잠을 잔 밤보다 잠을 설친 밤을 더 잘 기억한다는 흥미로운 연구 결과가 있었다.[1] 나 역시 환자를 첫 진료한 후 두 달이 지나 상태를 물었을 때 선택적 기억이 펼쳐지는 양상을 자주 본다. 환자는 "그동안 끔찍했어요"라고 답하지만 수면 일지를 살펴보면 잠을 설친 날보다 숙면을 취한 날이 더 많다.

지금까지의 이야기를 종합해서 단순하지만 완벽하게 불면증을 정의하면 이렇다. 불면증은 잠을 잘 수 없는 상태가 아니며, "잠을 자고 싶을 때 잠이 오지 않는 상태", "잠을 못 이룬다는 사실을 아주 많이 걱정하는 상태"를 뜻한다.

"잠을 자고 싶을 때 잠이 오지 않는 상태"부터 살펴보자. 이것은 수면 개시 불면증이라고 불린다. 대개는 30분 이상 누워 있어도 잠이 오지 않으면 불면증이라고 진단하는데, 나는 얼마나 오래 누워 있든 간에 잠이 오지 않는다는 사실에 좌절을 느낀다면 불면증이라고 본다. 잠들 때는 괜찮아도 밤에 계속 깨는 수면 유지 불면증 환자도 "잠을 자고 싶을 때 잠이 오지 않는 상태"에 속한다.

전통적으로 의학계는 수면 개시 불면증 환자는 불안한 경향이 있고, 수면 유지 불면증 환자는 우울한 경향이 있다고 보았다. 하지만 나를 포함한 현재 대다수의 수면 전문의는 그 판단을 받아들이지 않는다. 그보다는 정량적으로 수면의 효율을 따져보는 쪽을 택한다. 수면 시간을 잠자리에 누워 있는 시간으로 나누었을 때 나오는 값으로 불면증을 판단하는 것이다. 결과값이 75~80 미만일 때 불면증으로 진단하는데, 공식은 다음과 같다.

(수면 시간 ÷ 잠자리에 누워 있는 시간) ×100

"잠을 못 이룬다는 사실을 아주 많이 걱정하는 상태"는 정량적 수치로 판단할 수 없는 주관적 영역이다. 다만 보통의 사람들은 불을 끄고 누워서 곧바로 잠들지 않는다고 해도 전혀 개의치 않는다. 내 삶에 심각한 영향을 미칠 것이라거나 다음 날에도 잠을 설칠 것이라는 두려움에 떨지도 않는다는 점은 명심하자.

불을 끄고 눕자마자 잠들지 못한다고 해서 그렇게 걱정할 필요는 없다. 2005년 스위스의 신경과학자 질베르트 팅겔리는 누워서 잠들지 않고 그저 쉬기만 해도 인지 수행 능력이 향상된다는 연구 결과를 발표했다.[2] 2009년 일부 인지 과제에서는 휴식이 수면과 거의 동일한 혜택을 제공한다는 결과도 있었다.[3] 즉 잠을 자지 못하더라도 누워서 쉬기만 한다면 실제로 잠을 잔 것과 같은 효과를 누릴 수 있는 것이다.

이야기를 계속하기 전에, 내가 신경과 전문의이자 수면 전문의이지만, 전통적인 수면 전문의가 아니라는 점을 독자에게 상기시키고 싶다. 수면 분야에서 오래 일하면서 나는 전통적인 사고방식이 반드시 최선의 접근법이 아닐 때도 있다는 사실을 깨달았다. '훌륭한' 의사라면 대부분 나와 같은 생각을 갖고 있다고 본다. 어떤 환자도 똑같지 않기에 획일적인 방식으로 치료를 해야 할 이유는 없다.

불면증을 대하는 내 생각 중에는 전통성에 위배되는 것들도 있다. 나는 현재 수면의학이 불면증을 정리하고 다루는 방식이 그다지 유용하지 않다고 본다. 우리는 불면증을 100만 가지 범주로 세분해왔다. 미흡한 수면 위생 때문에 생기는 불면증, 수면 상태를 착각해서 생기는 불면증, 만성 질환 때문에 생기는 불면증 등의 목록은 계속 늘어나 왔다. 나는 이런 세분화가 환자를 치료할 때 쓸모가 없다는 것을 알아차렸다. 환자들이 한 가지가 아닌, 여러 불면증의 하위 요소를 다 지니고 있을 때가 많았기 때문이다.

현재 미국수면의학회는 더 유용한 분류 체계를 쓴다. 단기 불면증, 만성 불면증, 기타 불면증이다. 기타 불면증은 아직 단기인지 만성인지 판단이 내려지지 않은 상태를 말한다. 예전보다 훨씬 나아진 방향이지만 나는 여전히 개선의 여지가 있다고 본다. 이 책에서는 기타 불면증을 제외하고 단기 불면증과 만성 불면증에 초점을 맞출 것이다. 그러나 시간이라는 모호한 기준으로 불면증을 구분하는 방식도 별 도움이 되지 않는다.

거의 모든 사람은 때때로 급성 불면증을 겪는다. 가려움과 비슷한 것이다. 가려움은 불쾌한 경험이지만 누구나 한번쯤 뜬금없이 여기저기에 가려움을 느낀다. 처음에는 단순히 긁고서 그냥 넘어간다. 가려움이 지속되거나 계속 다시 나타난다면 원인을 찾기 시작한다. 불면증도 마찬가지다. 이 책에서 나는 불면증을 다르게 분류할 것이다. 나는 '단순 불면증 simple insomnia'과 '심한 불면증 hard insomnia'으로 나누어 살펴볼 것이다.

수면은 배울 수 있는 기술이다

우리는 온갖 걱정을 하고 스트레스를 받는다. 녹는 빙하와 물 부족 같은 개인의 차원에서 해결하기 힘든 일을 걱정하느라 잠을 설치기도 한다. 나는 어쩌다가 하루이틀 정도는 잠을 설쳐도 정상이라고 본다. 그런데 잠을 못 잔 그 며칠이 신경이 쓰인다고? 그렇다면 단순 불면증이라고 봐야 할까?

내가 단순 불면증이라는 범주를 만든 가장 큰 이유는 그것이 말 그대로 단순하다는 생각을 강조하기 위해서다. 단순하며 해롭지도 않다. 또한 원인이 바로 눈앞에 있을 가능성도 높다. 그럼에도 이 책에서 설명하는 이유는 그것을 일찍 알아차려서 힘든 불면증으로 진행되기 전에 싹을 자르기 위해서다.

단순 불면증을 해결하려면 일상에서 어떤 요인이 불면증의 기인이 되는지 철저히 훑어서 목록을 작성하길 추천한다.

단순 불면증의 원인은 여러 가지다. 우리를 잠들지 못하게 하는 원인을 분석한 논문도 이미 수십 편이 나와 있다. 많은 불면증 환자들에게는 이런 내용이 이미 살펴보고 대처한 것들일 가능성이 높다. 혹은 자신의 상황과 무관하다고 느낄 수도 있다. 게다가 지금까지 이 책을 읽었으니 당신은 알코올이 수면에 해롭다는 사실도 아주 잘 안다. 또 멜라토닌도 써보았을 것이다. 일관된 수면 루틴도 지니고 있다. 그래도 당신은 여전히 수면 문제를 안고 있다. 8장의 모든 조언을 충실히 따랐는데도 왜 여전히 수면 문제에 시달릴까?

불안을 그 원인으로 지목하고 싶다. 버지니아커먼웰스 의과대학 교수이자 수면 분야 세계적인 전문가인 찰스 모린 박사에 따르면 불안 성향을 지닌 사람들이 불면증에 시달릴 가능성이 높다고 한다. 불면증에 쉽게 빠지는 사람들은 대개 지기 싫어하고, 급하고, 화를 잘 내고, 스트레스를 잘 받는 성격이다. 정신의학, 심리학 연구자들은 이런 성격을 A형 성격이라고 분류한다. 평소의 여러 성격상 장점을 배제하고 수면 문제만 살펴보면 그들은 지독하게 잠을 못 자는 날이 많다. 마음을 편히 먹지 못하는 것이 그 이유인데, 실제로 어느 불면증 일기를 올리는 블로그를 살펴보니 게시물 하나에 "마음", "정신"이라는 단어가 15번 이상 나왔다. 그 블로그의 내용 중 일부를 발췌해보면 다음과 같다.

"그래도 절대 정신줄 놓지 마."

"마음을 가라앉혀."

"불안한 마음이 모든 문제의 근원이야."

"정말로 마음을 느긋하게 먹어야 해."

"마음챙김은 실천하기 쉽지 않아."

"너무 애쓰지 마. 마음도 아껴줘야 해."

"정신 좀 차려야지."

"신경 쓰지 말아야 할 때는 정신을 좀 꺼놓자."

"스트레스 감소 병원이 있다면 얼마나 좋을까?"

"마음뿐 아니라 기분을 신경 쓰자."

"마음이 불안한 게 몸으로 나타나는 거 아닐까?"

"마음챙김이 분명히 핵심 요소야."

"명상을 하려고 해도 혼자 자꾸 멀리 가버리는 마음 때문에 잠을 못 자겠어."

구글에 '줄달음치는 마음racing mind'이나 '줄달음치는 생각racing thoughts'을 검색해보라. 스트레스, 불안증, 강박장애, 양극성장애 같은 단어들이 잔뜩 나온다. 수면에 문제가 있다고 해서 당신에게 양극성장애가 있을 거라 말하는 것이 아니라, 당신이 앓는 증상이 침실 안팎에 숨어 있는 불안 문제와 관련이 있을 가능성도 생각해보아야 한다는 뜻이다.

희망적인 것은 수면이 어느 정도는 기술의 영역에 속한다는 점이다. 어떤 사람은 10분 안에 핫도그를 45개를 먹는다. 선천적으로 특이한 위장을 구조를 타고난 것을 제외하면 훈련으로 그런 몸을 만들었을 것이다. 평소 많이 먹는 연습을 했기에 위장도 늘어나고 소화력도 좋아졌을 가능성이 높다. 수면도 마찬가지다. 얼마든지 훈련을 통해 더 잘 자는 법을 배울 수 있다.

역사상 가장 위대한 골프 선수로 손꼽히는 타이거 우즈의 아버지는 어린 아들이 공을 치려고 할 때마다 깜짝 놀라게 하거나 압박감을 주었다. 정신을 산만하게 만드는 요소를 차단하고 지금 당면한 과제에만 집중하는 기술을 기를 수 있도록 도운 것이다. 나는 수백만 달러의 상금이 걸린 대회에서 기가 막힌 퍼트를 성공시켜서 우승하는 것보다 졸릴 때 잠드는 기술을 터득하는 편이 훨씬 더 쉽다고 본다.

물론 3~6개월 이상 수면 문제에 시달리면 심리 상태가 불안정해져서 차라리 골프 대회에서 우승하는 게 쉽다고 여겨질 수도 있다. 잠자리에 드는 일 자체가 매우 부정적으로 느껴지고, 잠들기 몇 시간 전부터 두려움이 스멀스멀 기어나올 것이다. 그러면 사람들은 엉뚱하게도 수면제의 양이 부족하다고 생각한다. 혹은 빨리 잠드는 사람을 질투하면서 이리저리 뒤척여도 잠이 오지 않는 자신을 바라보면 좌절감을 느낀다.

오랜 시간 동안 불면증을 앓다 보면 처음에 불면증이 생긴 원인이 무엇이었는지 기억이 나지 않기도 한다. 이혼을 하면서 얻은 불면증을 10년 넘게 앓고 있기도 하고, 갑작스러운 실직 이후 수년간 잠을 못 이루는 사람도 있다. 이들은 처음 불면증을 일으킨 사건이 문제라서 그런 게 아니라 잠을 제대로 못 잔다는 불안이 증폭되어 계속해서 불면증에 시달리는 것에 다름 아니다.

동시에 불면증 환자는 밤마다 스스로에게 제발 잠을 자라고 정신적 압력을 가한다. 타이거 우즈의 경우처럼 압박감이 골프에 집중하는 기술을 길러주면 좋으련만, 수면에 있어 압박감은 오히려 문제를 악화시킨다. 수면의 기술은 압박감으로 길러지는 게 아니다. 오히려 명상, 마음챙김과 같은 것들이 수면의 기술을 좋게 한다.

그들은 '더 일찍 잠들지 못하면' 낮에 업무 생산성이 떨어지거나 지나치게 졸릴 거라고 걱정한다. 잠을 못 자서 망칠지도 모를 내일의 일을 두려워하다 보면 점점 각성 상태가 높아져서 도저히 잠을 이루지 못한다. 그렇지만 사실 질 나쁜 수면은 당신의 업무 성과보다 당신의 마음에 더 안 좋은 영향을 미친다. 나의 경우를 예로 들면 연구 과제를 하거나, 세금을 계산하는 일 등으로 밤늦게까지 깨어 있을 때가 많다. 운동할 시간을 뺄 수 없어서 잠을 줄여 해 뜨기 전에 헬스장에 가는 날도 많다. 물론 그렇게 자면 상쾌하지는 않다. 하지만 생산성을 유지하는 데는 문제가 없다. 다만 누군가 그날 내 앞으로 새치기를 하지 않기를 바랄 뿐이다. 어쩌면 그의 얼굴을 물어뜯을지도 모르니까 말이다.

흔히 불면증 환자들은 "기능장애"라는 단어를 욕설의 역할을 대신한다고 할 수 있을 정도로 빈번하게 쓰면서 자신의 상태를 표현한다. 그러나 전날 밤에 잠을 거의 또는 전혀 못 잤다는 게 다음 날 아무것도 못한다는 의미는 절대 아니다. 당신의 하루가 초콜릿과 장미로 가득할 거라는 뜻이 아니라, 진정으로 기능장애 상태에 이른 것은 아니라는 의미다.

단순 불면증은 기저질환에 의한 경우도 있고, 그 질병을 치료하기 위해 복용하는 약에 의해 발생하는 경우도 있다. 통증을 수반하는 신체 질병이나 급성불안과 양극성장애 같은 정신적 질병이 대표적이다. 이를 치료하기 위해 사용하는 스테로이드, 항우울제, 알레르기 약 등의 부작용으로서 불면이 나타난다.

이때 나타나는 불면증은 일차 불면증일까, 이차 불면증일까? 일차 불면증은 뚜렷한 이유가 없이 일어나는 수면 장애이고, 이차 불면증은 잠과 관련되지 않은 명확한 다른 원인으로 나타나는 수면 장애다. 이를테면 엉덩이에서 엄지발가락까지 찌릿하면서 통증이 뻗어내려가는 궁둥신경통(좌골신경통) 환자는 밤에 증상이 더욱 심해져서 밤잠을 이루지 못한다. 그렇다고 이를 수면 문제로 볼 수는 없기에 이차 불면증으로 부른다.

잠에 대한 불안과 스트레스를 관리하는 법

단순 불면증을 해결하려면 스트레스와 불안은 언제 어디에나 있다는 당연한 사실을 인지해야 한다. 그리고 건강하지 못한 관계를 끊거나 성적이 나쁜 야구팀 응원을 포기하는 것처럼 당신이 통제할 수 있는 것도 있지만 그럴 수 없는 것도 있다. 통제할 수 없는 문제를 다루고자 할 때는 인지행동요법cognitive behavioral therapy, CBT이 필요하다. 환자 스스로가 생각을 조절해 문제의 본질을 파악하고 해결하는 치료법이다. 실제로 2015년 『내과학회지』에는 CBT가 불면증 치료에 매우 효과가 있다는 대규모 메타분석 결과가 실렸다. CBT가 불면증의 핵심 원인인 나쁜 믿음, 불안, 좋지 않은 습관을 제거했던 것이다.[4] 나아가 기인을 제거하는 데 그치지 않고 행동 즉 수면 방식을 바꾸어 불면증을 치료했다. CBT가 작동할 수 있었던 이유는 불면증을 일종의 심리장애로 대했기 때문이다. CBT는 또 다른 많은 일상 영역의 문제에도 사용할 수 있기에 불면증에만 적용되는 치료법은 insomnia의 앞글자를 따서 CBT-I라고 부른다.

CBT에 대해서 이해하려면 책 한 권으로도 부족하기에, 여기서는 CBT-I의 핵심 원리만 간략하게 살펴보려고 한다.

- **숙면 교육**Sleep Education: 이것은 사실 CBT-I에서 필수적으로 행해지는 치료 단계는 아니다. 하지만 내가 볼 때는 가장 중요하다. 환자는 자신의 수면 현실을 이해하고, 과학적으로 무엇이 가능한 수면이고 무엇이 불가능한 수면인지를 알아야 한다. 비유하면 식물처럼 광합성만으로 살아갈 수 없는 인간이 잘못된 믿음으로 태양 아래 하루 종일 서 있으면서 왜 배가 고픈지 고민하는 꼴이 되지 말아야 하기 때문이다. 다행인 것은 CBT-I 관점에서 이 책을 읽는 당신은 이미 CBT-I를 시작한 것이나 마찬가지라는 점이다.
- **수면 위생 교육**Sleep Hygiene: 수면 위생은 올바른 생활 습관과 환경을 통해 수면을 촉진하는 방법이다. 이미 우리가 잘 아는 내용으로 여기에는 규칙적인 수면 시간 유지, 아늑한 침구와 잠옷, 카페인 및 알코올 섭취 제한, 규칙적인 운동 등이 있다.
- **자극조절요법**Stimulus Control: 침대를 오직 "잠을 자는 곳"으로 다시 훈련하는 과정이다. 침대에서는 공부도 일도 세금 계산도 하지 말

고 『뉴욕 타임스』 단어 퍼즐도 풀지 말라는 뜻이다. 뇌에서 "침대 = 자는 곳"으로 인식하도록 졸릴 때만 침대에 누워야 한다.

- **수면제한요법** Sleep Restriction: 수면의 질을 좀 더 높이기 위한 방법이다. 실제 자는 시간만큼만 누워 있을 수 있도록 수면 시간을 제한하는 것이다. 예를 들어 평균적으로 하루 5시간 자는 사람이라면 처음에는 딱 5시간만 침대에 있는 것이다. 새벽 1시에 취침해서 피곤하더라도 아침 6시에 일어나는 방법이다. 오전 운동이나 기타 활동으로 몸을 졸리게 만든 다음, 점점 양질의 수면 시간을 늘려간다. 당연히 낮잠은 금지하고 저녁 운동도 자기 전 최소 3시간 전에는 끝내도록 권고한다. 용어 사용의 혼동을 없애기 위해 만일 내가 다시 용어를 짓는다면 '자지 않으면서 누워 있는 시간 제한'이나 '누워서 엎치락뒤치락 하는 시간 제한'이라고 할 것 같다.

- **이완 훈련** Relaxation Training: 근육을 이완하고 복식 호흡을 해서 신체적 긴장을 해소하고 스트레스를 감소시켜 수면을 촉진하는 기법이다. 불면증 때문에 걱정이 되고 마음을 편히 먹으려 해도 실천이 어려울 때 시도해볼 수 있는 방법이다. 몸이 이완되면 뇌가 우리를 잠들도록 도와줄 것이다. 이완 훈련은 발가락부터 시작하자. 발가락을 펼치면서 이완을 느낀 다음 종아리를 쭉 늘린다. 그 후 심호흡을 하면서 온몸 곳곳을 천천히 이완시킨다. 잠을 자려고 해도 잠이 안 와서 비참한 기분을 느낄 때, 잠자리에 들어가 쉬면서 이완 기술을 써보면 좋다. 절대로 자려고 하지 않아도 잠이 올 것이다.

- **인지요법** Cognitive Therapy: 수면에 대한 비현실적인 기대나 불면에 관한 부정적인 생각을 교정하는 것이다. "꼭 8시간을 자야 한다"라

는 비현실적인 기대를 수정하는 게 오히려 마음 편한 숙면으로 이끈다. "잠을 자지 못하면 내일 아무것도 못할 거야"라는 생각을 "당신은 잠을 제대로 못 잤지만 출근해서 일을 하고 퇴근하면서 장을 보았어. 운동은 가지 않았지만 그렇다고 아무것도 못했던 건 아니야"라고 바로잡아주는 일이다. 이 단계는 CBT-I의 핵심 단계다.

수면 문제를 해결하는 치트키

전통적인 방식은 아니지만 이 책의 내용 전체는 CBT-I를 염두에 두고서 쓴 것이다. 물론 이 책을 읽어도 해결 방안을 찾지 못할 수도 있다. 병원에서 진료를 받아보아도 마찬가지일 수 있다. 심할 때는 무슨 방법을 써도 도저히 잠을 못 이룰 것 같은 느낌을 받기도 할 것이다. 나는 환자가 그런 상황에 처했을 때 아주 강력한 도구 하나를 제시한다. 바로 '수용'이다. 자신의 수면 상태를 있는 그대로 받아들이고 할 수 있는 만큼 최적화해서 다시 인생을 살아가는 일이다.

나는 지금까지 수면 문제와 불면증에 시달리는 환자를 수천 명 만났다. 내 경험에 비추어볼 때 수면 문제는, 사실은 그렇지 않더라도, 자신이 걱정하는 만큼 심각해졌다. 혹시 밤에 대학교 부속 병원 응급실을 가본 적이 있는가? 그때 당직을 서는 의사와 이야기를 나누어본 적이 있는가? 내가 전공의였던 시절에는 당직을 설 때면 잠을 아예 자지 않았다. 그것이 규범이었기에 여러 달에 걸쳐 2~3일마다 잠을 자지 않고 일했다. 응급으로 들어온 환자를 수술하고, 차트를 쓰고, 보

수면 문제를 해결하기까지 얼마나 걸릴까?

수면 상태를 인정하고 받아들인다고 해도 인간은 예측하길 좋아하는 동물이라 불면증 문제 해결에 얼마나 많은 시간이 걸릴지 궁금할 수 있다. 계산기를 사용해 다음의 공식에 자신의 상황을 대입해보자.

불면증 해결에 걸리는 시간

(불면증에 시달린 햇수) + (지금까지 써본 수면제의 종류) ÷ (일일 평균 수면 시간) × (엡워스 점수)
= 개선에 걸리는 개월 수

만약 결과값이 "0으로 나눌 수 없어요"라고 나온다면 당신은 이 책을 처음부터 쭉 읽지 않았다는 뜻이다. 여전히 스스로 밤에 자는 시간이 0시간이라고 여기고 있기 때문이다. 그렇다면 나의 수면 문제를 해결하는 게 당신의 문제보다 더 오래 걸린다는 뜻이니, 내가 당신을 돕는 게 아니라 당신이 나를 도와야 할 것이다.

호자에게 설명을 했다. 졸리지 않았냐고? 당연히 졸렸다. 하지만 내가 했던 활동들에 문제는 없었다.

그렇다면 졸린 기색조차 거의 보이지 않는 불면증 환자들은 왜 수면 문제 앞에서 그렇게 무력할까? 단언하건대 그렇게 하기로 선택했기 때문이다.

잊지 말아야 한다. 수면 문제를 해결하거나 질 좋은 수면을 위해 노력한다고 자신의 삶까지 망가뜨리지 말아야 한다. 오늘 밤 잠을 잘 잤는지와 상관없이 내일은 기분 좋게 생활하면 그만이다. 설령 오늘 또 푹 자지 못한다고 해도 내일은 푹 자겠지라고 마음 편히 생각하자. 잠 들기까지 1~2시간이 걸려도 심각한 문제가 아니다. 사소한 문제가 힘든 불면증이라는 고난의 길로 이어지느냐 아니냐는 당신의 선택에 달렸다. 수면 문제가 당신의 삶 전체를 좌지우지하지 않기를 바란다.

KEY POINT

- 불면증은 잠을 잘 수 없는 상태가 아니다. "잠을 자고 싶을 때 잠이 오지 않는 상태"나 "잠을 못 이룬다는 사실을 아주 많이 걱정하는 상태"를 뜻한다. 자신의 수면의 질에 규칙적으로 불만을 느끼거나 걱정이 많은 경우가 이에 속한다.
- 불안이 불면을 부른다. 다행인 것은 잠을 자는 기술은 터득할 수 있는 기술이다. 수백만 달러의 상금이 걸린 골프 대회에서 기가 막힌 퍼트를 성공시켜서 우승하는 것보다 배우기 훨씬 쉽다.
- 통제할 수 없는 수면 관련 불안과 스트레스를 다루는 방법으로 CBT-I를 추천한다. 숙면 교육, 수면 위생 교육, 자극조절 요법, 수면제한요법, 이완 훈련, 인지요법이 핵심이다. 혼자서 할 수 없다면 공인된 CBT-I 시설을 찾아가서 도움을 받아라.

앞서 불면증 해결에 걸리는 시간을 계산해보았다면 알겠지만, 불면증을 해결하는 데는 시간이 제법 걸린다. 불면증이 자신의 마음속에 뿌리내린 기간이 길수록 더욱 그렇다. 이처럼 깊이 뿌리내린 불면증을 나는 "심한 불면증"이라고 부른다. 다만 결코 치료 불가능한 불면증이 아닌 점을 명심하자.

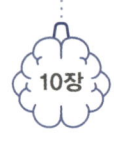

심한 불면증일 때
당신이 갖추어야 할 태도

어느 날 의학 드라마를 볼 때였다. 드라마에서는 20년 동안 잠을 자지 않았다고 주장하는 환자가 의사를 찾아가 하소연하고 있었다. 새하얀 가운을 입은 수면 전문의는 다 안다는 인자한 미소를 띤 채 환자에게 너무나도 간단히 해결책을 제시했다.

"가장 지루한 제품 사용 설명서를 찾아서 침대에서 읽으세요."
"평소 눕던 방향과 다르게 거꾸로 누워요. 원래 머리 쪽이었던 방향이 발 쪽이 되게요."

맙소사, 이와 같은 조언이 딱한 여성 환자의 수면 문제를 완벽히 해결할 수 있다면 나는 당장 수면 전문의를 그만두겠다.
드라마 화면 속 여성의 얼굴을 보면 수면 문제는 아마 21년째에도 이어질 가능성이 높아 보인다. 단순 불면증에나 처방할 법한 해결책은 오히려 환자를 심한 불면증으로 내몬다. 마치 새총을 들고 헐크와 맞서는 꼴이다.

게다가 환자에 대해 아는 것이 거의 없는 상태에서 어떻게 환자의 수면 문제를 해결하겠는가? "거꾸로 누워서 자라"와 같은 조언은 해가 될 것이 없지만 그만큼 효과도 없다. 심한 불면증 환자에게는 더욱 그렇다. 그들에게는 긴장을 풀어준다는 파란색으로 침실 벽을 칠하라고 조언하는 것보다 차라리 페인트를 칠할 때 나오는 유독가스를 마시고 잠을 청하라고 말하는 게 나을 것이다. 잠을 잘 수 없는 사람들을 모욕하는 것이나 다름없는 일이다. 심한 불면증은 마치 삶의 모든 희망과 행복을 앗아가는 영혼 없는 짐승과 같다. 심한 불면증에 시달리는 사람과 이야기를 해보면 잠을 잘 못 자는 상황이 얼마나 고통스러운지 깨닫게 된다.

대개 불면증은 하나의 증상이 아니라 증후군으로 나타난다. 다른 예로 바꾸어 말하면 목앓이증후군 같은 것은 없다는 뜻이다. 목은 아프다는 증상 하나로 나타난다. 패혈성 인후염이나 바이러스성 인두염에 걸렸을 가능성이 있고 혹은 저스틴 비버 콘서트에서 밤새도록 소리를 질러댔기 때문일 것이다. 그럼에도 불구하고 불면증 환자들은 다양한 원인으로 인해 다양한 양상이 나타나는 불면증을 치아결핍증 같은 유전병인 양 여긴다.

불면증 유전자는 없다. 다만 수면 문제를 일으키는 데 유전적 요인이 관여할 가능성을 배제하기는 힘들다. 비유하자면 덩크슛 유전자는 없지만 덩크슛을 할 수 있는 농구선수에게는 큰 키의 유전자가 있는 것과 같다. 여기서 여전히 잊지 말아야 할 것은 키가 작다고 덩크슛을 할 수 없는 게 아니며, 키가 큰 사람이 모두 덩크슛을 할 수 있는 것도 아니라는 사실이다. 네덜란드 신경과학 연구소의 수면학과장인 외스 판소메런이 '불면증 유전자'를 발견했다는 소식이 인터넷을 달구었을 때, 언론은 이와 같은 미묘한 사항에는 주목하지 않았다. 판소메런의 논문에도 나왔듯이 '불면증 유전자'를 지닌 이들도 본질적으로는 잠을 잤으며, 다만 수면이 심하게 조각날 때가 많았다는 것을 잊지 말자.[1] 강조하지만 이는 잠을 못 잔다는 것과는 전혀 다르다.

불면증에 영향을 주는 유전적 특질이 있다면 숙면에 영향을 주는 유전적 특질도 있지 않을까? 유전자 덕분에 불면증에 저항하는 특성이 더 강한 사람도 있지 않을까? 나는 그렇다고 본다. 다만 그것은 유전자가 눈 색깔을 결정하는 방식과는 다를 것이다.

심한 불면증은 이처럼 여러 요인들과 얼기설기 엮여 있어서 그 원인을 콕 집어내기 어렵다. 안타깝지만 때로 아예 불가능해 보일 때도 있다. 물론 이와 같은 최악의 상태까지 진행되는 사람은 많지 않으니, 혹시나 이 책을 집고 우연히 이 장을 가장 먼저 펼친 독자라면 화를 누그러뜨리길 바란다.

나는 매일 만성 불면증 환자를 치료하고 있다. 수십 년간 불면증을 접해오면서 환자의 삶을 누구보다 가장 가까이에서 지켜보았다. 그들의 삶은 파탄나기 직전까지 가 있다. 달리 말해 심리적 외상을 입은 상태에 가깝다. 더 정확히 표현하면 잠을 자지 못해서가 아니라 다년간 지속된 심한 불면증 자체가 심리적 외상을 일으킨 것이다.

나아가 만성 불면증에 시달리는 환자는 대개 다양한 약물을 써도 지속적인 효과를 보지 못한다. 그러나 그들은 수면 문제를 완화하는 데 전혀 도움이 되지 않는다고 말하면서도 약물을 계속해서 복용한다. 더 나은 의사를 끊임없이 찾아다니고 최면술사, 상담가, 침술사, 마사지 치료사, 바이오피드백 전문가까지 만난다. 그들은 개인 블로그에 글도 자주 올린다.

이 책에서 여러 번 강조하지만 불면증을 앓고 있다면 잠을 대하는 태도를 가장 먼저 바꿔야 한다. 덧붙여 여기서 비밀을 하나 알려주자면 수면 전문의들이 모이는 수면 학술대회에서는 만성 불면증을 다룰 때 의사가 환자들에게 말하는 방식과 매우 다르게 논한다는 것이다. 나는 정형외과 의사들의 모임에는 가본 적이 없지만, 아마 부러진 다리를 놓고 의사들끼리 이야기를 주고받을 때와 의사가 환자에게 말할 때 다른 취지로 말하지는 않을 거라 장담할 수 있다.

나의 수면 정체성 알아보기

나는 아이가 셋이다. 딸 하나에 아들 둘이다. 딸은 고3이고 어떤 대학이든 진학할 가능성이 높다. 그런데 딸의 학교 생활을 지켜보고 진로를 이끄는 일은 나에게 꽤 흥미로운 경험이었다.

이를테면 수학 과목을 대하는 딸의 태도가 그랬다. 수학이나 과학 과목에서는 학생이 스스로 해당 과목에 재능이 있다고 여기는지가 성적에 큰 영향을 미친다. 연구에 따르면 이와 같은 경향은 여학생일수록 더 강하게 나타났는데, 나는 딸에게서 그와 같은 현상을 발견했다.

"수학을 잘하는 아이" 또는 "수학을 못하는 아이"라는 정체성은 꽤 이른 나이에 형성되기도 한다. 일단 수학을 못하는 사람이라는 정체성이 생기면 전반적으로 수학에 재능이 있다 하더라도 이과 계열과 거리가 먼 직업을 선택한다. 그런데 객관적으로 그 학생들의 성적을 보면 왜 수학을 기피하는지 잘 납득이 가지 않을 때가 많다.

불면증 환자에게서도 수학을 대하는 여학생의 태도와 비슷한 태도가 보인다. 미국 앨라배마 대학교 심리학과 명예교수이자 수면 연구자인 케네스 리히슈타인은 이를 "불면증 정체성"이라고 불렀다. 나는 이것이 무척 탁월한 용어라고 생각한다. 불면증 정체성의 핵심은 환자가 자신이 잠을 잘 자지 못하거나 아예 못 자는 사람이라고 스스로 믿는 것이다. 그렇지 않다는 증거를 보여주어도 요지부동이다.

나는 1990년 중반, 소아청소년 환아를 위한 여름 캠프에서 상담 자문가로 일한 적이 있다. 캠프의 의료진은 우리에게 당뇨병이 있는 아이를 "당뇨병 환자", 혈액응고장애가 있는 아이를 "혈우병 환자"라고 절대로 부르지 말 것을 철저히 당부했다.

"무궁무진한 가능성을 지닌 아이들을 질병으로 규정해서는 안 된다고 생각합니다. 아이들이 병명으로 정의되어서는 안 되며, 정의된 상태로 삶을 시작해서도 안 됩니다. 당뇨병 아이가 아니라 그저 당뇨가 있는 아이인 것이지요."

비록 미묘한 차이였지만 아주 중요한 차이이기도 했다. 이를 불면증 환자에 적용해보면 그들은 스스로를 "수면에 문제가 있는 사람"으로 여기기보다 "불면증 환자"라고 여긴다. 수면 전문의인 나도 드물게 밤에 잠을 못 이루는 날이 있는데, 그렇다고 내가 불면증 환자라는 생각은 전혀 하지 않는 것과 대조적이다.

생각해보면 불면증 환자에게도 숙면을 푹 취한 멋진 밤들이 있을 것이다. 비행기 안에서 침을 흘리면서 곯아떨어졌던 시간, 관광을 하고 충만한 상태로 잠들었던 밤, 휴가지에서 느긋하게 즐긴 낮잠까지 그 숱한 시간들은 모두 어디로 갔는가? 불면증 정체성을 지닌 환자는 현실이 어떻든 "나는 잠을 잘 못 자는 사람"이라는 자화상을 지니고 절대 흔들리지 않는다. 숙면을 취한 날은 까맣게 잊거나 무시하고 잠을 설친 날만 언급한다.

수면 전문의로서 심한 불면증 환자를 대할 때는 희망이 넘치는 상태로 임해야 한다. 환자의 미래는 파란 하늘과 초록 풀밭이 펼쳐진 싱그러운 상태일 것이라고 믿으면서 말이다. 이는 수학을 못한다고 믿는 학생을 대할 때 주의해야 할 점과 같다.

학생의 입장에서는 '스스로 생각하는 자신'이라는 고정된 틀에서 벗어나 가장 먼저 객관적인 수학 시험 성적을 살펴보아야 한다. 중간고사와 기말고사 그리고 여섯 차례의 단원 평가에서 모두 A를 받았고 어느 특정한 수행 평가에서 C를 받았다면, 수학을 매우 잘하는 학생이라고 불러도 마땅하다. 스스로 이 사실을 깨닫고 자신감을 얻어야 자기 정체성이 바뀐다. 물론 C를 한 번 받았지만 누구나 실수는 하는 법이니까 신경 쓸 필요가 전혀 없다.

이제 수학 시험 문제에서 벗어나, 다시 우리의 핵심 주제인 수면 정체성 문제로 돌아가보겠다. 자신의 수면 정체성을 파악할 수 있도록 자료를 범주에 따라 나누어 표로 정리했다. 다음에 나오는 '나의 수면 정체성 찾기' 표를 보면서 스스로 어디에 속하는지 알아보자.

수면의 질이 좋으면서 잠에 대한 스트레스가 적은 이들의 수면 정체성은 "몰입형 정상 숙면자"이다. 당신이 여기에 속한다면 굳이 이

나의 수면 정체성 찾기

스트레스 정도 \ 수면의 질	좋음	나쁨
낮음	몰입형 정상 숙면자 → 잘 자면서 그 사실을 안다.	분리형 수면 불량자 → 잘 못 자지만 푹 잔다고 생각한다.
높음	분리형 숙면자 → 잘 자지만 제대로 못 잔다고 느낀다.	몰입형 수면 불량자 → 잘 못 자면서 그 사실을 안다.

책을 읽을 필요가 없을 것이다. 반면 수면의 질이 좋으면서 잠에 대한 스트레스가 큰 이들은 "분리형 숙면자"라고 부른다. 잘 자지만 제대로 못 잔다고 느끼는 이들로 대개 진료실에 마주하는 환자들이 그렇다.

한편 수면의 질이 나쁘지만 낮은 스트레스를 받는 이들도 있다. 이들은 "분리형 수면 불량자"라고 부른다. 밤새도록 숨이 막혔다가 기침을 하다가 발차기를 하고 신음을 하는 등 갖가지 행동으로 배우자를 못 자게 만들지만 정작 자신은 아무런 문제를 느끼지 못한다. 배우자의 강권으로 내 진료실을 찾아와서 대기실에서 깜빡 잠이 들었다가도 졸지 않았다고 답하는 이들이다. 스스로 잠을 아주 잘 잔다고 생각하는 이들이다. 반면 수면의 질이 나쁘면서 높은 스트레스를 받는 이들도 있다. 이들의 정체성은 "몰입형 수면 불량자"로 실제로 잠을 잘 자지 못하고 그 문제를 명확히 인식하고 있는 이들이다.

네 가지 수면 정체성을 가르는 기준은 수면의 질과 스스로 판단하는 졸음 및 인지 능력이다. 이는 수면에 대한 스트레스라고 표현하기도 한다.

조금 더 구체적으로 수면 정체성과 관련된 연구를 살펴보자. 2000년, 대학생 136명과 노령자 194명이라는 두 표본 집단을 대상으로 한 연구다. 이 연구에서는 수면 불량자가 정상 수면자보다 낮 시간 동안 더 큰 기능장애를 경험한다는 가설을 시험했다. 그 결과, 수면 불량자들은 스트레스 수준과 상관없이 수면의 질이 거의 동일했다. 반면 수면 불량자의 기능적인 측면에서 보면 높은 스트레스를 받는 사람은 스트레스가 낮은 사람보다 우울, 졸음이나 피로, 인지 장애를 더 많이 보고했다. 반대로 말하면 잠을 잘 못 자도 스트레스가 낮으면 기능적인 측면에서는 정상 숙면자와 다름 없는 수준이었다.[2]

물론 안타깝지만 정반대 사례도 존재했다. 아무리 잘 자도 스트레스 수준이 높으면(분리형 숙면자) 스트레스 수준이 낮은 사람보다 기능이 더 떨어졌다. 더 놀라운 점은 적게 자면서 스트레스를 받는 사람(몰입형 수면 불량자)과 동일한 퍼포먼스를 냈다는 것이다.

이 연구 결과에 바탕해 정리하면 우리는 푹 자지 않더라도 푹 잤다는 기분을 얼마든지 느낄 수 있고, 그것은 우리가 수행하는 일도 훨씬 더 잘 할 수 있게 만든다. 단지 푹 잤다고 믿는 것 하나로 말이다!

자, 이제 당신이 수면을 어떻게 생각하는지 체크해보자. 수면 때문에 받는 스트레스가 당신에게 얼마만큼의 영향을 미치는가? 마음속에서 수면 스트레스가 실제보다 더 큰 비중을 차지하는 것 같은가? 이 질문에 답하려면 자신의 생각뿐 아니라 남들이 당신을 어떻게 보고 있는지도 중요하다. 주변 사람들에게 솔직한 피드백을 받아 자신의 수면 문제를 객관적으로 파악해보자.

나의 수면 스트레스 파악하기

1. 잘 아는 친구에게 연락하자. 연애 상대는 빼고.
2. 친구에게 나를 사람들이 어떻게 평가하는지 설문 조사하는 수업 과제를 하고 있다고 설명한다.
3. 친구에게 다음 질문에 "예, "아니오"로 답해달라고 말한다.
   - Q1: "나는 좋은 사람이야?"
   대체로 "예"라고 답할 것이고 당신의 긴장도 풀릴 것이다. 친구가 "아니오"라고 답한다면? 당신이 밤에 자려고 애쓸 때 왜 스트레스를 받는지 짐작이 간다.
   - Q2: "나는 일을 잘할까?" 이어서 이렇게 묻는다. "나는 꽤 건강할까?"
   - Q3: "나는 푹 잘까?"
4. 함께 사는 친구가 아니라면 3번 질문에는 쉽게 답할 수 없을 것이다. 나는 10년째 함께 일하고 있는 동료의 수면 상태를 알지 못한다. 그저 동료가 수면 문제로 불평한 적이 없기에 잘 자겠지 추정하는 정도다.
5. 만약 친구가 3번 질문에 다음과 같이 답했다면, 수면에 문제가 있다는 뜻이다.
   - "아니."
   - "절대, 아니지!"
   - 웃음을 터뜨린 뒤 "농담이지?"

3번 질문에 위와 같은 답이 나왔다면 2번 질문에서 친구가 어떻게 답했는지 다시 살펴보자. 만약 2번의 두 가지 질문에 모두 "예"라고 답했다면 문제가 된다. 잠을 제대로 못 자지만 주위 사람들에게는 일을 잘하고 건강한 것처럼 보인다는 뜻으로 당신이 스스로 생각하는 것보다 수면 문제로 스트레스를 많이 받고 있다는 신호다.

불면증으로 사망할 수 있을까

나는 수면 분야의 세계적인 연구자인 찰스 모린 박사의 불면증 연구과 저서인 『불면증*Insomnia*』을 경전처럼 여긴다. 모세가 십계명을 전달했듯이 모린은 수면이라는 약속의 땅으로 향하는 십계명을 전파한다. 당신이 아는 숙면 습관의 대부분은 사실 모린의 연구에서 나온 것이다. 그가 전달하고자 하는 핵심 내용을 10가지 금언으로 요약하면 다음과 같다.[3]

수면 십계명

1. 그 어떤 수면 보조제, 백색 소음 발생기, 휴대전화 수면 앱도 숭배하지 말라.
2. 불면증의 그 어떤 우상도 만들지 말고, 살면서 겪는 안 좋은 일들을 불면증 탓으로 돌리지 말라.
3. 잠을 자려고 아무리 애써도 잠이 오지 않을 때 불면증의 이름을 헛되이 부르지 말라.
4. 안식일을 기억하고 그날에 늦잠을 자지 말라.
5. 부모님을 존중하라. 불면증을 부모의 유전자 탓으로 돌리지 말라.
6. 살인, 도둑질, 불륜을 저지르지 말라. 죄책감은 정말로 수면을 방해한다.
7. 수면은 세상에서 가장 중요한 일이지만 오늘 하룻밤의 수면은 상대적으로 무의미하다.
8. 잠을 제대로 못 잤다고 해도 다음 날 컨디션은 생각보다 나쁘지

않다.

9. 침대는 잠을 잘 때와 섹스를 할 때만 써라. 그렇지 않을 때는 침대에서 나와라.
10. 배우자가 푹 잔다고 시기하지 말라. 잠에 대한 기대 수준을 낮추어라.

불면증은 만성적이기 때문에 많은 이들이 수면 문제를 자기 정체성의 일부라고 생각하기 쉽다. 심지어 스스로 잘 못 자는 사람이라는 생각이 정체성의 핵심이 되기도 한다. 마치 불면증을 사망 원인이 되는 질병과 맞먹는 수준으로 여기는 것이다. 만약 정체성이라고 생각하는 것에 누군가가 반대 의견을 제시한다면 문제는 더 커지기도 한다.

그런데 한번 솔직하게 생각해보자. 당신에게 수면 문제가 있다는 것을 가족이 아는가? 안다면 왜일까? 혹시 크리스마스 카드에 그런 소원을 적지 않았는가? 처음 만난 사람에게 평소 잠을 제대로 못 잔다고 떠벌리지는 않았는가? 누군가 잠을 잘 못 잔다고 운을 떼면 곧바로 맞장구치면서 한마디 보탰던 것은 아닐까?

당신의 수면 정체성이 어떤지와 상관없이 단언컨대 불면증은 별것 아니다. 이 말에 화가 나서 이 책을 내동댕이칠지도 모르겠다. 하지만 그 전에 100대 사망 원인을 살펴보면 화가 누그러질지도 모른다.

심혈관 질환, 암(모든 종류), 호흡기 질환, 뜻하지 않은 부상, 뇌졸중, 알츠하이머병, 당뇨병, 호흡기 감염(독감, 폐렴), 신장염/신장병, 자살, 패혈증, 간 질환, 고혈압 심장병, 파킨슨병, 살인, 감염병/기생충병, 심장마비, HIV/에이즈, 만성폐쇄폐병, 출생전후기 질병, 소화기 질환, 설사병, 총기 살해, 전쟁, 결핵, 말라리아, 폐암, 교통사고, 유년기 질환, 신경정신장애, 위암, 비뇨생식계 질환, 간경변, 결장암, 간암, 홍역, 임산부 질환, 선천기형, 영양결핍, 유방암, 식도암, 염증성 심장병, 알츠하이머병을 제외한 치매, 추락, 익사, 중독, 림프종/다발골수종, 류머티스성 심장병, 구강암/입인두암, 화재, 백일해, 전립샘암, 백혈병, 소화궤양, 단백질 에너지 영양실조, 내분비 질환, 천식, 자궁경부암, 췌장암, 파상풍, 성병, 방광암, 수막염, 매독, 악성이 아닌 신생물, 철결핍빈혈, 난소암, 말라리아를 제외한 열대병, 간질, 근골격 질환, B형 간염, 알코올 중독 질환, 마약 질환, 자궁내막암, 피부 질환, 흑색종과 그밖의 피부암, C형 간염, 리슈만편모충증, 파동편모충증(아프리카 수면병) 등등.

100가지에는 한참 못 미치지만 여기까지가 내가 나열할 수 있는 목록이다. 혹시 눈치 챘는가? 맞다. 이 목록에는 불면증이라는 진단명은 빠져 있다. 불면증으로 죽는 사람은 아무도 없다. 오히려 아프리카수면병 같은 질병에 의해 잠을 너무 많이 자서 죽을 가능성이 더 높다.

알베르트 아인슈타인 의과대학의 수면 전문의 마이클 소피도 『뉴욕타임스』 블로그에 올린 칼럼에서 이 점을 언급했다. "불면증으로 사망할 수 있을까?"라는 제목의 글이다. 그는 수면 부족은 불면증과 다르며, 만성 불면증이 곧바로 죽음으로 이어지는 것도 아니라고 말한다. 다만 수면 부족이 다른 심각한 질환들의 발병 확률을 높임으로써 사망 확률을 증가시킬 뿐이라는 점을 강조했다.[4]

불면증과 수면 부족은 동의어가 아니다. 또한 열차 충돌 사고의 원인이 수면 부족이라는 뉴스를 보거나, 수면 부족에 시달리는 교대근무자의 건강이 대체로 좋지 않다는 연구 결과를 들어도 이것이 당신을 지칭하는 이야기가 아니라는 점을 명확히 이해해야 한다. 그렇지 않으면 불면증의 두 가지 핵심 요소 중 하나가 당신의 내면에서 슬그머니 만들어지기 때문이다. 바로 두려움이다.

불면증은 오로지 두려움의 문제다

나는 수면이라는 한정적이고 작은 주제를 다루면서 긴 시간을 보낸 덕분에 다양한 환자를 만나고, 뛰어난 수면 전문의로부터 배움을 얻고, 동료의 연구를 살펴볼 기회도 많이 있었다. 물리학자 스티븐 호킹이 우주에서 벌어지는 모든 일들을 하나의 이론으로 통합하려고 했듯이, 나 역시 불면증이라는 복잡한 분야를 단순하게 정리하기 위해 무척 애를 써왔다. 그 결과 나는 "불면증은 오로지 두려움의 문제다"라고 정의한다.

어렸을 때 아버지는 숲속에 오두막을 만들어주셨는데, 나는 이곳에서 친구와 밤을 보내려고 했던 적이 있다. 침낭에 누워서 친구에게 "이런 경험은 두 번 다시 못할 거야"라고 말하며 신났던 것도 잠시, 라디오에서 으스스한 노래가 나오자마자 우리는 오두막에서 탈출해 달음질쳤다.

이성적으로 생각했을 때 오두막은 두려워할 요소가 전혀 없었다.

아이를 위해 아버지가 만든 집이라고 해도 튼튼하게 지어서 곰이 와도 부수지 못할 정도였으니까 말이다. 두려워할 이유가 전혀 없는데 두려워하는 이유에는 언제나 마법 같은 요소가 숨어 있다. 결코 논리나 현실에 기반하지 않는다. 혹은 논리가 있다고 해도 "숲길을 걷는데 곰 발자국 소리가 들려서 재빨리 피했어. 가까스로 목숨을 구했지 뭐야"처럼 대개는 현실을 정당화하기 위해서 꾸며낸 논리에 불과하다.

그리고 고백하자면 사실 나는 그날 밤 오두막에 들어가기 한참 전부터 여기서는 잠들지 못할 거라고 예상했다. 오두막에서 밤새 즐길 모험은 내 마음을 들뜨게 만들었지만, 마음 한 구석에서는 결국 내 방에서 자게 되리라고 짐작했던 것이다.

두려움은 때로 걱정으로 불리기도 한다. 내 진료실을 찾는 환자들은 두려움이 압도되어 있는 상태를 표현하면서 '걱정'이라는 단어를 빈번하게 사용한다.

"잠을 못 자면 건강이 나빠질까 봐 걱정돼요."

"한밤중에 깨면 너무 외로워요. 괜찮은 걸까요?"

"다음 날 일을 제대로 못할까 봐 걱정이죠."

"잠을 제대로 못 자면 몸이 더 안 좋아지는 것 같아요. 통증이 더 심해지기도 하고요. 류마티스내과에서는 제 병을 관리하려면 잘 자는 게 정말로 중요하다고 하더군요."

이 모든 말의 밑바탕에는 두려움이 깔려 있다. 환자들은 "걱정된다"라고 말하고 있지만 이것은 "두려워요"라고 바꾸어도 아무런 문제가 없다.

대학생 시절, 나는 이른 아침부터 거의 하루 종일 강의를 들었다. 모든 강의가 끝나면 아내를 만나 함께 교내 체육관에서 운동을 하고 집으로 가 저녁을 먹었다. 저녁식사 후에는 수면센터에 가서 연구 과제를 밤새 하다가 다음 날 아침에 집으로 돌아가는 일이 다반사였다. 나는 밤에 한숨도 자지 못하고 완전히 녹초가 되어 집에 돌아갔는데도 어쩐지 잠이 안 와서 마냥 누워 있던 일이 생생하게 기억난다. 다만 왜 잠이 안 오지? 잠을 못 자면 어쩌지? 하면서 걱정하지는 않았다. 방은 컴컴하고 조용했고 이불은 시원하고 편안했다. 잠이 오든 말든 어느 쪽이어도 상관없다고 생각했다.

잠을 잘 자는 사람과 이야기를 나누어보면, 모두 느긋하고 여유롭게 잠을 대한다. 기본적으로 밤에 누워 있을 때 어떤 일이 일어나든 괜찮다고 내심 믿고 있다. 우리가 배워야 할 점은 바로 이와 같이 잠을 대하는 태도다. 너무 오랫동안 잠을 제대로 자지 못했어도 당신은 얼마든지 태도를 바꿀 수 있다.

심한 불면증을 넘어 악성 불면증이라면

안타깝지만 자신의 수면을 도저히 통제할 수 없을 것처럼 보이는 사람들도 일부 있긴 하다. 그들은 시도해보지 않은 것이 없다. 책이란 책은 다 섭렵했으며 최신 정보에도 빠삭하고 최면요법 강좌도 들었다. 의사, 전문가, 치료사도 다 만나보았다. 하지만 아무 소용 없었다. 이 정도면 심한 불면증을 넘어 악성 불면증이다.

애석하지만 대부분의 수면 관련 책은 만성적이고 치료가 불가능한

"약이 아무 소용없는" 불면증은 회피한다. 오로지 일차 불면증에만 집중하면서 독자들에게 수면 위생에 힘쓰고 침대에 누워서 자려고 애쓰는 시간을 줄이라고 조언하는 데 그친다. 때로 새로운 약물을 제시하기도 하지만 그 약물에 대해서도 책임을 지지 않고 스스로 잘 알아보고 시도해보아야 한다는 식으로 언급하고 넘어간다.

여기서 나는 냉정해서 아프게 들릴 수도 있는 사실을 말하고자 한다. 일차 불면증에 대해서는 그 누구도 명확하게 모른다는 것이다. "뇌가 수면을 시작하고 유지하는 데 필요한 화학물질을 만들지 않을 때" 불면증이 일어날 수 있다고 말할 수는 있지만, 실제로 대다수의 수면 전문의는 그와 같은 사례가 많다고 여기지는 않는다. 거의 로또에 당첨될 확률만큼 낮다고 본다. 때로 진짜 일차 불면증을 겪는 것처럼 보이는 환자를 만나기도 하는데, 수면 일지나 수면 기록 장치, 수면다원검사를 해보면 결과는 다른 곳을 가리킨다.

더 큰 문제는 내 병원에 일차 불면증 환자가 진짜로 찾아온다고 해도 수면의학이 해결책을 제시할 수 없다는 것이다. 물론 다음 장에서 다룰 수면 보조제를 하나하나 다 써볼 수는 있다. 수면 보조제가 말을 듣지 않으면 항우울제를 써볼 수도 있다. 다만 현재의 수면의학은 일차 불면증 증상에 별 도움이 되지 않을 거라는 것은 확실하다.

내가 할 수 있는 최선의 조언은 문제를 수용하는 마음을 가져야 한다는 것이다. 다행히 불면증은 생명에 치명적이지 않고, 증상을 대하는 태도가 질병에 더 큰 영향을 미친다. 힘을 낼 수 없는 사람에게 힘을 내라는 말처럼 뻔한 조언처럼 들릴지도 모르겠지만 긍정적인 태도가 불면증에서는 무엇보다 중요하다.

스스로 통제할 수 없는 것은 내버려두고 통제할 수 있는 것에 집중해야 한다. 꼰대 의사의 설교처럼 들린다면 유감스럽지만 이것이 불면증 치료의 핵심이다.

내가 제안하는 방법은 이렇다. 스스로가 속을 때까지 속여라. 지금부터 당신은 잠을 아주 잘 자는 사람이다. 밤에 푹 자도 호들갑 떨지 말고 담담하게 받아들여라. 어느 날 잠을 좀 설친다고 해도 그러려니 해라. 차를 몰다가 과속방지턱을 맞닥뜨리고 넘어가는 정도의 문제일 뿐이다.

다만 수면에 문제가 있다고 수면에만 얽매이지 말고 수면 외의 문제도 살펴보길 권한다.

내가 할 수 있는 조언은 다 했다. 그래도 여전히 잠을 제대로 못 잔다면 앞의 내용을 천천히 복습하라. 자전거를 배우는 사람이 처음부터 완벽하게 발을 구를 수 없는 것처럼 연습만이 살 길이다.

잠에 관한 스트레스를 통제하는 연습

1. **한 달 동안 잠 이야기를 입도 뻥긋하지 말라.** 누가 잠을 잘 자냐고 묻는다면 그냥 "잘 자요"라고 답하라. 누군가를 탓하거나 이유를 짐작하지도 말라. "미안, 밤에 잠을 설쳐서 오늘 아침은 좀 멍하네"와 같은 말도 안 된다.
2. **한 달 동안 수면 관련 콘텐츠를 끊어라.** 인터넷 사이트나 블로그, TV, 잡지 등이 모두 포함된다(하지만 이 책은 끝까지 다 읽어주길).
3. 누가 대개 몇 시에 자냐고 묻는다면 밤에 잠자리에 드는 가장 이른 시간을 대라.
4. **누웠는데 잠이 오지 않으면 목표지향적 활동을 하라.** 명상을 하거나 몸을 이완하는 데 써라. 그냥 쉬는 것만으로도 몸은 크게 회복된다. 수면이 아니라 내가 통제할 수 있는 '휴식'에 집중하라.
5. **혹은 구체적으로 무엇을 상상하는 데 시간을 써라.** 이를테면 나는 운동 선수들에게 "잠자리에 누워 50번 완벽하게 투구를 하는 모습을 상상하세요"라고 조언한다. 뇌는 상상하는 것과 실제로 하는 것의 차이를 잘 구별하지 못하므로 수면 문제 해결과 투구 실력 향상의 일석이조의 효과가 있을 것이다.
6. **낮에는 "나는 밤에 잘 자는 사람"이라고 스스로를 속이자.** 이를테면 그물침대에 올라간 자신의 발 사진을 찍어 SNS에 올리는 것이다. "그물침대야말로 아기처럼 푹 자는 데 최고!" 이 속임수가 먹힐 때까지 행하라.
7. **위의 방법이 모두 실패했다면 군 입대나 의과 전공의 과정 수련을 권한다.** 훈련소에서 고된 훈련을 받고 병원에서 당직을 서면서 잠을 못 자서 고생하는 사람은 단 한 번도 보지 못했다.

KEY POINT

- 불면증 유전자는 없다. 스스로 생각하는 수면 정체성이 잠에 가장 큰 영향을 미친다.
- 수면 정체성은 수면의 질과 잠에 대한 스트레스 정도로 구분한다. 수면의 질이 좋으면서 스트레스가 낮은 이들은 "몰입형 정상 숙면자", 수면의 질이 좋으면서 스트레스가 높은 이들은 "분리형 숙면자"로 부른다. 한편 수면의 질이 나쁘면서 스트레스가 낮은 이들은 "분리형 수면 불량자", 수면의 질이 낮으면서 스트레스도 높은 이들은 "몰입형 수면 불량자"에 속한다.
- 불면증으로는 사망하지 않는다. 게다가 불면증과 수면 부족은 절대 동의어가 아니다.
- 불면증에 내가 할 수 있는 최선의 조언은 긍정적인 마음가짐을 가져야 한다는 것이다. 통제할 수 없는 것은 내버려두고 통제할 수 있는 것에 집중해야 한다.

이쯤 되면 당신이 무슨 생각을 할지 나도 안다. "그만 떠들고 그냥 약이나 주세요"라고 말하고 싶을 것이다. 하지만 수면제는 마치 호랑이와 같은 존재다. 용맹해서 우리 집을 지켜줄 것 같지만 과연 집 안에 오래 두어도 될까? 나는 확신이 서지 않는다. 우리가 호랑이를 만나기는 매우 어렵지만 수면제는 언제 어디에서나 손에 쥘 수 있으므로 먼저 꼼꼼히 살펴볼 필요가 있다.

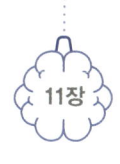

약으로 뇌를 잠재울 수 있을까

2015년 『뉴욕 타임스』에 "수면제를 복용하고 자도 몸이 제대로 회복될까?"라는 제목의 짧은 기사가 실렸다. 건강 및 과학 담당 기자 캐런 와인트럽이 쓴 기사의 요지는 이렇다. 불면증이 건강에 부정적인 영향을 미친다는 증거가 아주 많지만, 전문가들도 잠이 뇌와 몸에서 정확히 무엇을 회복시켜서 신체 기능을 최적의 상태로 만드는지 모른다는 것이다.[1]

문제는 와인트럽을 포함한 수많은 기자가 "불면증이 건강에 미치는 부정적인 영향"에 기반해 기사를 쓰고 있다는 점이다. 그런데 그들의 기사는 "불면증이 건강에 미치는 부정적인 영향"에 기반한 것일까, 아니면 "수면 부족이 건강에 미치는 부정적인 영향"에 기반한 것일까?

내가 무슨 말을 하는지 알아차렸는가? 수많은 언론과 기자들은 불면증이라는 용어를 수면 부족이라는 말과 동의어로 쓰고 있다. 그런데 이 책을 여기까지 읽었다면 그 둘이 같지 않다는 사실을 새삼 말하지 않아도 알 것이다.

수면제를 둘러싼 오해와 고정관념

수면제 이야기를 본격적으로 시작하기 전에 노파심에 말하자면, 나는 수면제를 그다지 선호하지 않으며 진료실에서도 가능한 한 수면제를 덜 쓰기 위해 최선을 다한다. 하지만 이 말만 듣고 혼자서 지레짐작으로 수면제 복용을 조정하거나 갑자기 약을 끊어서는 안 된다. 반드시 수면제를 처방한 의사와 논의를 하기를 바란다. 수면제를 갑자기 끊는 것은 위험하다. 올바른 의사결정에는 대화가 수반되어야 한다. 그러니 수면제 복용을 혼자 알아서 결정하지 말기를.

수면제가 남용되는 양상을 살펴보기 전에 먼저 사람들이 가진 고정관념과 흔히 하는 행동의 동기부터 이해해야 한다.

대개 사람들은 사악한 제약사가 의사에게 뒷돈을 주면서 제품을 팔기 위해 음모론에 가까운 생각을 널리 퍼뜨리고 있다고 여긴다. 약을 둘러싼 권모술수에 당하지는 않을까 전전긍긍하며 자신의 몸에 집어넣는 약을 삐딱하게 바라보기도 한다. 이에 그치지 않고 멋진 라벤더 농장에서 소량으로 생산되는 유기농 약물을 찾아나서는 사람도 있다. 인공적인 화학물질을 몸에 넣지 않겠다는 신념에서다.

진료실에서 마주하는 환자들의 태도도 비슷하다. "약을 먹고 싶지는 않아요", "용량을 절반으로 줄여주실 수 있을까요?"라는 부탁을 흔히 한다.

그런데 왜 심한 불면증에 시달리는 사람들은 기꺼이 수면제를 먹겠다고 달려드는 것일까? 잠을 제대로 자지 못했을 때 발생할 수 있는 심장마비, 뇌졸중, 치매로 죽고 싶지 않아서 아닐까? 약을 먹고 싶지 않긴 해도 죽고 싶지 않은 마음이 더 강하기 때문이다.

우리는 이른바 최첨단을 걷는 과학 기술이 상용되고 다양한 지식을 전하는 미디어가 넘쳐나는 세상에 살고 있다. 하지만 미디어가 반드시 정확한 정보를 전달한다고 볼 수는 없다. 때로 언론은 미묘한 차이를 오해하거나 뭉뚱그려 전하기도 한다. 이해를 돕기 위해 여기서 한 가지 예시를 들어보겠다.

라이터가 없던 시절 어떤 보건학자가 폐암의 원인을 연구해보고자 마음먹었다고 가정하자. 오랜 조사 끝에 성냥 소지 여부와 폐암 발생률 사이에 유의미한 연관성이 존재한다는 사실을 발견했다. 20년 이상 반복적으로 외출할 때 성냥을 가지고 다니던 사람들 중에 대단히 높은 확률로 폐암이 발병한 것이다. 그래서 그는 "성냥의 소지는 폐암을 일으킨다"라고 결론을 내렸다. 이 연구 결과는 정말로 사실과 부합할까? 가능성을 배제할 수는 없겠지만 상식적으로 생각해보았을 때 20년 이상 성냥을 가지고 다니던 사람들 중 많은 수가 폐암에 걸린 이유는 성냥을 소지했기 때문이 아니라 그만큼 오랫동안 흡연을 해왔기 때문이다. 성냥 소지와 폐암 발생 사이에는 비원인적 연관성만 존재하고, 실제로 폐암 발생의 원인적 연관성을 추정할 수 있는 것은 흡연과의 관계다.

이와 같은 사소해 보이지만 아주 중요한 오류는 불면증에도 있다. 불면증이 건강에 나쁘다는 사실은 추상적이며 심리적인 수준에서 매우 엉성하게 정의된다. 반면 수면 부족이 건강에 나쁘다는 사실은 매우 뚜렷하게 그 증거를 찾아볼 수 있다. 이를테면 교대근무자의 건강 상태나 그들이 일으키는 사고 등이 그렇다.

문제는 언론이 엡워스 졸음 척도에서 전형적인 불면증 환자로 나온 사람들과 수면 부족을 겪는 교대근무자의 차이를 제대로 이해하지 못한다는 점이다. 불면증과 수면 부족을 동일하다고 여기고 용어를 바꾸어 쓰곤 한다. 수면 부족의 파괴적인 영향을 불면증에 의한 것으로 보도하고 있기에 환자들은 선택의 여지가 없이 수면제를 택한다. 그들에게는 수면제를 먹지 않는 것은 죽으라는 말과 같다.

믿기 어렵다고? 내 병원에서 일주일만 지내보시라. 진료실에서 "제 목표는 환자 분이 몇 년 동안 복용해온 수면제를 완전히 끊게 하는 겁니다"라고 말하면, 그 즉시 입술이 새파래지고 손이 마비되고 숨이 가빠오는 공황발작을 일으키는 환자가 적지 않다. 심지어 20세의 환자도 있었다.

"내 인생을 망치러 온 나의 구원자"

미디어는 수면에 관해 갖가지 말을 떠들어댄다. "최적의 건강을 위해서 일찍 잠에 들어라", "하루에 8시간씩 자지 않으면 수면 부족의 악영향에 시달린다", "수면 부족은 심장기능상실로 이어진다", "수면 부족이 유방암을 유발한다" 등의 섬뜩한 경고를 흔히 들을 수 있다. 이와 같은 경고를 자주 접하다 보면 아무리 합리적인 사람이라도 하룻밤 잠을 설친 뒤 이렇게 결론을 내리지 않을까? "더 일찍 자야 해. 안 그러면 큰일 나."

이때 수면제와 수면 보조제가 구원자로 등장한다. 특히 수면 보조제는 광고에서 흔히 접한다. 광고는 수면 부족이 건강을 파괴하고, 잠을 제대로 못 잔다면 불면증 환자라는 개념을 강화한다. 나아가 잠에 들거나 잠을 유지하려면 약이 필요하며, 약이 수면 문제의 유일한 해결책이라고 은근히 암시한다. 게다가 수면 문제에 시달리는 사람이 당신만이 아니라는 사실까지 알려주어 약에 대한 두려움을 안심시킨다.

문제는 이런 수면 보조제들이 내놓는 약속이 공허하다는 것이다. 약은 잠드는 데 걸리는 시간을 겨우 몇 분 줄이거나 하룻밤 수면 시간을 고작 몇 분 늘릴 뿐이다. 그 이상의 효과를 보여준다는 연구 결과를 나는 단 한 편도 본 적이 없다.

더욱 큰 문제는 잘못된 개념이 어른뿐 아니라 아이들에게도 영향을 미친다는 것이다. 아이의 수면을 돕겠다고 어른들이 하는 불필요한 행동들로만 책을 써도 한 권 분량이 충분히 나올 정도다. 수면 교육용 조명, 우주를 떠올리게 하는 야광스티커, 놀라운 성분이 든 방향제까지 전혀 불필요한 일들이 아무렇지 않게 행해진다. 무언가의 힘을 빌려 잠을 자려는 습관은 잠을 못 자면 수면제나 수면 보조제를 먹어야 한다고 생각하는 새로운 세대의 환자를 만들어낸다.

수면에 관한 두려움과 잘못된 정보를 전하는 예로 시트콤 《윌 앤 그레이스 Will & Grace》에 나오는 캐런 워커라는 인물을 살펴보자. 캐런은 다양한 일화 속에서 술과 약이 수면에 도움이 된다는 말을 떠들어댄다.

"평소에 내 좌우명은 이거야. 포옹 대신 약!"
"게다가 약은 온종일 기분도 아주 좋게 해주거든."

"내가 약을 털어넣고 제트기 연료 냄새를 맡고 진$_{Gin}$에 절어 있는 나르시시스트일지도 모르지."

그의 대사는 은연중에 "누구도 불면증에 시달릴 필요가 없어. 그냥 알약 하나 먹으면 돼"라고 읽힌다. 마치 알약의 도움 없이 평범하게 잠자리에 들어 자려고 애쓰는 사람은 멍청이인 것 같다. 물론 그 모습이 심하게 과장된 캐릭터라는 것은 알겠다. 아기를 맞이하기 위해 방의 페인트를 칠하려는 부부를 돕는답시고 다양한 수면제들을 페인트 색상의 견본으로 늘어놓는 모습도 있으니까 말이다.

나는 약을 겁내는 사람이 아니다. 또《윌 앤 그레이스》의 모든 시즌을 챙겨본 애청자이기도 하다. 그러나 드라마나 의약품 광고 등 미국의 대중 매체에서 수면제를 가볍게, 더 나아가 유용하다고 묘사하는 방식은 아주 문제가 많다. 꿀잠을 자는 손쉬운 방법이 있다고 꾀며, 그 결과 건강한 수면을 이루기 위한 노력을 헛짓거리처럼 보이게 만들기 때문이다. 마치 미디어는 환자에게 이렇게 말하라고 종용하는 것 같다.

"수면 일지, 아침 운동, 수면 제한 같은 거 다 필요 없어요. 그냥 선생님은 약만 처방해주시면 돼요. 나머지는 제가 알아서 할게요."

그러나 명심해야 한다. 진정 작용과 수면은 다른 것이다.

수면제 처방이 빈번한 이유

미국에서 수면제 상용이 허용된 이유는 의료 수가와 큰 연관이 있다. 일차 진료의는 하루 진료 시간을 더 늘릴 수 없는데, 보험사는 환자당 진료 수가를 줄이는 추세다. 의사가 각 환자를 진료하는 데 할애하는 시간이 계속 줄어들 수밖에 없는 것이다. 이와 같은 상황에서 환자가 호소하는 증상 중에 수면은 상대적으로 덜 중요한 문제로 취급된다. 혈압과 당뇨를 가장 심각하게 보고 그다음 비만과 콜레스테롤을 우선순위에 놓고 보게 된다. 그러다 보면 그들의 수면 문제까지 의논할 시간은 없다. 의사가 할 수 있는 일은 그저 수면제를 처방하고 효과가 있기를 바라는 것이다.

그러나 수면제는 어디까지나 일시적으로 사용해야 한다. 적절히 쓰면 좋은 효과를 얻기도 하지만 애초에 매일 밤 복용하도록 고안된 것은 아니다. 이를 매일 식사할 때의 문제로 바꾸어 이야기해보겠다. 식사를 하려고 식탁에 앉았는데 그다지 배가 고프지 않다고 느꼈다고 해보자. 그러면 그 즉시 영양실조가 내 몸에 끼칠 영향이 두려워서 식욕 자극제를 복용하겠는가? 말도 안 되는 일이다. 심지어 이런 식으로 약을 먹으면 다음 식사 시간에는 허기를 느끼기 더욱 어려우므로 점점 더 많은 식욕 자극제를 먹어야 할 것이다.

식욕 보조제 이야기가 터무니없게 들리는가? 배가 고프지 않으면 끼니를 건너뛰면 그만인데 뭐 그렇게까지 할까 하는 생각이 드는가? 그런데 왜 밤잠을 잘 못 잔다고 찾아오는 환자들은 수면제 처방을 받는 것일까? 어쩌면 누군가는 이렇게 말할지도 모른다. "환자가 잠을 못 잔다고 하니까요. 어쩌다가 불면증이 나타나는 게 아니라 정말로 심한 불면증 환자예요. 무언가 조치를 취하지 않으면 죽을 수도 있으니까요." 이 말이 사실이 아니라는 것은 이 책을 여기까지 읽은 당신과 나는 분명히 알 것이다.

문제는 잠은 누구나 잔다는 사실을 진료실에서 이야기해주는 의사가 없다는 것이다. 의사는 환자를 가르칠 시간도 환자의 말에 귀를 기울일 시간도 없다. 환자는 도움과 이해와 공감이 절실하지만 아무리 미리 예약을 했다고 해도 길어야 10분 내외로 의사를 만날 수 있을 뿐이다. 게다가 수면제를 처방하는 것은 의사의 입장에서도 환자의 입장에서도 좋은 일이다. 의사는 진료를 빠르게 마칠 수 있고, 환자는 약을 먹으면 효과가 확실하다고 믿기 때문이다.

불면증은 약으로 해결되지 않으니 당연히 환자는 얼마 지나지 않아 다시 찾아올 것이다. 그리고 환자는 "그 약이 없으면 도저히 잠을 못 자겠어요"라고 말한다. 의사는 어김없이 같은 처방전을 쓴다. 그렇게 의사는 자신도 모르게 끔찍한 괴물을 창조하는 '닥터 프랑켄슈타인'으로 변해간다.

애석한 일은 닥터 프랑켄슈타인이 만들어낸 괴물이 15년 뒤 내 진료실 문을 박차고 들어오는 경우가 많다는 것이다. 닥터 프랑켄슈타인이 더 이상은 중독 가능성과 장기 복용에 따른 부작용을 이유로 처방전을 주지 않아서 대안으로 나를 찾아오는 것이다. 나는 불면증이 이 지경에 이르기 전에 치료했으면 얼마나 좋았을까 하는 생각을 많이 한다.

이와 같은 치료 방식은 의료 수가를 고려한다고 해도 정당화될 수 없다. 수면 장애를 호소하는 환자가 비교적 드물다면 모르겠지만 일차 진료 기관을 찾는 환자들이 호소하는 상위 10가지 증상에는 수면 장애가 늘 포함되어 있다. 일반적으로 진료실에서 환자들이 가장 많이 호소하는 증상은 다음과 같은데, 복통, 등 통증, 가슴 통증이라는 세 가지 증상을 통증이라는 하나의 상위 증상으로 묶으면 총 일곱 가지로 정리할 수 있다.

- 통증(복통, 등, 가슴)
- 졸음
- 피로
- 불면증
- 저림
- 호흡곤란
- 부기

증상 목록을 자세히 보면 졸음과 피로, 불면증이 포함되어 있음을 알 수 있다. 환자들이 진료실에서 가장 많이 호소하는 상위 10가지 증상 중에 수면 장애만 무려 3가지나 된다. 그런데 환자들은 대개 피로와 졸음을 같은 의미로 사용하므로, 이점을 감안하면 일차 진료의가 접하는 가장 흔한 증상 중에 수면의학에서 다루는 두 가지 큰 범주의 증상이 모두 속한다는 사실을 알 수 있다. 바로 "너무 졸려요"와 "잠을 못 자요"다.

진료실을 찾는 전체 환자의 비율을 보아도 수면 문제를 겪는 환자는 결코 적지 않다. 수면제를 장기적인 해결책으로 삼아서는 안 되는 이유다. 다행히도 최근에는 환자들에게 수면제의 위험성과 중독 가능성을 알리는 의사가 많아졌다. 수면 전략을 세우길 제안하거나 CBT-I를 권하는 의사도 점점 늘고 있다.

다양한 수면제의 작용 기전 이해하기

적절하게 사용하면 수면제는 환자에게 유용하다. 따라서 먼저 다양한 수면제의 작용기전을 이해하는 것이 좋겠다.

항히스타민제

대부분의 제약사들이 지닌 꿈은 개발한 약이 대박을 쳐서 약국 선반을 점령하는 것이다. 처방전 없이 구매할 수 있는 수면제는 정말로 대박을 쳐왔다. 최근에 나는 동네 약국에 들러서 처방전 없이 구매할 수 있는 수면제에 어떤 것이 있는지 살펴본 적이 있다. 포장도 저마다 다르고 어떤 약은 특허가 만료되어 복제약이 난무하기도 했다. 다만 기본적으로 그것들의 활성 성분은 모두 동일했다. 바로 항히스타민제다. 각성 효과가 있는 히스타민을 차단하면 졸음이 오지만 효과는 그다지 강력하지 않다. 다만 고령자에게는 사용했을 때는 기억 상실, 착란과 같은 부작용이 올 수도 있으니 주의가 필요하다.

멜라토닌

멜라토닌은 '빛의 화학물질'이다. 수면에 도움이 될까 싶어서 멜라토닌을 복용하는 이들도 있다. 소아과 병의원에서는 아동의 수면을 돕기 위해 멜라토닌을 자주 쓴다. 딱히 명확한 이유가 있어서 그런 것은 아니다. 추측건대 멜라토닌이 대체로 무해하다고 여기기 때문인 것 같다. 이 약은 비행 시차 같은 하루주기 리듬 문제에 가장 도움이 되는 듯하다. 그러나 장기적인 진정제로서도 효과가 있는지는 불분명하다.

멜라토닌은 정말로 효과가 있을까

요즘은 누구나 멜라토닌을 복용한다. 유행이라는 말 외에 달리 뭐라고 표현할 말이 없다. 멜라토닌은 얼마나 효과가 있을까? 2014년 발표된 한 연구 결과를 살펴보자. 이 연구는 수잔 사무엘리 통합 건강 연구소의 문헌 증거 평가 시스템을 사용해서 체계적으로 진행되었는데, 멜라토닌이 비행 시차를 억제하고 진정을 유도하는 효과가 약하다고 말한다.[2] 달리 말하면 멜라토닌의 효과 혹은 위해는 평소 머리를 놓고 자던 방향 말고 발을 놓고 자던 방향으로 돌아누워 자라는 수준의 조언과 비슷하다고 결론지은 것이다. 혹시 멜라토닌을 복용하지 않으면 잠을 잘 수 없다고 느끼는가? 그때는 이 연구 결과를 떠올리길 바란다.

벤조디아제핀 계열

제일 먼저 만들어진 수면제는 벤조디아제핀 계열 신경안정제인 디아제팜으로, 상품명은 '발륨'이다. 이 약은 1955년 폴란드 태생의 레오 슈테른바흐에 의해 최초로 합성되었다. 발륨은 복용하자마자 걱정이 즉시 사라지는 효과로 전 세계에서 큰 인기를 끌었다. 특히 가정주부들이 이 약을 선호했는데 롤링스톤스는 이에 영감을 얻어 〈Mother's Little Helper〉라는 노래를 만들 정도였다.

발륨은 발작 억제, 근육 이완, 불안 조절, 수면 보조 용도로 쓰였다. 내약성이라는 관점에서 보면 대체로 안전했지만, 진정제의 특성상 중독성과 결합될 때 안 좋은 결과를 빚어내기도 했다. 특히 술을 비롯해서 진정 효과가 있는 다른 약물들과 함께 쓸 때 더욱 그랬다.

최근 들어서는 신경안정제 계열의 약물을 사용할수록 인지 기능 쇠

퇴에 영향을 미친다는 연구 결과들이 나오면서 선호도가 점점 줄어들고 있다. 다만 늘 해오던 대로 진료하는 의사들은 여전히 무분별하게 처방 중이다. 따라서 혹시라도 모를 가능성을 고려해 할머니의 처방전 약 목록을 훑어보아야 할 것이다. 벤조디아제핀 계열 약물이 들어 있다면 다른 의사를 찾아가보는 것을 권한다.

벤조디아제핀 계열의 약물은 서파 수면, 즉 깊은 수면을 억제한다는 사실도 드러났다. 이 약을 복용하면 다음 날 상쾌한 기분으로 일어나기는 어렵다는 뜻이다. 진정 작용이 수면에 따라 다르다는 것을 여기서 확인할 수 있다. 수면을 통해 몸을 회복하려면 깊은 수면이 충분히 이루어져야 하는데, 단순한 진정만으로는 불가능한 것이다.

여담이지만 아직도 밝혀지지 않은 엘비스 프레슬리의 사망 원인은 대체로 수면제 발륨이 한몫했다는 인식이 널리 퍼져 있다. 수면과 진정 작용의 혼동할 경우 어떤 위험이 도사리고 있는지 명백히 보여주는 사건이다.

한편 벤조디아제핀 계열의 약은 디아제팜(발륨) 외에도 다양하다. 알프라졸람(자낙스), 클로나제팜(클로노핀), 에스타졸람(프로솜), 플루라제팜(달마인), 로라제팜(아티반), 미다졸람(베르세드), 테마제팜(레스토릴), 트리아졸람(할시온) 등이 그것이다.

이미다조피리딘 계열

벤조디아제핀 계열의 약물보다 더 안전한 새로운 약물을 찾으려는 노력 끝에 나온 성분이 바로 졸피뎀이다. 1993년 '암비엔'이라는 상품명으로 출시되었는데, 당시 이 약은 마치 기적의 약처럼 보였다. 벤조디아제핀의 부작용 없이 오로지 수면 촉진 효과만 가져다주는 것처럼 보였기 때문이다.

사람들은 마치 천연두처럼 불면증이 박멸되는 것쯤은 시간 문제로 여겼다. 그러나 유감스럽게도 그런 일은 일어나지 않았다. 졸피뎀이 나왔어도 사람들은 여전히 불면증에 시달렸고, 게다가 이 약을 복용한 환자들은 밤에 아주 기이한 일을 겪기 시작했다. 꿈을 꾸는 상태에서 식사, 운전, 섹스를 했지만 다음 날이면 아무것도 기억하지 못했던 것이다. 이와 같은 부작용이 드러나자 졸피뎀은 엄격하게 규제되었고 포장지에 경고문도 붙게 되었다.

다만 미국에서는 규제를 피해 나온 졸피뎀 성분의 약물들도 많다. '졸피미스트'는 사실상 졸피뎀의 코 분무제다. '인터메조'는 밤에 자다가 깼는데 다시 잠이 안 오는 사람들을 겨냥한 저용량 졸피뎀이다. '암비엔CR'은 졸피뎀을 더 많이 필요한 이들을 위해 약효가 더 오래 지속되도록 서방형으로 만든 것이다. 솔직히 나는 암비엔CR을 왜 쓰는지는 모르겠다. 용량을 더 늘리는 것이 반드시 해결책은 아니기 때문이다. 차라리 수면 전문의를 찾아가라! 게다가 제약사는 암비엔CR을 복용한 뒤 운전하지 말라면서 부작용을 경고한다. 못 믿겠다고? 약 상자 안에 든 복용설명서에 적힌 내용을 그대로 옮겨보겠다.

중추신경계 억제 효과와 다음 날 지장 초래
암비엔CR은 중추신경계 억제제이며, 처방전대로 사용할 때도

> 일부 환자에게서는 낮 시간 활동에 지장을 초래할 수 있습니다. 처방자는 지나친 억제 효과가 나타나는지 지켜보아야 하지만, 지장은 주관적인 증후군 없이도 일어날 수 있으며, (공식적인 심리운동 검사 이외의) 통상적인 임상 검사를 통해 검출되지 않을 수도 있습니다. 암비엔CR의 부정적인 진정 효과에 약역학적 저항성이나 적응이 생길 수도 있지만, 환자는 복용 뒤 운전이나 다른 위험한 활동 또는 정신적 각성 상태를 온전히 유지해야 하는 활동을 하지 말아야 합니다.

불면증 환자는 일반적인 수면 치료에 저항하면서, 좀처럼 수면제를 끊으려 하지 않는다. 졸피뎀을 먹어야만 그나마 잠을 자기에 낮에 졸지 않고 일할 수 있다는 것이다. 일자리를 잃지 않으려면 약을 복용해야 한다는 논리다. 그러나 낮에 온전히 각성 상태를 유지하면서 운전도 해야 한다면, 이 약은 업무에 도움을 주지 못한다는 점을 명심해야 한다.

암비엔의 단점을 보완하고자, 제약업계는 잘레플론$_{zaleplon}$ 성분의 '소나타$_{Sonata}$'를 출시했다. 이 약은 약물의 혈중 농도가 절반으로 줄어드는 시간인 반감기가 아주 짧아서, 효과가 길게 지속되는 약을 쓰기 어려울 때 주로 사용한다. 그러나 이 약도 졸음 운전의 가능성이 있으므로, 다음 날 낮에 운전을 하지 말라는 경고가 적혀 있다.

사이클로피롤론 계열

비非벤조디아제핀 계열의 약물을 찾아 사이클론피롤론 계열의 약물을 쓰기도 한다. 대표적으로 에스조피클론 성분이 있는데, 사이클론피롤론 계열의 약물 중에서 유일하게 일반 의약품으로 판매된다. 용량은 1, 2, 3mg으로 나온다. 수면 유도 효과를 얻고 싶을 때는 1mg을, 수면 유지에 문제가 있거나 아침 일찍 일어나야 하는 상황에서는 3mg을 쓴다.

라멜테온

2005년 라멜테온을 핵심 성분으로 하는 '로제렘'이라는 약이 불면증 치료제로 승인되면서 화제에 오른 적이 있다. 벤조디아제핀류와 비벤조디아제핀류는 뇌의 억제성 신경전달물질인 GABA를 표적으로 삼아서 진정 효과를 일으키는데, 로제렘은 그렇지 않은 최초의 약물이었다. 이 약의 기전은 멜라토닌 수용체에 작용하는 것이었다. 또 최초로 장기 사용이 가능하다는 승인을 받았다는 점에서도 다른 약들과 차이가 있었다. 그러나 많은 연구가 이루어졌음에도 불구하고 이 약은 그다지 주목을 받지 못했다. 사용자들이 보고하는 효과가 극적이지 않았기 때문이다. 한마디로 별로다.

수보렉산트

비교적 최근에 나온 성분으로 수보렉산트가 있다. '벨솜라'라는 상품명으로 출시된 이 약은 2014년 불면증 치료제로 승인을 받았다. 각성 효과가 있는 화학물질 오렉신의 기능을 방해하는 것이 기전이며, 용량이 적으면서 효과는 꽤 오래간다. 다만 오렉신에 영향을 미치므로 복용 시 수면마비와 허탈발작 같은 발작수면 증상이 나타날 수 있다.[3]

독세핀

독세핀 성분이 들어 있는 대표적인 약은 '사일레노'다. 불면증 치료에 종종 쓰이는 항우울제다. 복용 시 일부 환자에게는 하지불안증후군이 나타난다는 보고가 있다.

항우울제 및 기타 정신질환약

항우울제 이야기가 나온 김에 문제 하나를 내보겠다. 의사들이 가장 많이 처방하는 수면제는 어떤 것일까? 힌트를 주자면 이 약은 항우울제로 FDA 승인을 받았지만 수면제로는 승인을 받지 않았다.

정답은 '트리티코'다. 세로토닌 길항제 및 재흡수 억제제에 속하는 트라조돈이 핵심 성분이다. '레메론'도 우울증 치료제이면서 수면제로 사용된다. 레메론은 이름처럼 렘 수면을 취하게 해준다는 장점이 있지만 부작용으로 체중 증가를 겪는 사례가 다수 보고되었다.

항우울제 외에도 기타 정신질환에 처방되는 약이 불면증 치료에 사용되기도 한다. 예전에는 오로지 조증 등의 정신병 환자에게만 쓰였던 쿠에티아핀 성분의 '세로켈', 올라자핀 성분의 '자이프렉사', 리스페리돈 성분의 '리스페달'이 대표적이다. 그러나 이와 같은 약물들이 더 빨리 잠들게 하거나 수면을 유지하는 데 도움을 준다는 연구 결과는 전혀 없다. 수면을 제대로 이해하지 못하거나 치료하는 방법을 잘 모르는 일부 의사들에게서 보여지는 위험한 사례다.

이와 같은 사례에는 프로포폴 처방도 넣어야 할 듯하다. 프로포폴을 사용한 가장 유명한 인물은 마이클 잭슨으로, 그는 결국 의사의 무지 때문에 사망했다고 볼 수 있다.

수면제는 언제 복용해야 할까

지금까지 개발된 모든 약물 가운데 낮 시간 수행 능력을 증진시킨다고 알려진 수면제는 전혀 없다. 그럼에도 수면제가 유용한 경우가 있기는 하다. 특발성으로 문제가 발생했을 때 사용하는 것을 추천한다. 몇 가지 사례를 들어보겠다.

"한 달에 두 번 출장을 가는데, 회사가 마련한 호텔에서는 정말로 잠이 안 와요. 그것말고는 다 괜찮아요."

"남편이 암이라는 진단을 받았어요. 너무 심란해서 밤에 잠이 안 와요."

"인도에서 2주 있다가 막 돌아왔어요. 비행 시차로 고생하고 있어요."

위와 같은 상황에서 수면제는 일시적인 해결책을 제공한다. 마치 코 스프레이와 같은 것이다. 누구나 때때로 코가 막히고 그때 코 스프레이를 쓰면 코를 뚫는 데 도움이 된다. 하지만 막힌 코를 뚫겠다고 평생 코 스프레이를 달고 살 수는 없는 노릇이다. 장기간 사용하면 오히려 코막힘이 만성화될 수도 있다. 게다가 불면증은 하나의 증상이 아니라 증후군이라는 점을 기억하자.

수면제를 사용하겠다고 결심했으면 반드시 계획을 세워야 한다. 수면제를 언제 복용할 것인가? 반려견을 떠나보내고 상심에 빠져 잠들기 힘든 기간에만 복용할 예정인가? 근무 시간이 바뀌어서 낮에 자야 할 때만 복용할 것인가? 시차가 큰 나라로 출장을 갔을 때 복용할 것인가? 이와 더불어 반드시 언제 완전히 끊을 것인지도 계획에 포함되어야 한다.

그런데 수면제를 처방할 때 의사는 장기 계획을 논하지 않는다. 다른 질병은 장기적으로 보고 치료 계획을 세우는 것에 반해 유독 수면 문제는 예외다. 이를 쉽게 이해하기 위해 예를 들어보겠다. 만일 코피가 나서 동네 의원에 갔는데 의사가 그냥 며칠 동안 솜으로 틀어막고 지내면 괜찮아질 거라고 말했다고 해보자. 연륜에 의한 합리적인 대답으로 들릴 수도 있지만 집에 돌아가서 솜을 뺐더니 코피가 계속 흘러나온다면 어떻게 해야 할까? 다시 의원에 갔더니 또다시 별다른 말 없이 의사가 솜으로 틀어막고 좀 더 지내보라고 한다면? 결국 당신은 "어디서 피가 나는 거죠? 어떻게 해야 멈추는 걸까요?"라고 묻게 될 것이다.

수면 장애의 원인을 알아내는 장기적인 계획 없이 수면제만 처방하는 것은 코를 솜으로 틀어막으라는 일차원적인 대처에 지나지 않는다.

수면제 복용이 습관이 된 사람들은 대부분 처음에는 타당한 이유로 먹기 시작하지만 언제 끊어야 할지에 대해서는 의사도, 스스로도 아무런 계획이 없기 때문에 결코 끊지 못한다. 그들에게 수면제가 하는 역할은 화학적 효과보다 심리적 위안에 가깝다. 달리 말해 수면제는 애착 담요 같은 것이다. 내 아이들은 저마다 아끼는 담요가 있는데 이 담요가 있으면 언제 어디서나 잘 잔다. 그러나 담요가 없으면 공습 경보가 발령된다. 한번은 애착 담요를 놓고 가족여행에 간 적이 있다. 그날은 여행을 완전히 망칠 정도로 난리가 났었다. 고작 천 쪼가리 하나

여태까지 복용한 수면제에 점수 매기기

1. 종이와 연필을 준비하자.
2. 현재 복용하고 있는 모든 수면제를 적어보자. 세로켈, 자이프렉사 등 학술적으로는 수면제가 아니여도 수면 용도로 복용하고 있다면 적는다. 각각의 수면제에는 1점을 부여한다. 이때 처방전을 받아야 살 수 있는 약에는 2점을 준다.
3. 예전에 먹었던 수면제도 적는다. 효과가 없어서 끊은 것이라면 1점, 복용량이 너무 많다고 의사가 걱정해서 끊은 약이라면 2점을 준다. 이때도 처방전을 받아야 살 수 있는 약이라면 일괄적으로 2점을 부여한다.
4. 각 수면제를 먹기 시작한 날짜를 적고 끊은 날짜도 적는다. 5년 넘게 복용하고 있는 약이 있다면 1점, 10년이 넘었다면 2점을 준다.
5. 복용을 중단했을 때 금단 증상 등 문제가 생긴 약이 있다면 3점으로 바꾼다.

이제 당신은 수면 문제를 해결하기 위한 수면제 목록을 완성했다. 각각의 수면제에 대한 점수는 수면 전문의를 찾아갔을 때 유용하게 쓰일 것이다.

에 불과하지만 믿음과 습관, 두려움이 뒤섞여 만들어낸 결과다.

그렇다면 정말로 정말로 수면제가 필요할 때는 언제일까? 상황별로 정리하면서 이 장을 마치고자 한다.

- **명확한 스트레스 상황**: 사랑하는 사람과의 이별, 실직, 이혼, 만성 통증 등이 이에 속한다.
- **환경 문제**: 수면 환경이 잠들기 어려운 상황으로 이를테면 여행지

에서의 호텔 숙박, 가족 캠핑 등이 있다.
- **교대근무**: 평소 자던 시간이 아닌 시간에 잠을 자서 무척 졸리거나 수면 장애가 발생했을 경우다.
- **비행 시차**: 체내 시계가 어긋나는 지역에서 잠을 자야 할 때이다.

어쩌면 이 목록에 '일차 불면증'을 덧붙이고 싶은 사람도 있을 것이다. 그들 중 일부는 남들보다 높은 각성 상태를 유지하기도 하지만, 단지 잠들지 못할까 봐 수면제를 복용하는 것은 이해하기 힘들다. 그때 그들에게 필요한 것은 수면제가 아니라 CBT-I다.

KEY POINT

- 미디어가 전하는 잘못된 정보가 수면 건강에 대한 염려증을 만든다. 이때 수면제는 구원자로 등장한다. 약이 수면 문제의 유일한 해결책이라는 은근한 암시가 수면제 남용을 유발한다.
- 모든 진료실에서 대개 환자들이 흔히 호소하는 10대 증상에는 수면의학에서 다루는 증상인 졸음과 불면이 모두 속한다. 그러나 짧은 진료 시간 때문에 늘 우선순위에서 밀린다.
- 수면제의 종류는 다양하다. 최초의 수면제인 벤조디아제핀 계열부터 이미다조피리딘 계열, 사이클로피롤론 계열까지 존재한다. 항히스타민제, 멜라토닌 보조제, 항우울제도 수면 문제에 흔히 처방된다.
- 수면제는 특발적인 상황에서만 사용해야 한다. 급성 스트레스 상황, 주야간 교대근무, 비행 시차, 수면 환경이 갑자기 바뀌었을 때 등이다. 또한 복용하기로 마음먹었다면 언제 중단할 것인지도 계획에 반드시 포함되어야 한다.

앞서 나온 수면제를 복용하길 권하는 특발적 상황을 살펴보면 잠을 청하는 시각이 수면 문제를 일으킨다는 사실을 명확히 알 수 있다. 다음 장에서는 잠을 청할 때 대단히 중요한 역할을 하는 수면 시간표에 대해 상세히 알아볼 것이다. 이제 당신의 수면 시간표를 바꿀 차례다.

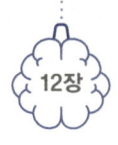

최적의
수면 시간을 찾아라

　　　　　수면 전문의로 일하면서 내가 가장 자주 받은 질문은 "숙면에 가장 중요한 것을 하나 꼽는다면 뭘까요?"다. 답은 간단하다. 바로 기상 시각이다.

"아침에 몇 시에 일어나세요?"라는 질문을 받으면 특정한 시각을 말할 수 있어야 한다. 모범 답안은 "6시 45분에 깨서 헬스장에 가거나 조깅을 해요"이다. 반면에 다음과 같은 대답이 나온다면 수면 습관에 문제가 있다는 뜻이다.

"보통 11시에 눕는데, 주말에 친구들과 만날 때는 2시나 3시까지도 놀아요. 그리고 정오까지, 늦으면 오후 2시까지 자요. 화요일에는 일찍 자려고 노력하고요. 빠르면 9시 정도요. 수요일 아침에 운동을 하거든요. 그런 날에는 점심시간에 차에서 45분 정도 낮잠을 자요. 주말에는 피곤해서 일찍 곯아떨어지기도 하고요. 그러다 중간에 깨기도 하는데, 다시 잠이 안 올 때도 많아요. 월요일에는 일어나기가 정말 힘들어서 회사에 늦기도 해요. 한 달에 한 번쯤? 그런 날에는 그냥 병가를 내고 온종일 자기도 해요."

이렇게 긴 설명을 듣다 보면 급성 권태에 빠져서 머리가 멍해진다. 과장처럼 느껴질 수도 있지만 상담실에서 환자에게 진짜로, 그것도 여러 번 들은 대답이다.

취침 시각도 일정해야 하지만 더욱 중요한 것은 기상 시각이 일정해야 한다. 하지만 수면 문제에 시달리는 이들 대부분은 이를 지키지 못한다. 심지어 오락가락하는 생활습관이 수면 문제의 큰 부분이라는 점을 인식하지 못하기도 한다. 기이하게도 이들은 그런 생활습관이 오히려 수면 문제 해결에 도움이 된다고 여길 때가 많다.

규칙적인 기상 시각이 중요하다

자신의 수면 시간표를 완전히 통제하는 이들도 있다. 무슨 일이 일어나든 6시 정각에 일어나 운동을 하는 등 하루 계획을 정확하게 지키는 사람들이다. 이들은 수면 시간도 늘 일정하고 정확하다.

한편 계획을 세우지만 밤잠을 제대로 못 자면 시간표가 엉망이 되는 이들도 있다. 전날 잠드는 데 평소보다 1~2시간이 더 걸렸다면 다음 날은 운동을 빠지고 부족한 만큼 더 자는 식이다. 이들의 기상 시각은 수면의 질에 달려 있다. 전날 잠을 잘 잤느냐 못 잤느냐에 따라 수면 시간표를 포함해 하루의 일과가 달라진다. 개가 꼬리를 흔드는 게 아니라 꼬리가 개를 흔드는 격이라고 말할 수 있다. 관련한 몇 가지 사례를 살펴보자.

"그제 여자친구 집에서 잠을 설쳐서 어젯밤에는 일찍 잤어요."
"새벽 3시까지 잠을 못 자는 바람에 알람이 6시에 울렸지만 도저히 잠이 깨지 않아서 회사에 전화해서 아프다고 했어요."
"저번에 지하실 페인트칠을 하려다가 마스킹 테이프만 붙여놓고 말았거든요. 아내가 너무 재촉해서 결국 어젯밤에 늦게까지 칠했어요. 그랬더니 낮에 너무 졸려서 낮잠을 실컷 잤더니 지금은 말똥말똥하네요."

당신이 대단한 부자라서 일할 필요가 전혀 없다면 언제 자고 일어나든 상관 없겠지만 대부분의 사람들은 출근, 미팅, 마감 등으로 깨어 있어야 할 시간이 정해져 있다. 나는 환자들에게 만약 나와 상담해서 수면 문제가 해결되지 않는다면 군대에 들어가야 한다는 농담을 곧잘 한다. 사실 반은 진담이 섞인 농담이기도 하다. 군대는 수면에 완벽한 환경이다. 기상 시각이 오전 5시로 언제나 일정하기 때문이다. 새벽같이 일어나서 낮에 졸리지 않겠냐고? 걱정할 필요는 없다. 계획된 체력 단련을 하다 보면 잠이 저절로 가실 테니까. 정해진 기상 시간, 아침식사, 체력 단련, 점심식사, 저녁식사, 취침 시간까지 매일이 똑같은 시간표대로 돌아간다. 다음 날도 마찬가지다. 같은 시간에 같은 활동을 되풀이한다. 입소하면 아마 며칠 동안은 새로운 환경에서 예상치 못했던 다양한 문제를 맞닥뜨리겠지만 여기에 수면 문제는 포함되지 않을 것이라고 장담한다. 그래서 종종 환자가 줄달음치는 마음 때문에 밤잠을 잘 이루지 못한다고 말할 때면 나는 으레 군대의 루틴을 떠올리게 되는 것이다.

최적의 수면 시간이라는 평균의 함정

그렇다면 도대체 언제 자고 언제 깨야 할까? 최적의 수면을 위한 적당한 시각이 있을까?

만약 출근 시간이 9시고 회사까지 30분이 걸린다면, 늦어도 8시에는 일어나는 편이 좋을 것이다. 여기에 아침을 먹고 운동을 하는 시간까지 들어가야 한다면 8시는 너무 늦을 것이다. 즉 취침 시각과 기상 시각은 각자의 상황이 고려되어야 한다. 다만 기상 시각을 정할 때는 잠에서 깰 때 느끼는 기분은 고려하지 말아야 한다. 일어날 때 기분이 별로였다고 그것을 일찍 깨서, 충분히 못 자서 그렇다고 오해하지 말라는 뜻이다. 세 살부터 여든 살까지, 어느 누구도 아침에 눈을 뜨는 그 즉시 너무도 상쾌하다고 느끼는 사람은 없다! 잠에서 깨서 멍한 상태가 말짱해지려면 약간의 시간이 필요한 법이다.

아침형 인간인지 저녁형 인간인지에 따라 달라지기도 한다. 아침형 인간이라면 오전 6시에 일어나는 편을 선호할 것이다. 저녁형 인간이라면 아침 운동은 도무지 상상하기 힘들고 차라리 늦게 일어나고 늦게 자는 편을 택할 것이다. 괜찮다. 밤 늦게까지 깨어 있는 것은 전혀 문제가 되지 않는다. 다만 저녁형 인간이라도 기상 시각은 일정하게 지켜야 한다.

다음으로 중요한 질문은 "잠은 얼마나 자야 할까?"이다. 이를테면 어느 조사를 통해 사람들이 초콜릿 쿠키가 든 상자를 뜯으면 한번에 평균 일곱 개를 먹는다는 사실이 밝혀졌다고 해보자. 그렇다고 쇼핑몰에 가서 무작위로 고른 100명에게 쿠키를 일곱 개씩 나누어주었을 때 모두가 남김없이 먹을까? 아마 덜 먹는 사람도 있을 것이고 더 달라는 사람도 있을 것이다. 그렇다고 덜 먹는 사람을 걱정의 눈으로 바라볼까? 당연히 그렇지 않을 것이다. 즉, 건강을 최적 상태로 유지하려면 매일 밤 8~9시간을 자야 한다는 말은 평균의 함정에 불과하다. 어떤 기사나 영상에서 적당한 수면 시간이 몇 시간이라고 말하든 간에 당신에게 딱 들어맞지 않을 가능성은 꽤 높다.

나에게 딱 맞는 수면 시간을 찾는 법

여기서 자신에게 딱 맞는 수면 시간을 찾는 법을 소개하고자 한다. 나는 이것을 '수면 아이스버킷 챌린지'라고 부른다. 먼저 기상 시각을 정한 뒤 시계를 여러 개 준비해서 기상 시각에 알람을 맞춘다. 침대 옆에는 얼음물을 채운 양동이를 가져다 놓는다. 배우자에게는 방 여기저기에 흩어놓은 알람이 계속 울려도 당신이 일어나지 않는다면 얼음물을 끼얹으라고 말해둔다. 당신이 잠들어야 하는 시간은 앞서 정한 기상 시각으로부터 5시간 30분을 뺀 시각이다. 예를 들어 알람을 아침 6시 30분에 맞추었다면 취침 시각은 새벽 1시 정각이다.

규칙은 단순하다. 취침 시각부터 잠자리에 들 수 있고 취침 시각이 되어도 졸리지 않다면 원하는 만큼 깨어 있어도 된다. 다만 일어나는 시각은 아침 6시 30분을 어겨서는 안 된다. 물론 더 일찍 일어나는 것은 허용한다. 낮잠을 자서는 안 된다. 책상 앞에서 졸아서도 안 되고, 저녁 식사 전에 잠들어서도 안 되고, 저녁에 소파에서 깜빡 졸아서도 안 된다. 오로지 잠은 새벽 1시부터 아침 6시 30분까지만 잘 수 있다.

도대체 왜 이런 엉뚱한 챌린지를 해야 하는지, 이것으로 어떻게 자신에게 딱 맞는 수면 시간을 찾을 수 있는지 의아할 수도 있다. 챌린지를 시도해보고 하루 이틀 지나 "의사 양반, 효과가 전혀 없다고요. 낮에 아주 졸리고 새벽 1시까지 깨어 있기도 점점 힘들어진단 말이에요!"라고 하소연할지도 모른다. 그렇다면 아주 잘하고 있는 것이다. 그것이 내가 의도한 바다.

우리 뇌의 시상하부에는 수많은 신경세포와 신경섬유가 뭉쳐진 시교차상핵이 있다. 시교차상핵은 시간 기록원으로 불리며 몸이 하는 거의 모든 일을 시간에 맞추어 진행되도록 한다. 언제 졸리고 언제 깨어 있을지 결정하는 것뿐 아니라 체온 변화도 조절한다. 시교차상핵이 평소 따르던 시간표를 버리고 다른 시간표에 적응하게 하려면 시간이 필요한 법이다. 수면 아이스버킷 챌린지를 해서 하루 아침에 결과가 나오지 않는다고 낙심하지 말기를 바란다.

챌린지를 이어나갈수록 몸은 5시간 30분이라는 수면 기회를 최대한으로 이용해 수면 욕구를 충족시키고자 애쓸 것이다. 당신이 챌린지 도중 규칙을 어기는 부정행위를 하지 않는다면 시간이 흐를수록 뇌는 잠자리에 누웠을 때 자려는 욕구를 점점 더 강하게 드러낼 것이다. 아무리 자고 싶어도 단지 5시간 30분만 잘 수 있다는 결론에 도달하기 때문이다. 그리고 당신은 더 깊게 잠들게 된다. 수면의 양이 부족한 상황을 보완하려면 수면의 질을 늘리는 수밖에 없기 때문이다.

이와 같은 방법은 수면제한요법이라고 부르는 CBT-I의 일부다. 대개 잠들기 어려워하고 자주 깨는 환자들에게 제시하는 치료법이다.

그런데 수면 문제를 해결하기 위해 일시적으로 잠자리에서 보내는 시간을 줄여야 한다고 말하면 환자들은 깜짝 놀란다. 수면제 처방을 받지 못해서 불만스럽게 진료실을 떠나는 이들도 있다. 나는 단기적으로 고통을 견디면 장기적으로 밤잠을 푹 자는 혜택을 누릴 것이라고 장담한다. 하루 종일 맑은 정신으로 생활하려면 실제로 얼마나 자야 하는지도 알게 될 것이다. 이윽고 잠들거나 잠을 유지하기 어렵다는 걱정은 과거의 일이 된다. 누워서 잠드는 데 약이나 긴장 완화 앱, 쥐오줌풀 뿌리 차나 멜라토닌도 필요없다.

이제 남은 문제는 낮 동안 깨어 있는 것이다. 걱정할 필요 없다. 해결책은 간단하다. 기상 시각은 아침 6시 30분으로 유지한 채, 취침 시각을 새벽 1시에서 12시 45분으로 당기자. 그러면 매일 밤 15분을 더 자게 된다. 일주일로 치면 약 2시간이다. 만일 그것만으로 낮에 지나치게 졸리는 문제가 해결된다면 완벽히 다 끝났다. 당신의 생애 그 시점에서는 하루 5시간 45분이 당신에게 적정 수면 시간이다.

그러나 15분을 조정하는 것만으로 낮 시간의 지나친 졸음이 사라지지 않을 수도 있다. 그렇다면 취침 시각을 더 당겨야 한다. 명심하자. 기상 시각이 아니다. 잠자리에 누웠을 때 약 15분 이내에 잠에 들거나 다음 날 졸리지 않을 때까지 취침 시각을 조정한다.

다만 여기서 든 예시의 수치와 달리 하루 6시간 미만으로 자면서 살아갈 수 있는 사람은 아주 드물다. 수면제한요법을 거친 환자들의 데이터를 취합해보면 대개 6시간 30분에서 7시간 정도가 적정 수면 시간인 듯하다. 또한 수면 욕구는 사람마다 다르고 그 욕구는 일생 동안 계속해서 달라진다(대개는 줄어든다).

아침형 인간과 저녁형 인간, 어느 쪽이 좋을까

내 몸에 맞는 수면 시간표를 찾았다면 이제 하루주기 리듬을 살펴볼 차례다. 하루주기 리듬 장애가 있으면 몸은 너무 빠르거나 너무 늦게 반응하거나, 도무지 시간을 종잡지 못한다. 지휘자가 없는 오케스트라를 상상해보자. 아니, 술 취한 지휘자가 지휘하는 중이라는 쪽이 더 나은 비유일 듯하다. 금관악기가 너무 일찍 연주를 시작하고 타악기는 뒷북을 친다. 하루주기 리듬 장애를 겪는 상황은 이와 다를 바 없다. 각 기관계가 딱 맞는 시간에 합주해야 우리 몸은 멋진 교향곡처럼 매끄럽게 잘 돌아간다.

하루주기 리듬이 망가진 경우는 대표적으로 세 가지를 꼽을 수 있다. 먼저 변동된 스케줄에 적응이 어려울 때다. 아침형 인간과 저녁형 인간은 그 자체로는 아무런 문제가 없지만 각각 학교, 회사 일정에 맞추어 수면 시간을 조정하기 어렵다면 문제로 본다. 또한 주야간 교대근무로 인한 수면 장애는 하루주기 리듬 장애의 대표적인 사례다. 앞에서도 주야간 교대근무의 심각성을 여러 번 언급했지만 여기서는 이 문제를 사회적 측면에서 다루며 해결할 방안을 논해보려고 한다. 마지막으로 시신경 문제로 하루주기 리듬 장애가 발생하는 경우도 있다. 이것은 일반적이지 않은 경우라 다루지 않고 넘어갈 것이다.

아침형 인간과 저녁형 인간을 이야기할 때는 크로노타입chronotype이라는 용어를 빼놓을 수 없다. 사람이 하루 중 가장 활발하게 깨어 있는 시간대와 잠드는 시간대에 관한 경향성을 뜻하는 용어로 우리 뇌가 선호하는 시간의 유형을 가리킨다. 크로노타입은 유전자의 영향을 받는다. 시계유전자clock gene라는 특정한 유전자가 크로노타입에 영향을 미친다. 또 나이도 한 가지 요인인 듯하다. 젊을 때는 저녁형에 가깝다가 나이를 먹을수록 점점 더 아침형으로 옮겨가는 경향을 보인다. 다행인 것은 크로노타입이 절대적이지 않다는 점이다. 빛 노출, 식사 시간, 운동 시간표, 사회적 상호작용, 수면 시간표의 변화를 통해 조정할 수 있다.

저녁형을 이르는 의학 용어는 위상 지연phase delayed이다. 아침형은 위상 전진phase advanced이라고 부른다. 많은 젊은이들은 위상 지연 상태다. SNS를 하면서 밤 늦게까지 깨어 있다가 새벽 3시가 되어서야 비로소 잠에 든다. 그래도 학교는 같은 시간에 시작하니까 등교할 시점에는 《워킹 데드》의 한 장면처럼 보이는 상황이 펼쳐진다. 의욕이라고는 없는 학생들이 멍한 표정으로 흐느적거리면서 학교로 들어간다. 학교에서는 꾸벅꾸벅 졸다가 하교 종이 울리면 비로소 깨어나 집으로 돌아간다. 당연히 좋은 성적을 내기란 어렵다. 따라서 이와 같은 경우는 하루주기 리듬 장애, 특히 수면위상지연증후군이 있다고 본다.

반면 수면위상전진증후군은 은퇴 후 시골에서 느긋하게 시간을 보내는 할머니의 하루를 떠올려보면 이해하기 쉽다. 할머니는 낮에 즐거운 시간을 보낸 뒤 집으로 와서 저녁식사를 한 다음, 뉴스를 보고 잘 준비를 한다. 오후 8시도 안 되었는데 말이다. 그리고 새벽 4시에 일어나 아침식사를 한다. 할머니는 왜 그렇게 일찍 일어날까? 노년이 되면 하루주기 리듬이 매우 앞당겨지기 때문이다. 정상적인 취침 시각과 기상 시각보다 2~3시간이 앞당겨져 있는 상태를 수면위상전진증후군이라고 한다. 나이를 먹으면 수면 욕구가 줄어드는 동시에 활동 수준도 줄어들기에 때로는 새벽 2~3시에 깼다가 다시 잠이 오지 않기도 한다.

교대근무자를 위한 조언

교대근무자는 일반적이지 않은 시간에 일하는 모든 사람을 가리킨다. 즉, 오전 9시부터 오후 4시 사이에 근무하지 않는 직업을 가진 모든 사람이 그에 속한다. 야간 근무조가 아니라도 교대근무자 범주에 들어갈 수 있다는 뜻이다. 오후 2시부터 오후 11시까지 일하거나, 며칠 단위로 일반적인 근무 시간과 일반적이지 않은 근무 시간을 오가는 경우가 그 예다. 미국의 근로자 중 약 15퍼센트는 일반적인 시간에 일하지 않는다. 그중 4분의 1은 부자연스러운 근무 시간표로 힘겨워하며 이런저런 질환에 시달린다. 심장병, 기분장애, 체중 문제, 암은 교대근무와 관련이 있다고 밝혀졌다.

단지 건강만이 아니다. 가정 생활이 엉망이 되기도 한다. 특히 불규칙한 근무 시간표 때문에 식구들의 이해를 구해야 하는 여성은 더욱 그렇다.[1] 이를테면 원자력 발전소에서 일해서 밤새 일하고 아침 7시에 퇴근하는 여성의 삶을 살펴보자. 직장을 나서니 해가 뜨고 있다. 운동은 건너뛰기로 했지만 집에 우유가 떨어져서 장은 봐야 한다. 무거운 짐을 들고 집에 오니 TV 뉴스에서는 새로운 소식들이 쏟아지고 있고, 아이들은 마지막 남은 과자를 자기가 먹겠다고 다투고 있다. 배우자는 으레 그렇듯이 일찍 회의가 있어서 아이들을 등교시킬 시간이 없다고 한다. "당신이 학교까지 태워주고 와서 자도 되잖아?"라고 말하는 배우자에게 화를 낼 기운조차 없다. 처리해야 할 공과금과 청구서는 식탁에 어지럽게 쌓여 있다.

문제는 또 있다. 나이가 들수록 교대근무가 점점 더 힘들어진다는 점이다. 대체로 저녁형 인간이 아침형 인간보다 하루주기 리듬 변경에 잘 대처하는 경향이 있는데, 문제는 우리가 노년으로 갈수록 아침형 인간이 된다는 것이다. 다시 말해 낮에 자고 저녁에 활동해야 하는 사람들은 근무 시간이 정상적인 사람에 비해 잠을 덜 자며, 질병에 더 잘 걸리고, 일상생활이 더 힘들다. 때로 그들은 은행에 가거나 운동 수업이 듣고 싶어서 잠을 아예 포기하기도 한다.

낮에 수면을 취하기는 정말 힘들다. 친구와 가족이 모두 잠들고, TV를 켜도 볼 것이 없는 컴컴한 밤에 드러눕기는 아주 쉽다. 달리 할 일이 없으니까. 그러나 수면 시간표가 오락가락한 상황에서 우리 몸의 시교차상핵은 시간을 파악하기가 어려워져서 깨어 있어야 할 때 졸리고 자야 할 때 말똥말똥할 때가 많다. 따라서 교대근무자에게는 잘 수 있을 때 잠을 자는 일이 대단히 중요하다. 일출과 일몰에 따라 활동할 수 없다면 자야 할 때 밤과 같은 어둠을 스스로 조성해야 한다.

나는 수면제를 그리 좋아하지 않지만 교대근무자에게는 수면제를 권하기도 한다. 각성 상태를 유지하거나 입면 시 도움이 된다. FDA가 교대근무장애를 질환으로 인정했기에 이제는 각성을 촉진하는 모데나필 같은 약을 처방할 수도 있다. 교대근무장애를 질환으로 본다는 사실에 거부감이 느껴질 수도 있다. 하지만 환자의 목숨을 위협한다는 차원에서 보면 절대로 가벼이 볼 질병이 아니다. 각성 수준을 높이는 용도로 나온 약물은 업무 생산성을 높일 뿐 아니라 운전자가 살아서 집까지 갈 수 있도록 돕는 역할도 한다.

한편 교대근무는 고용주 입장에서도 생각해볼 문제다. 교대근무자들은 자주 아프고, 주간 근무자보다 꾸벅꾸벅 조는 시간이 더 많기에 비용적으로 보았을 때 손해다. 교대근무의 위험을 알리는 연구들은 계속 쏟아지고 있다. 아마도 지금과 같이 주야간을 바꾸는 교대근무 방식은 앞으로 20년 이내에 사라질 것이다.

그 단초는 지금도 보인다. 내가 수련의 과정을 시작할 때만 해도 근무 시간을 제한하는 규정은 전혀 없었다. 수련의 과정을 영어로 왜 '레지던시$_{residency}$'라고 하는지 아는가? 내가 수련의 과정에 들어가기 한 세대 전부터 선배 의사들이 병원 내 골방에 기거하면서 일했기 때문이다. 병원이 바로 집이었다. 다행히 내 수련의 과정 마지막 해에 정부는 주중 근무 시간을 8시간으로 제한함으로써 무제한 근무를 종식시켰다.

교대근무는 석면과 같다. 석면은 아주 좋은 단열재다. 불에 안 타고 소리도 잘 흡수하며 구하기도 쉽다. 교대근무도 일터를 24시간 꼬박 돌아가도록 함으로써 기업의 생산성을 높인다. 야간 근무 직원은 관리가 덜 필요하고 인력을 구하기도 어렵지 않다. 하지만 석면과 교대근무는 둘 다 죽음으로 이어질 수 있다. 주택과 건물의 단열재로 널리 쓰이는 흔한 물질이 암을 일으킨다는 사실이 밝혀졌을 때 많은 이들의 가슴이 철렁했다. 교대근무가 수면에 해로운 효과를 미친다는 연구 결과를 접했을 때 나도 똑같이 느꼈다. 심지어 교대근무는 지금의 우리 사회를 만든 핵심 요소 중 하나다. 과연 이 문제를 어떻게 하면

> **빛을 조절해서 수면 장애를 완화하는 법**
>
> 값싸고 밝은 LED 조명의 등장으로 하루주기 리듬 장애를 치료하는 데 쓰이는 광 치료 장치의 가격도 많이 낮아졌다. 광 치료 장치는 온라인으로 쉽게 구할 수 있다. 태양보다 밝은 것부터 휴대용까지 다양하다. 블루라이트 차단 안경도 도움이 된다. 야근 근무 시 컴퓨터를 봐야 할 때 쓰길 권한다. 비행 시차도 하루주기 리듬 장애의 일종이므로 여행을 다닐 때는 안대를 반드시 휴대하자.

해결할 수 있을까? 앞으로 우리가 풀어나가야 할 숙제다.

하루주기 리듬 장애는 수면제를 사용하면 도움이 된다. 다시 강조하지만 수면제를 쓰려면 계획을 철저히 세워야 한다. 다만 수면제를 쓴다고 해도 이는 어디까지나 문제 해결의 시작에 불과하다.

장기적으로 성공을 거두려면 다른 치료법을 함께 써야 한다. 시신경에 문제가 있는 환자를 제외하고는 치료 과정에서 빛이 중요하다. 수면위상전진증후군 할머니가 저녁 퀴즈쇼가 끝날 때까지 깨어 있으려면 낮에 햇빛을 봐야 한다. 수면위상지연증후군인 할머니의 손자도 아침 일찍 등교해서 맑은 정신을 유지하려면 빛이 필요하다. 교대 근무자의 각성 촉진에도 약과 빛이 함께 쓰일 때가 많다. 특히 업무나 운전을 하느라 주의를 집중해야 할 때 빛은 중요한 역할을 한다.

그 외 운동, 수면에 도움을 주는 식사, 적절하면서 규칙적인 수면 시간표도 도움이 된다.

KEY POINT

- 잠을 푹 자기 위해서는 취침 시각보다 기상 시각을 일정하게 지켜야 한다.
- 모두에게 딱 맞는 최적의 수면 시간은 없다. 매일 밤 몇 시간을 자야 한다는 평균의 함정에 빠지지 말고 스스로 최적의 수면 시간을 찾아라.
- 수면 문제를 해결하려면 수면 시간을 줄여야 한다. 수면의 양이 부족한 상황을 만들면 뇌가 수면의 질을 늘릴 수밖에 없다. 이를 수면제한요법이라고 부른다.
- 아침형 인간이 수면에 더 좋은 것은 아니다. 아침형 인간과 저녁형 인간은 그 자체로는 아무런 문제가 없다. 다만 저녁형 인간이라도 항상 기상 시각은 일정해야 한다. 또한 어느 쪽이든 만약 학교나 회사 등 일정에 맞추어 수면 시간을 조정하기 어렵다면 문제로 본다.
- 교대근무는 수면 문제뿐 아니라 건강, 일상생활, 직업 안정성에도 영향을 미친다. 교대근무 방식은 우리 사회가 풀어나가야 할 숙제다.

아무리 최고의 수면 시간표를 지니고 있어도 때로는 수면이 충분하지 않을 수 있다. 그럴 때 필요한 것이 바로 낮잠이다. 낮잠은 어떤 방식으로 자는 게 좋을까? 언제 어디에서 자야 할까? 다음 장에서 이야기할 것이다.

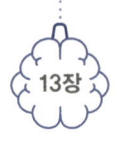

수면 효율을 최상으로 끌어올리는 낮잠

나는 낮잠을 좋아한다. 아마 싫어할 사람은 거의 없을 것이다. 주말 오후 잠시 소파에 늘어져 있을 때 찾아오는 낮잠은 밤잠과는 또 다르다. 더 축 늘어지고 나른해서 달콤하다.

수면 문제를 해결한다고 하면 보통은 밤에 푹 자게 만들어주는 일이라고 생각하지만, 낮잠 문제를 빼놓고 지나갈 수는 없다. 낮잠을 자도 괜찮을까? 낮잠을 자도 나쁘지 않다면 얼마나 자는 것이 좋을까? 낮잠이 우리 삶에 어떤 역할을 하는지 알기 위해서는 먼저 어떤 수면이 좋은 수면인지 이해해야 한다. 이때 고려해야 하는 것이 수면 효율이다. 수면 효율은 다음 공식으로 구한다.

(자는 시간 ÷ 누워 있는 시간) × 100 = 수면 효율(%)

누워 있는 동안 자는 시간의 비율을 계산하는 것으로 대체로 85~90퍼센트가 나오면 정상으로 본다. 왜 100퍼센트가 아닐까?

저녁 9시에 잠자리에 드는 사람을 이 공식에 대입해보자. 그는 잠드는 데 1시간이 걸리고 일단 잠이 들면 대개 3시간은 깨지 않는다. 잠시 깨서는 화장실에 다녀오고 이메일을 살펴본 뒤 약 30분이 지나서 다시 잠에 든다. 그렇게 푹 자다가 다음 날 아침 7시에 깨어나 약 45분 동안 침대에서 꾸물대다가 일어난다. 자, 계산기를 두드릴 준비가 되었는가? 이 사람이 누워 있는 시간은 10시간 45분이다. 다만 실제로 자는 시간은 그보다 짧다. 잠드는 데 1시간을 쓰고, 중간에 깨서 30분을 보냈다. 아침에 잠에서 깼지만 그대로 누워 있는 45분도 있다. 이것들을 합하면 2시간 15분이다. 누워 있는 시간 10시간 45분에서 2시간 15분을 빼면 실제로 잔 시간은 8시간 30분으로 나온다. 따라서 이 사람의 수면 효율은 79.1퍼센트다.

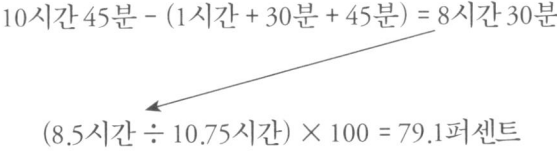

10시간 45분 − (1시간 + 30분 + 45분) = 8시간 30분

(8.5시간 ÷ 10.75시간) × 100 = 79.1퍼센트

수면 효율을 계산할 때 누워 있는 시간은 환자가 잠든 뒤부터 치는 것이 일반적이지만, 여기서는 그 차이를 극명하게 보여주고자 일부러 잠드는 데 걸리는 시간까지 포함했다. 즉, 이 사람은 거의 8시간을 자지만 수면 효율은 비교적 낮다. 따라서 아침에 일어날 때 그다지 상쾌하다는 느낌을 받지 못할 것이다. 이처럼 잠을 못 잔다면서 내 진료실을 찾는 환자 중에는 수면 시간에는 문제가 없는데 수면 효율이 문제인 경우가 많다.

낮잠으로 밤잠을 보충해서는 안 된다

수면 효율이 낮다고 해서 늘 졸린 것은 아니다. 케네스 리히슈타인이 2000년 미국 멤피스 대학교에서 발표한 연구 결과를 보아도 그렇다. 그는 불면증 문헌들을 폭넓게 살펴보았는데, 불면증 환자들이 한결같이 낮에 졸음에 시달리지도 활동에 지장을 받지도 않는다는 사실을 발견했다.[1] 실제로 내게 잠을 못 잔다거나 수면 효율이 낮다고 호소하는 환자들은 엡워스 졸음 척도 점수가 완벽하게 정상으로 나온다. 그럼에도 잠을 제대로 못 잔 듯한 기분을 느끼는 이유는 무엇일까? 이쯤이면 아마 그 이유를 짐작했을지도 모르겠다. 바로 12시간 누워 있으면서 7시간밖에 못 자기 때문이다.

나는 수련의 때 밤낮으로 당직을 서느라 바쁜 날에는 틈틈이 쪽잠을 잘 때가 많았다. 그렇게 매일 밤 자다 깨다를 반복하면 기분이 매우 좋지 않았다. 쪽잠을 잔 시간을 합치면 수면 시간은 괜찮았지만 수면 효율은 끔찍했다. 내 경험뿐 아니라 수면을 교향곡 연주에 비유해서 환자들이 느끼는 나쁜 기분을 설명할 수도 있다. 한 곡을 연주하는 동안 20분마다 연주를 멈추는 공연이라면 어떨까? 그런 상황이 공연 내내 반복된다면? 오케스트라가 모든 음을 정확히 연주한다고 해도 공연이 끝날 즈음이면 몹시 짜증이 날 것이다.

수면의 효율이 나쁜 환자들은 기분이 좋지 않기 때문에 잠을 제대로 못 잔다는 결론에 이른다. 여기까지는 적절하다. 그러나 이를 해결하겠다고 선택하는 방법은 그다지 현명하지 못할 때가 많다. 환자들의 해결책은 대개 다음 둘 중 하나다.

- "너무 피곤해서 평소보다 조금 더 이른 시간에 누웠어요."
- "어젯밤에 잠을 너무 설쳐서 낮잠을 자려고 해요."

평소보다 일찍 잠자리에 든다는 해결책은 얼핏 보면 당연한 행동처럼 느껴진다. 하지만 이는 저녁 7시에 배가 고프지 않다면, 음식을 좀 더 먹을 수 있게 한 시간 더 일찍 식당에 가는 편이 좋다는 말과 동일한 논리다.

낮잠은 어떨까? 잠을 잘 못 자면 피곤하니까 낮잠을 자는 것도 나름 타당한 행동 같다. 그런데 낮잠을 자면 밤에 수면 효율은 어떻게 될까?

다시 이 장 초반의 질문으로 돌아가보자. 낮잠은 언제 얼마나 자야 할까? 답부터 말하면 다음의 예시와 같은 시간에는 낮잠을 자도 괜찮다.

- 밤잠의 수면 효율이 제대로 나오지만 그럼에도 여전히 졸릴 때
- 낮잠이 밤잠 시간표를 방해하지 않는 게 확실할 때

이를 앞서 이야기한 수면 효율이 79.1퍼센트인 사람에게 적용해보자. 그의 밤잠은 효율적일까? 안타깝지만 79.1퍼센트는 정상적인 수면 효율 기준을 충족시키지 못하므로 낮잠은 자지 않는 것이 좋다. 설령 그가 너무나 낮잠을 자고 싶어 한다고 해도 그렇다. 이 딱한 사람이 지난밤에 놓친 잠을 좀 보충하겠다는 데 극구 말리는 나를 인색한 사람으로 생각할지도 모르겠다. 하지만 관점을 달리하면 그것이 유일

하게 합리적인 방법이라는 사실을 알아차릴 것이다.

이미 알아차렸겠지만 나는 수면을 섭식과 비교하기를 좋아한다. 낮잠도 더 나은 비유를 찾기는 어렵다. 만일 자신의 아이가 입이 짧은 아이라고 가정해보자. 저녁 식탁 앞에서 "세상에는 굶주리는 아이들이 얼마나 많은데"라면서 한바탕 연설을 해도 아이는 깨작거릴 것이다. 당신의 집에서는 매일 아이를 먹이기 위한 소동이 일어난다. 어떤 방법을 써도 듣지 않자 결국 당신은 의사를 찾아가게 된다. 그리고 진료를 위해 아이의 일과를 이야기하다 보면 깨닫게 될 것이다.

"그러니까 3시 반에 하교해서 피자 간식을 먹고 놀러 나가요. 몇 시간 뒤면 저녁식사를 하는데 그때부터 난리가 나요. 대체 왜 그럴까요." 당신은 한숨을 내쉰다.

"피자 간식이 뭔가요?" 의사가 묻는다.

"아, 집에 오면 배가 고프니까 피자 몇 조각을 먹이거든요. 아이가 좋아하기도 하고요."

의사는 아이의 섭식 문제가 사실은 아이의 잘못이 아니라고 말한다. 아이는 이미 몇 시간 전에 음식을 먹었기에 식욕이 없는 것이다.

다시 수면으로 돌아가서, 누군가의 수면 효율이 낮은 이유가 과연 무엇일 것 같은가? 몇 가지 이유를 댈 수 있겠지만 아마 가장 큰 원인은 밤에 잠을 자기 전에 '수면 간식'을 먹었기 때문일 가능성이 높다. 수면 간식을 다른 말로 하면? 낮잠이다.

밤에 제대로 자지 못할 때 우리가 취하는 방법 중 가장 좋지 않은 것은 잠들려고 애쓰는 시간을 늘리는 것이다. 평소보다 일찍 눕는 것은 물론이고, 낮잠으로 더 늦게 잠에 드는 일도 모두 여기에 속한다.

낮잠은 대개 밤잠 효율을 보완하거나 증진시키려는 목적을 지니기 때문이다. 잘 기회가 있었지만 못 자는 바람에 놓친 수면을 보충하려는 목적이 아니다. 이를 이해하는 것이 아주 중요하다.

시간은 짧게, 밤잠을 방해하지 않는 선에서

낮잠의 목적에 대해 착각하면 수면을 둘러싼 문제는 더욱 악화된다. 특히 은퇴한 사람들을 그 예로 들 수 있다. 은퇴자들은 더 이상 시간에 맞추어 출근할 필요가 없으므로 밤잠을 설치면 낮에 꾸벅꾸벅 졸아도 된다. 그런데 그들의 지나친 낮잠은 밤에 잠에 들지 못하는 악순환을 만들어낸다. 이 악순환이 계속 이어져서 결국에는 건강을 위협한다.

그렇다면 이런 경우는 어떨까? 이 사람은 새벽 12시 30분에 잠자리에 눕자마자 잠이 든다. 그는 아침 6시에 알람이 울릴 때까지 푹 자며 일어나서는 곧바로 헬스장에 간다. 45분 동안 운동을 하고 샤워를 한 뒤 사무실로 향한다. 열심히 일을 하다가 11시 30분쯤 되니 피곤해져서 15분 정도 낮잠을 자기로 한다. 이 사람의 낮잠은 밤잠에 영향을 미칠까?

일단 사례의 주인공은 눕자마자 잠에 드는 타입으로 밤잠의 수면 효율성이 매우 높다. 한편 낮잠이 밤잠에 미치는 영향도 적을 것이다. 저녁식사 전에 피자 몇 조각을 먹은 아이와 포도알 몇 개를 집어먹은 아이가 저녁밥을 대하는 태도가 다른 것과 같다. 15분의 짧은 낮잠은 밤잠에 영향을 거의 미치지 않는다. 이 사례의 주인공은 아마 수면 효율이 100퍼센트에 근접할 것이다.

다만 우리가 짚고 넘어가야 할 것은 수면 효율이 높을수록 반드시 좋은 것만은 아니라는 점이다. 이상하게 느껴질 수도 있다. 시험 점수는 높을수록 좋지 않던가? 여기에는 두 가지 고려해야 할 사항이 있다. 첫째는 사람이라면 누구나 자다가 깬다는 사실이다. 설사 스스로 알아차리지 못할지라도 잠에서 깨는 시간이 분명히 있고 이는 정상적이다. 만약 수면 효율을 높여야겠다고 생각하고 100퍼센트의 수면 효율을 목표로 한다면 비현실적이라는 뜻이다.

둘째로 고려해야 할 사항은 극도로 높은 수면 효율이 수면 부족으로 인해 나타날 때가 빈번하다는 사실이다. 이를테면 긴 여행에 필요한 짐을 꾸리거나 세금 신고 마감일을 지키기 위해 이틀 동안 밤을 샜을 때 우리 몸에서는 어떤 일이 일어날까? 새벽 4시에 잤는데 아침 6시 30분에 일어나도 아무런 문제가 없도록 하기 위해 수면 효율을 높일 것이다. 이것은 우리가 추구해야 할 방향이 아니다.

게다가 이 사람은 오전에 가까운 시간에 낮잠을 잤다. 설령 이 낮잠이 밤잠을 보충하기 위한 목적이었다고 해도 밤에 잠자리에 들기 전까지 다시 졸음이 쌓일 시간은 충분하다.

여기서 한 가지 궁금증이 생길 것이다. 그렇다면 오전에 낮잠을 자는 것이 가장 좋을까? 물론 졸음의 증가 측면에서 보면 오전에 낮잠을 자는 게 더 좋지만 그보다 중요한 것이 있다. 바로 수면 시간표에 맞추어 낮잠을 자야 한다는 것이다. 뇌는 무언가에 반응하는 것보다 무언가를 예측하길 좋아한다. 따라서 무작위적인 낮잠보다 시간이 정해진 낮잠이 좋다. 이것은 기상 시각을 동일하게 유지하는 것이 좋은 이유와 같은 선상에서 파악해야 한다. 노파심에 덧붙이면 그렇다고 매일 낮잠을 자야 한다는 의미는 아니다. 규칙적인 시간에 일어난다면 낮잠을 자고 싶을 때도 동일한 시간에 자야 한다는 뜻이다. 이는 아기를 재울 때도 가장 먼저 고려해야 할 사항이다. 낮잠을 재울 때 일정한 시간에 아이를 재우는가? 아니면 그냥 '졸려 보일 때마다' 재우려 하는가?

낮잠 후 더 멍해진다면

일정한 낮잠 시각만큼 중요한 것이 또 있다. 앞의 100퍼센트 수면 효율을 내는 사례자를 통해 잠깐 언급했지만 바로 낮잠의 지속 시간이다. 때로 졸려서 도무지 무엇을 할 수 없어서 낮잠을 잤는데 오히려 더 멍해진 적이 있을 것이다. 이것을 낮잠 후 멍한 상태$_{\text{post-nap funk, PNF}}$라고 한다. 낮잠을 오래 잔 뒤에 나타나는 몽롱하고 멍하고 머리가 지끈거리는 느낌을 뜻한다.

기본적으로 낮잠 후에 멍한 상태가 나타나는 이유는 뇌가 깊은 수면에 들었다가 빠져나오기를 원치 않아서다. 수면은 처음에 얕은 단계로 시작된다는 점을 다시 떠올리자. 낮잠은 그림 13.1의 좋은 낮잠 그래프처럼 두 가지 얕은 수면 단계만을 포함하는 것이 이상적인데, 낮잠을 자다 보면 깊은 수면 단계까지 가기도 한다. 이처럼 낮잠의 시간이 길어지면 낮잠을 통해 기운을 회복하는 대신 정신을 멍하게 만

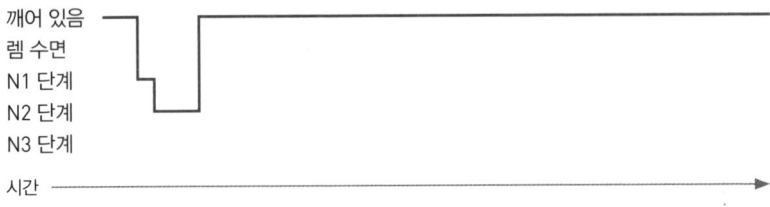

그림 13.1 | 좋은 낮잠의 수면도

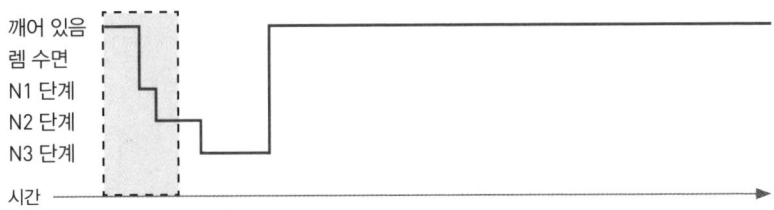

그림 13.2 | 좋지 않은 낮잠의 수면도 낮잠 후 멍한 이유는 깊은 수면인 N3 단계까지 잠이 들었다가 깨어났기 때문이다.

드는 깊은 수면에 빠지게 되는 것이다.

밤잠과 마찬가지로 낮잠도 언제나 명확한 끝이 있어야 한다. 달리 말해 낮잠도 언제나 수면 시간표를 따라야 한다. "오후 1시부터 1시 25분까지 낮잠을 자겠다"는 식으로 계획해야 한다. 멍한 상태에 빠지지 않고 각성도도 높이려면 깊은 수면으로 들어가기 전인 20~30분 정도의 낮잠이 이상적이다. 여기에 더해 더 좋은 효과를 보려면 매일 낮잠을 자고 난 직후에 햇볕을 쬐고 가벼운 운동을 하길 추천한다. 특히 낮잠 후 햇볕을 쬐는 행동이 일관적으로 지속되면 뇌의 하루주기 리듬에 더욱 명확한 알림을 줄 것이다.

아늑한 낮잠 환경 조성하기

낮잠 환경도 대단히 중요하다. 낮잠의 영향이 가장 명확히 나타나는 분야는 프로 스포츠라고 할 수 있다. 프로 선수는 기량을 최고로 발휘하기 위해 모든 요소를 최고 수준으로 준비한다. 훈련 시설은 첨단 기술 장비로 가득하며, 식단은 영양과 대사 균형을 완벽하게 맞추어 따른다. 간혹 영화나 드라마에서는 메이저리그에서 가장 잘 나가는 선수라도 경기 후에 로커룸 구석에서 대충 수건을 베고 자는 모습을 보여주기도 하는데 이는 사실이 아니다. 물론 그런 일이 아예 없지는 않다.

일전에 내가 한 구단에서 자문을 할 때 식료품실에 간식을 가지러 갔다가 쪼그려 자고 있는 선수를 본 적이 있다. 최첨단 시설을 마다하고 그 선수는 왜 식료품실에서 낮잠을 잤을까? 이유는 두 가지일 것이다. 낮잠을 자려면 조용하고 컴컴한 곳이 필요한데, 그 기준에 그나마 부합하는 곳이 거기뿐이었다. 또 낮잠을 잘 때는 약해지고 나른해지므로 사람들의 눈을 피하고 싶었을 것이다.

만약 당신이 낮잠을 잔다면 조용하고 컴컴한 곳이 좋다. 그리고 낮잠에 방해될 요소를 제거하라. 휴대전화를 끄고 귀마개를 하거나 백색 소음 발생기 등으로 소음 수준을 조절하라. 자세는 똑바로 앉은 자세보다 누운 자세가 좋다. 똑바로 앉아서 자면 누웠을 때보다 최대 2배 더 입면에 시간이 더 걸린다. 낮잠도 편하게 자야 한다. 베개도 수건을 접어서 쓰기보다 진짜 베개를 쓰는 편이 낫다. 집에서 라벤더 방향제를 쓴다면 낮잠을 자는 곳에도 같은 방향제를 쓰면 아주 좋다. 그

> ### 백색 소음기 활용하기
>
> 출장이 잦았던 세일즈맨 짐 벅월터가 심한 불면증이 있는 아내를 위한 만든 것이 백색 소음기의 시초다. 아내는 종종 짐의 출장에 동행하곤 했는데, 모텔 방에서 더 숙면을 취했다. 이유를 찾던 끝에 모텔의 에어컨 가동 소리가 도움을 준다는 사실을 발견했고, 그렇게 1962년 세계 최초의 백색 소음기인 돔dohm이 탄생했다.
> 다양한 소리를 듣고 싶다면 사운드오아시스도 추천한다. 백색 소음뿐 아니라 천둥, 계곡 물 소리, 새가 지저귀는 소리, 바다 소리 등을 들을 수 있다. 소리가 반복되지 않게 하는 것은 사운드오아시스의 또 다른 특징으로 뇌가 패턴을 포착하지 못하게 만든다. 또한 배터리로 작동해서 휴대가 가능하다.

러면 뇌가 집에서 잠을 잔다고 착각해서 더 편안히 잠들 수 있다.

담요도 갖추면 좋다. 나는 동물의 털 같은 감촉의 담요를 쓴다. 물론 인조 털이지만, 그 독특한 질감은 라벤더 향기와 마찬가지로 내 뇌에 잘 시간이 되었다는 암시를 준다. 다만 일상생활에서 털이 달린 옷을 많이 입고 지낸다면 잘 먹히지 않을 것이다.

낮잠도 밤잠과 같다. 그저 어둡고 조용한 곳에 편히 누워서 무엇이든 간에 머릿속에 떠오르는 것들을 생각하자. 온갖 이상한 생각이 떠올라도 개의치 말고 그냥 받아들여라. 생각이 흘러가도록 놔두거나 장 볼 목록을 생각해도 좋다. 자신의 연봉이 올라야 하는 이유를 사장 앞에서 일장 연설할 계획을 짜보는 것은 어떨까? 생각이 계속 줄달음치도록 그냥 놔두라. 걱정하지 말라. 설령 낮잠이 오지 않는다고 해도 일어날 때 쉬었다는 느낌을 받을 것이다.

라벤더 향 활용하기

잠을 잘 때 향기를 활용하면 장소가 바뀌어도 푹 잘 수 있다. 라벤더 방향제를 침실에 두는 것이 그 예다. 한편 라벤더 향 자체도 수면을 촉진하는 효과가 있다. 영국 사우샘프턴 대학교의 보건 연구 교수 조지 루이스가 실시한 소규모 연구에서 라벤더 향이 수면을 촉진하는 데 도움을 준다고 밝혀졌다.[2] 2014년 존스홉킨스 병원도 라벤더 향이 집중 치료실 환자들의 수면을 개선한다는 연구 결과를 내놓았다.[3] 나는 60ml짜리 아우라카시아 필로 포션Aura Cacia Pillow Potion이라는 분무형 라벤더 오일을 즐겨 쓴다. 호텔에 묵을 때도 들고 다니면서 쓸 수 있고, 공항 보안 검사 때 압류될 일도 없다. 팁을 하나 더 주자면 아기가 있는 집에 방문할 때 필요한 선물을 고민한다면 라벤더로 채운 봉제인형을 추천한다. 전자레인지에 넣고 살짝 돌린 뒤 아기 잠자리 옆에 놓아두면 된다. 아기옷은 3주만 지나도 작아져서 못 입지만 라벤더 봉제인형은 두고두고 쓸 수 있을뿐더러 아기와 부모 모두의 수면에 도움된다. 다만 미국소아과학회는 첫돌을 지나기 전까지는 아기침대에 봉제인형을 두지 말라고 권하므로 사용에 주의하자.

수면 부채는 언제 갚는 게 좋을까

수면 부채는 수면 분야에서 다루는 아주 큰 주제다. 기자들이 즐겨 쓰는 기삿거리이기도 하다. 수면 부채는 충분한 수면을 취하지 못함에 따라 건강에 부정적인 영향을 미치는 것을 이른다. 밤늦게까지 소설책을 읽거나, 부업을 뛰거나, 비행기가 연착되어 애틀랜타 공항에서 밤을 지새워야 할 때 수면 부채가 발생한다. 그 이유가 무엇이든 핵심은 잠을 적게 잤다는 것이다.

오늘날처럼 24시간 내내 쉬지 않고 돌아가는 문화에서는 수면 부채가 쌓이는 일이 아주 흔하다. 만성적인 수면 부채가 건강에 좋지 않은 것은 물론이다. 2014년 연구에 따르면 수면 부채는 체중 증가와 혈압 조절 장애 등 건강에 부정적인 영향을 미친다고 밝혀졌다.[4]

다만 여기서 수면 부채는 불면증과 같은 상태를 의미하지 않는다. 수면 부채는 자의적으로 수면을 박탈시킨 상태이기 때문이다. 그러면 의문이 생긴다. 낮잠으로 수면 부채를 충분히 갚을 수 있을까? 만약 가능하다면 그 빚을 갚기 위해 얼마나 자야 할까? 바로 다음 날 낮잠을 자야 할까? 아니면 일주일 이내에만 자면 괜찮을까? 또는 2주 혹은 한 달?

그 답은 아직 확실히 알 수 없다. 2008년의 연구에서는 하룻밤 수면 보충으로는 수면 부채의 악영향을 상쇄하기에 미흡하다는 결과가 나왔다.[5] 그러나 2016년 연구에서는 나흘 밤 동안 4시간 30분씩 잔 뒤 이틀 밤 수면으로 보충하면 인슐린 수치와 당뇨 위험이 정상 수준으로 돌아왔다는 사실이 밝혀졌다.[6] 여러 연구를 종합해볼 때 단기적인 수면 부채는 빠른 시일 안에 잠을 보충할 경우 해결할 수 있는 듯하다. 따라서 여러 과학적 증거들과 나의 추측을 섞어서 여기서 결론을 내리면, 나는 어느 정도의 수면 부채는 '빨리 온전히' 갚기만 하면 보상이 가능하다고 본다.

예를 들어 당신이 새해 종소리를 듣기 위해서 자정을 넘겨서까지 광장을 돌아다니고 난 후 수면 부채를 갚으려면 어떻게 해야 할까? 며칠 안에 그 빚을 갚기만 하면 된다. 아무런 문제가 생기지 않는다. 시간이 흐를수록 몸에 가해진 작은 타격을 되돌릴 기회의 창은 닫힌다고 보기 때문이다. 다시 말해 지금 내가 아무리 잘 잔다고 한들 수련의 때 야간 당직을 서면서 짊어졌던 수면 부채를 갚을 기회는 이미 사라졌다. 또한 그 수면 부채가 내 건강에 어떤 영향을 미쳤든 간에 이미 일어난 일이다. 나로서는 그저 앞으로 내 건강이 어떻게 될지 지켜보는 수밖에 없다.

KEY POINT

- 낮잠의 용도는 밤잠을 보충하는 게 아니다. 밤잠의 수면 효율을 보완하거나 높이려는 목적으로만 활용해야 한다.
- 아침 기상 시각을 규칙적으로 유지해야 최적의 수면 상태를 유지할 수 있는 것처럼 낮잠을 자는 시각도 규칙적이어야 뇌가 예측을 할 수 있다.
- 낮잠은 오전에 30분 이내로 자는 편이 가장 좋다. 너무 길게 자면 깊은 수면에 빠져 오히려 더 멍한 상태가 되기 쉽다.
- 어느 날 밤늦게까지 깨어 있었다면 가능한 한 빠른 시일 내에 낮잠으로 수면 부채를 갚아야 한다.

당신은 이제 수면의 거의 대부분에 대해 배웠다. 뿐만 아니라 수면을 대하는 태도, 수면 시간, 기상 시각 등 통제할 수 있는 요소를 관리할 수 있는 수준에 진입했다. 그렇다면 다음 장에서는 당신이 통제할 수 없는 요소에 대해 심도 있게 알아보자. 코골이, 수면무호흡증 등이 그것이다.

뇌에서 산소를 빼앗는 수면 장애의 종류

30세를 넘은 사람의 30~50퍼센트는 아마 코를 골 것이다.[1] 나도 서른 살이 되었을 무렵, 아내가 나를 보고 당신이 잘 때면 톱질하는 것 같은 소리가 난다고 말했던 적이 있다. 물론 나는 아내가 거짓말을 한다고 생각했다. 내 진료실을 찾는 대다수의 환자들처럼 말이다.

그 후 얼마 동안은 코를 골았다가 안 골았다가 하는 듯했다. 그러나 의대에서 밤늦게까지 연구할 때는 코를 골아서 너무 시끄럽다는 동료들의 쪽지를 많이 받았다. 한번은 스트레스가 너무 심하고 코골이도 함께 심해져서 치료법을 찾으려고 인터넷을 뒤진 적도 있었다. 전화 모뎀을 쓰던 시절이었으니 치료법을 찾는 게 쉬운 일은 아니었다.

내가 처음으로 시도한 방법은 윗도리에 테니스공을 넣고 꿰매는 것이었다. 테니스공이 달려 있는 옷을 입고 자면 똑바로 눕지 못해서 숨길이 더 안정적인 위치에 놓이는 원리였다. 자세에 따라 코골이 여부가 달라지는 이들에게 도움이 되는 방법이다.

아내는 내가 공 위에 누워서도 잘 수 있다는 사실에 놀랐다. 이쯤에서 나는 수면은 일차 욕구라는 사실을 다시 한번 강조하고 싶다. 극심한 수면 부족 상태에 놓여 있다면 제 아무리 불편한 환경에서도 얼마든지 잘 수 있다. 치과 치료나 허리 천자를 받는 도중에도, 내 딸이 딱 38초 동안 무대에 서는 기나긴 발레 공연을 보는 와중에도 잠이 든다.

그러나 테니스공으로는 부족했고 나는 농구공을 넣은 배낭을 메고 자보기로 했다. 주황색의 표준 농구공이 아니라 빨강, 하양, 파랑이 섞인 ABA 농구공을 골랐다. 나는 잠자리에서 배낭을 멘 내 모습을 보고 '좀 멋지군'이라면서 스스로 최면을 걸었다. 아내는 내 꼬라지를 보고 혀를 찼다. 하지만 잠자는 동안 배낭을 내내 메고 있기란 쉽지 않았다. 아침에 눈을 뜨면 나는 똑바로 누워 있고 배낭은 방바닥을 굴러다니고 있었다. 끈과 매듭으로 정교하게 묶어도 보았지만 갑갑한 느낌을 도무지 견디지 못했다. 급기야 나는 마치 탈출 마술을 준비하는 사람처럼 자기 전에 배낭이 잘 묶였는지 아내에게 매듭을 검사받았다. 그래도 아침이면 내 묘기는 아주 완벽하게 이루어져 있었다. 아직도 당시 내가 어떻게 배낭에서 탈출했는지는 잘 모른다.

나는 더욱 과격한 방법을 써보기로 했다. 의대생 시절에는 각종 의료용품을 접할 수 있었는데, 그중에는 정신질환자용 일회용 구속 장비도 있었다. 아내는 속으로는 하다하다 별짓을 다 한다고 생각했겠지만 겉으로는 한번 쓱 쳐다보고는 시큰둥한 기색으로 해달라는 대로 해주었다. 아마 배낭보다는 덜 귀찮다고 여긴 것 같다. 그날 밤 나는 엎드린 자세로 침대에 몸을 묶고서 잘 준비를 했다. 움직일 수 없었으므로 아내가 대신 알람을 켜주었다. 우리는 아무 일이 없는 것처럼 잘 자라고 입맞춤을 한 뒤 불을 껐다. 예상과 달리 나는 거의 불편함을 못 느꼈다. 이윽고 가물거리면서 의식이 사라질 찰나, 어둠 속에서 아내가 속삭였다.

"그런데 집에 불이 나면 어떡해?"

아뿔사! 거기까지는 생각지도 못했다. 그럼에도 나는 곧 잠에 들었다. 게다가 푹 잤다. 다행히 요의를 느껴서 깨지도 않았다. 아내는 놀랍다면서 기뻐했고, 내 코골이 문제는 해결된 것 같았다. 그 후로 나는 이 장비를 반복해서 사용했고, 어느 시점부터는 옆으로 누워 자는 방법으로 훈련했다.

코골이는 수면무호흡증으로 악화되기 쉽다

수면무호흡증과 그 동료인 코골이는 수면 장애의 핵심이다. 다만 코골이와 수면무호흡증을 동일하게 생각해서는 안 된다. 코골이는 잘 때 기도가 떨리면서 나오는 큰 소리다. 반면 수면무호흡증은 잘 때 기도가 막히는 것이다. 다시 말해 수면무호흡증은 밤에 자다가 호흡이 막혀서 흡입하는 산소의 양이 줄어드는 것이다.

그렇다면 수면무호흡증이 없어도 코를 골 수 있을까? 당연히 골 수 있다. 다만 대개 코골이는 수면무호흡증으로 넘어갈 가능성을 시사한다. 또한 만약 코골이가 줄었어도 좋아하기에 이르다. 대개 코골이가 갑작스럽게 사라지는 것은 호흡 문제가 심각해진 신호이기 때문이다. 숨을 쉬지 않을수록 소음은 줄어드니까 말이다.

뇌의 평균 무게는 약 1.3kg에 불과하지만 체내 산소의 20퍼센트를 사용한다. 산소가 석유라면 뇌는 석유에 심각하게 의존하는 미국이나 마찬가지다. 수면무호흡증 환자는 밤 동안 뇌에서 산소가 부족해지는 현상을 최대 시간당 60번까지 겪는다. 수면의 질이 좋을 수 없는 상황이다. 호흡 곤란이 일어날 때마다 뇌는 고민한다. 그냥 자면서 질식 상태를 견딜지 아니면 깨어나서 호흡을 할지 말이다. 대개 수면무호흡증을 진단하는 공식은 다음과 같다.

$$\text{호흡 곤란 횟수} \div \text{잔 시간} = \text{수면 시간당 호흡 곤란 횟수}$$

호흡 곤란이 일어난 횟수를 잠을 잔 시간으로 나누어 수면 시간당 호흡 곤란 횟수를 파악하는 것이다. 5회 미만이면 정상, 5~15회 미만이면 경증, 15~30회 미만이면 중등도의 수면무호흡증, 30회 이상은 중증으로 본다.

우리는 깊은 수면을 자야 푹 쉰 느낌을 받을 수 있는데, 자다가 호흡 곤란을 겪어 자주 깨면 깊은 수면 단계로 들어가기 어렵다. 렘 수면은 꿈도 꾸지 못한다. 렘 수면 시에는 몸이 마비되어야 하는데, 기도 근육이 마비되면 숨을 쉬기 더욱 힘들어지기 때문이다. 렘 수면 진입이 아예 불가능한 것이다.

이를테면 산호 탐험을 위해 다이빙을 한다고 생각해보자. 당신은 스쿠버 장비를 착용했고, 같이 간 친구는 스노클과 고글을 썼다. 당신은 금세 바다 가까이 내려가서 멋진 산호와 물고기를 실컷 구경할 수 있을 것이다. 친구는 어떨까? 친구는 따라서 내려오다가도 숨을 쉴 수 없어서 서둘러 수면 위로 올라가야 할 것이다. 수면 위로 나가 공기를 다시 들이마시고 온다고 해도 마찬가지다. 수면무호흡증은 스노클을 착용한 친구의 모습을 떠올리면 이해하기 쉽다. 뇌는 깊은 수면이라는 기분 좋고 평온한 세계로 잠수하고 싶어 하지만 살기 위해 자꾸만 깨게 된다.

수면무호흡증이 우리 몸에 미치는 악영향

호흡이 중단되면 몸속의 산소 농도가 떨어지는 한편, 이산화탄소 농도는 증가한다. 이산화탄소를 날숨으로 내보낼 수가 없기 때문이다. 뇌는 산소와 이산화탄소 농도를 끊임없이 추적하면서 체내 균형을 유지하기 위해서 애쓴다.

수면무호흡증 때문에 이 균형이 깨지면 뇌는 겁을 먹고 호흡을 하기 위해 당신을 깨운다.

그림 14.1은 수면무호흡증이 있는 환자의 수면을 기록한 수면다원검사 자료다. 호흡 기류Air-Flow와 콧속 압력Nasal Pressure이라는 단어 옆에 위아래로 오락가락하는 선을 살펴보자. 위아래로 오락가락하는 패턴이 화살표 지점에서 대폭 약해지는 양상을 볼 수 있다. 어떤 지점에서는 환자가 과연 숨을 쉬고 있는지 의심이 들 정도다. 안타깝지만 이것은 의심이 아니라 실제로 호흡이 멎은 것을 보여준다. 이때를 숨이 완전히 멎고 공기의 움직임이 전혀 없는 무호흡, 또는 공기가 약간 드나들긴 하지만 산소 농도를 유지하지 못하는 수준인 저호흡 상태라고 한다.

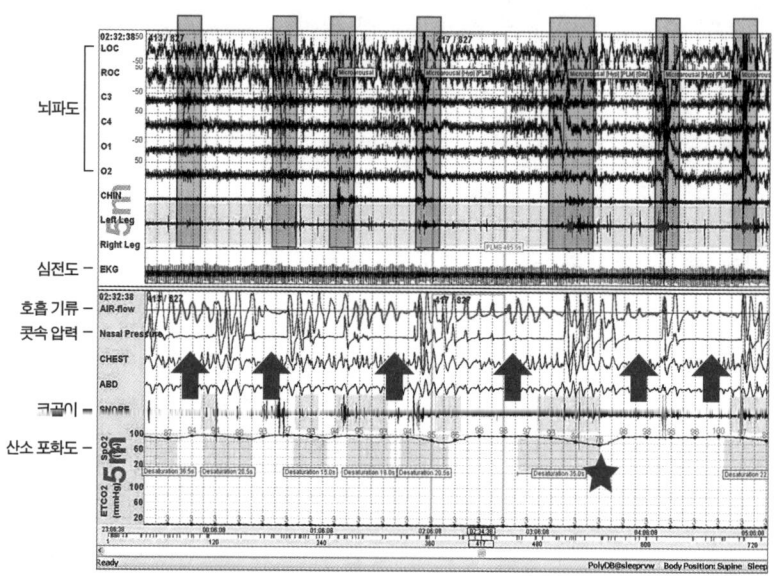

그림 14.1 | 수면무호흡증을 보여주는 수면다원검사 자료

이제 산소 포화도로 옮겨가보자. SpO2라고 적혀 있는 부분이다. 이상적인 산소 농도 그래프는 밤새 약 98퍼센트 수준으로 직선이어야 한다. 그러나 별표 표시된 곳 바로 위를 보라. 산소 포화도가 76퍼센트까지 떨어졌다. 심지어 이보다 더 떨어지는 환자도 많다.

이것은 서막에 불과하다. 이와 같은 질식 상황에 코골이가 끼어들면 어떻게 될까? 코골이$_{snore}$라고 적힌 부분을 자세히 살펴보자. 호흡이 중단되었던 구간 끝에서 그래프가 요동치며 코골이 활동이 불쑥 터져나오는 듯한 모습을 볼 수 있다. 질식해서 죽지 않기 위해서 필사적으로 애쓴 끝에 가쁘게 호흡이 이루어지는 순간이다. 환자의 대부분은 자신에게 이와 같은 일이 벌어진다는 사실을 알아차리지도 못한다.

마지막으로 그림의 맨 위에 뇌파도라고 표시된 쪽을 보자. 뇌파도 EEG에서 직사각형으로 표시된 상자의 바깥에서는 뇌파의 활성도가 낮다가 상자 안에서 갑자기 분출하는 양상을 볼 수 있다. 활성이 치솟는 부분은 뇌가 깨어난다는 뜻이고, 대개는 자신이 깼다는 사실을 기억하지도 못할 정도로 짧다. 그러나 스스로 깼다는 사실을 기억하지 못해도 수면의 질은 떨어진다. 다음 날 엄청나게 졸린 이유가 바로 이 때문이다. 정말로 뇌가 잠을 자지 못한 것이다.

수면다원검사 자료를 종합적으로 분석해서 우리 몸에서 어떤 일이 벌어지는지 요약하면 다음과 같다.

1. 잠자리에 눕는다.
2. 곧바로 잠든다.
3. 코를 골기 시작한다. 같이 자는 사람들에게는 짜증나는 상황이지만 당신에게는 그나마 좋다. 적어도 호흡을 해서 뇌로 산소를 보내기 때문이다.
4. 기도가 눌려 호흡이 막히면서 수면무호흡증이 일어난다.
5. 혈액의 산소 포화도가 떨어진다.
6. 무력하게 이산화탄소에 중독되어 있던 뇌는 공황 상태에 빠진다. 뇌는 말한다. "이 상황에서 퍼질러 자냐? 일어나, 숨 쉬어!"
7. 드르렁드르렁 요란하게 코 고는 소리와 함께 호흡이 돌아온다. 호흡이 시작되면서 산소 포화도가 올라간다.
8. 다시 잠에 진입한다. 그리고 3번부터 반복한다.

수면무호흡증은 짧으면 몇 달, 길면 수십 년까지 계속되면서 몸에 큰 악영향을 끼친다. 마치 녹과 비슷하다. 차에 아주 작은 점처럼 녹슨 부위가 하나 보인다면? 별문제 아닐 것이다. 수리를 다음 주로 미룬다 해도 큰 문제는 없으니까. 그러나 2년 동안 방치하면 어떨까? 수리비가 적잖이 들어갈 것이다. 수면무호흡증도 얼마 동안은 무시해도 아마 별문제 없을 것이다. 그러나 배우자, 의사, 친구들이 하는 말을 몇 년째 계속 무시하다가는 수명이 짧아지고 삶의 질이 악화된다.

수면무호흡증이 건강에 좋지 않다는 연구 결과는 많다. 혈압부터 체중, 혈당(당뇨), 기분(우울)까지 영향을 미친다. 심근경색, 뇌졸중, 심장기능상실, 심방세동 등 전반적으로 사망 위험도 높인다. 게다가 수면무호흡증 환자는 대부분 깨어날 때 두통을 느끼며, 밤에 끊임없이 화장실을 들락거린다. 그런데도 수면무호흡증이라는 진단을 받은 적이 없는 이들이 의사를 찾아가서 자고 일어나면 종종 머리가 아프고 밤에 화장실에 자주 간다고 말하면 대개 어떤 처방이 나올까? 수면무호흡증이 있는지 수면 검사를 할까? 천만의 말씀이다! 대부분 수면제를 처방받고 끝날 때가 많다. 수면무호흡증 자체가 몸에 미치는 영향뿐 아니라 진료 방식에도 문제가 있는 셈이다.

수면무호흡증 치료는 어떻게 할까

수면무호흡증 치료는 환자의 호흡 폐쇄를 제거하는 데 초점을 맞춘다. 가장 널리 쓰이는 치료법은 지속성 기도 양압 continuous positive airway pressure, CPAP법이다. CPAP는 기본적으로 양압기로 공기를 주입해서 기도를 열어놓는 방식이다. 가장 흔히 쓰이는 치료법인 동시에 환자들이 가장 두려워하는 치료법일 것이다.

양압기는 1980년대 초에 호주 의사 콜린 설리번Colin Sullivan이 개발했다. 그는 꿈을 꾸다가 밤에 호흡이 막히는 환자를 치료할 방법을 떠올렸다. 자쿠지 모터를 분리해서 관으로 마스크와 연결한 다음 마스크를 환자의 얼굴에 씌우면, 모터가 일으키는 공기 압력으로 기도가 열려 있게 되어 밤에 호흡이 막히는 일이 없어질 것이라는 구상이었다. 그 방법은 제대로 먹혔을 뿐 아니라 너무나 효과가 좋았기에 지금도 폐쇄수면무호흡증의 표준 치료법으로 받아들여진다. 기술 발전으로 장치는 점점 더 작아지고 착용하기 편안한 형태가 되었다. 지금은 원하는 대로 공기 압력을 설정할 수 있고 자는 사람의 호흡 관련 정보를 무선으로 전송할 수 있는 장치도 나와 있다.

CPAP 이외의 치료법도 있다. 옆으로 누워 자거나 살을 빼는 기본적인 방법이 대표적이다. 그러면 기도에 가해지는 압박이 줄기 때문이다. 치아교정 장치도 턱을 앞으로 내밀어 기도의 공간을 늘리는 데 도움이 된다. 턱을 앞으로 내밀면 혀가 기도에서 빠져나오기 때문에 기도가 넓어지고 열린 상태로 유지할 수 있다.

물론 수술을 할 수도 있다. 편도절제술처럼 기본적인 수술도 있고, 턱뼈를 잘라서 모양을 바꾸거나 입천장에 플라스틱을 삽입해서 기도를 누르지 않게 막는 첨단 수술도 있다. 근육을 조절하는 신경을 자극해서 밤에 기도를 열어놓게 하는 장치를 이식하는 수술도 있다. 아직은 실험적인 차원이지만 다른 치료법이 별 효과가 없는 환자들에게는 유용할 것이다. 레이저나 초음파로 기도를 막는 혀 부위를 축소하는 수술도 고려할 수 있다.

KEY POINT

- 코골이와 수면무호흡증은 같이 오는 경우가 많지만 같은 것은 아니다. 다만 코골이는 수면무호흡증으로 넘어가는 전 단계가 되는 경우가 많다.
- 자다가 숨이 멎으면 우리 뇌는 필사적으로 살기 위해 깨어난다. 때문에 깊은 수면 단계로 들어가기 어렵다. 렘 수면 단계는 꿈도 꾸지 못한다. 렘 수면 시에는 몸이 마비되어야 하는데, 기도 근육이 마비되면 숨을 쉬기 더욱 힘들어지기 때문이다.
- 수면무호흡증은 자는 동안의 호흡 기류, 콧속 압력, 산소 포화도 변화를 분석해 판단할 수 있다. 여기에 코골이와 뇌파도까지 함께 살펴보면 수면무호흡증이 있을 때 우리 몸에서 어떤 일이 벌어지는지 그 심각성을 파악할 수 있다.

수면무호흡증은 심각한 문제이며 어디에서나 볼 수 있지만, 이제야 조명되고 있는 실정이다. 그러나 이 외에도 수면에 좋지 않은 영향을 미치는 질환이 많다. 다음 장에서는 밤잠을 설치게 만드는 다른 질환을 좀 더 상세히 살펴보기로 하자.

기면증부터 몽유병까지, 너무도 이상한 수면 질환들

내 상담실을 찾아오는 환자 중에는 이렇게 말하는 사람이 종종 있다. "수면 검사를 받았는데 수면무호흡증이 아니래요. 그렇다면 제가 운전하다가도 깜빡깜빡 잠드는 이유를 모른다는 거잖아요."

수면무호흡증이 낮에도 꾸벅꾸벅 졸게 만드는 주된 요인이긴 하지만 낮에 지나친 졸음을 일으키는 원인이 그것만은 아니다. 그럼에도 마치 수면무호흡증만이 유일한 원인인 양 취급하는 의사나 수면센터가 적지 않다. 대개 호흡기내과 의사가 운영하는 수면센터가 특히 수면무호흡증에 집중한다. 따라서 모든 수면 질환을 다루는 진정한 수면센터를 찾고 싶다면 발품을 좀 팔아야 한다.

일단 수면무호흡증이 없다는 것은 축하할 일이다. 다스베이더 마스크 같은 양압기를 끼고 잘 필요가 없으니까! 자, 그럼 새로운 수면센터에서 수면무호흡증 항목에 '없음'이라고 표시했다고 치자. 다른 수면 진단 항목에는 어떻게 답했는가? 수면을 방해하는 기이하고 놀라운 질환들을 차근차근 살펴보자.

도파민 결핍이 불러오는 하지불안증후군

만약 "다리에 불편한 감각과 함께 움직이고 싶은 충동이 있고 밤에 자려고 누우면 증상이 심해집니까?"라는 항목에 "예"라고 답했다면 하지불안증후군이다. 하지불안증후군restless legs syndrome, RLS이라는 병명이 우스꽝스럽게 느껴질 수도 있지만 분명히 말해두건대, 실제로 존재하는 질병이다. 미국의 한 이브닝 토크쇼에서 이 질환 이름에 착안해 "음경불안증후군"이라는 농담을 던져서 허황된 질병이라는 인식이 널리 퍼지기도 했을 것이다. 제약사가 수면제를 팔기 위해 의도적으로 꾸며낸 질환이라고 주장하는 사람도 있지만 이는 사실이 아니다. 게다가 이 질환은 명백히 수면을 방해한다. 그렇다면 하지불안증후군이란 정확히 어떤 질환일까? 상황을 예로 들어보겠다.

저녁 식사 후 《프로젝트 런웨이》를 시청한다고 상상하자. 소파에 다리를 쭉 뻗고 앉아서 진행자가 오늘의 도전 과제를 설명하고 "당신은 탈락입니다"라고 말하는 장면을 보고 있다.

잠깐, 그런데 왠지 편안하지가 않다. 뻗은 다리를 당겨와 양반다리를 하니 조금 낫다. 그런데 방금 TV에서 뭐라고 했더라? 갑자기 영상에 집중할 수가 없다. 다리가 불편하고, 피부 안쪽에서 무언가 기어다니는 듯한 느낌이 난다. 너무 안쪽이라 긁을 수도 없다! 자꾸만 자세를 바꾸고 싶다는 생각만이 들고, 자세를 바꾸면 좀 나아진다. 그렇게 한참을 뒤척거리다 보면 마침내 일어서서 걷게 된다. 앉을 때마다 다리에 짜증 나는 감각이 발생하기 때문이다.

결국 잠이나 자야겠다는 생각에 이불 속으로 들어가지만, 안타깝게도 이 문제는 잠으로 해결할 수 있는 것이 아니다. 누우면 불안 상태가 훨씬 심해지기 때문이다. 피곤한 몸은 잠을 갈구하지만 마치 다리는 그 소식을 듣지 못하는 듯하다.

하지불안증후군은 이렇게 다리가 나머지 신체 부위와 단절된 듯한 지독한 증상을 일으킨다. 일부 환자들은 밤마다 이 증상에 시달리면서도, 설명하려고 할 때마다 대체 뭐라고 묘사해야 할지 난감해한다. 병원을 찾아가서 의사에게 최선을 다해 증상을 설명하면 다음과 같은 질문을 받을 것이다.

"아픈가요?"

"음, 아프진 않아요."

"경련이 일어나는 것 같나요?"

"경련은 아니에요."

"발을 불로 지지는 것 같은가요, 아니면 감각이 마비되는 느낌인가요?"

"둘 다 아니에요. 도저히 뭐라고 묘사하기가 힘드네요."

이때쯤 의사는 당신의 증상에 흥미를 잃는다. 그다지 시급하거나 목숨을 위협하는 것처럼 보이지 않기 때문이다. 의사는 운동을 하거나 생수를 마셔보라고(이 증상이 무기질 결핍과 관련이 있을 때도 있다) 조언하고, 당신은 당황하고 절망한 채 진료실을 나선다.

이런 분석과 조언이 타당할 때도 있지만(실제로 일주일에 3일 운동하자 하지불안증후군이 상당히 완화된 환자도 있었다)[1] 그것만으로는 부족한 환자도 많다. 역설적이게도 운동을 했을 때 오히려 증상이 더 심해지는 환자도 있다.

하지불안증후군은 특이한 질환이다. 제약사들이 이 증상을 완화하는 신약의 임상시험을 위해 참가자를 모집했을 때 처음으로 이 증후군이라는 진단을 받은 사람들이 많았다. 그때까지 하지불안증후군 환자들은 자신이 느끼는 감각이 비정상이라는 생각을 전혀 하지 못했다.

2015년 유행병학 연구에 따르면 성인 중 약 10퍼센트는 하지불안증후군을 겪을 가능성이 있다는데,[2] 의사들은 왜 이 질환을 무시할까? 새로운 질환이라서 그렇다는 설명도 있지만 헛소리다. 하지불안증후군은 오래전부터 있었다. 영국의 의사 토머스 윌리스는 1685년에 처음으로 그 증상을 상세히 기술했다.

> 누워서 잠을 청할 때 팔다리의 힘줄이 뛰놀고 수축하는 증상을 보이는 사람도 있다. 그에 따라 팔다리도 가만히 있지 못하고 뒤척거리며 홱홱 움직인다. 결국 환자는 지독한 고문실에 와 있는 것처럼 도저히 잠을 이루지 못한다.
>
> ─토머스 윌리스, 『런던 의학 실무*The London Practice of Physick*』

나는 토머스 윌리스가 기술한 것과 비슷하게 자신의 하지불안증후군을 묘사하는 환자들을 많이 보았다. 심지어 밤에 좀 쉴 수 있도록 다리를 잘라버리고 싶다고 말하는 이들도 있었다.

하지만 지난 300년 동안 하지불안증후군은 거의 연구되지 않았다. 이 질환을 이해하지도 못하고, 치료할 수도 없었기 때문이다. 하지불안증후군이 다리가 아니라 뇌의 문제라는 사실이 밝혀진 지금에야 조금씩 치료가 이루어지는 실정이다.

　뇌는 기본적으로 어떤 일이 일어나도록 이런저런 화학물질을 분비하는 젤리 덩어리다. 어떤 화학물질은 뇌 안에서 양이 늘면 분비량이 줄어들면서 조절된다. 다른 화학물질의 분비를 차단하거나 더 늘리는 것도 있다. 엄청나게 복잡한 그물처럼 얽혀 있는 이 화학물질들은 우리 몸이 하는 모든 일을 관장한다. 이 화학물질들의 줄다리기를 통해 우리는 수면과 각성 상태를 오간다.

　이를 SNS 친구에게 '있어 보이게' 설명하고 싶다면, 화학물질이라는 단어를 '신경전달물질'이라는 단어로 바꾸자. 이제 대학원생 수준이 된 것이다. 뇌에는 신경전달물질이 많다. 도파민은 그중에서도 매우 중요하고 하지불안증후군과도 관련이 있는 물질이다.

　앞에서 살펴보았듯이, 도파민은 쾌락의 방아쇠다. 도파민이 없다면 또래 친구들과의 저녁 파티는 밋밋하고 김빠진 분위기로 일찌감치 끝날 것이며, 모두가 멀쩡한 정신으로 귀가해서 홀로 잠들 것이다.

　또한 도파민은 우리를 깨운다. 하루주기 리듬에 따라 분비량이 달라지며, 농도는 낮에 가장 높고 밤에 가장 낮다. 도파민 덕분에 우리는 낮에 깨어 있고 밤에 잠을 잘 잔다.

　그뿐만이 아니다. 도파민은 근육 활성도 조절한다. 파킨슨병은 뇌의 도파민 활성이 대폭 줄어들어서 생긴다. 파킨슨병 환자는 아주 천천히 움직이며 걸을 때 팔을 거의 흔들지 않는다. 몸을 떨어대기도 한다. 도파민의 기능을 알면 이런 모습을 이해할 수 있다. 도파민이 부족하면 피곤하고 무기력하고 더 나아가 침울해지기도 한다.

　정확하게 밝혀지지는 않았지만 하지불안증후군도 도파민 부족과 연관이 있다고 추정된다. 다음은 하지불안증후군을 진단하는 문항이다. 다음에 답해보라.

- 때때로 다리가 불편하다는 느낌을 받은 적 있는가?
- 걷거나 다리를 움직이면 좀 나아지는 느낌이 드는가?
- 앉아 있으면 더 심해지는가?
- 밤에 더 자주 그러거나 심해지는가?

이 네 가지 증상을 모두 경험해본 적이 있다면 하지불안증후군일 가능성이 높다. 다만 알아야 할 사실은 하지불안증후군을 진단하는 데는 수면 검사가 필요하지 않다는 것이다. 만약 지금 다니고 있는 수면센터나 클리닉에서 하지불안증후군을 진단하기 위해 수면 검사를 해야 한다고 고집한다면 다른 수면센터를 찾기를 권하는 바다.

하지불안증후군을 치료하는 약으로서 FDA 승인을 받은 것은 몇 가지가 있다. 뇌의 도파민 농도를 높여서 효과를 일으키는 약도 있다. 참고로 도파민 농도를 높이는 약은 하지불안증후군뿐 아니라 파킨슨병에도 도움이 된다. 만일 자신이 복용하는 약이 파킨슨병에도 쓰인다는 사실을 알면 두려울 수도 있지만 너무 염려할 필요는 없다. 하지불안증후군이 있다는 것이 파킨슨병에 걸린다는 뜻은 아니기 때문이다. 하지불안증후군 처방약들은 대개 부작용이 적으며 효과가 좋은 편이다. 물론 무분별한 복용이 아닌 의사와 상담을 통한 복용이 이루어졌을 경우만 그렇다. 다만 안타깝게도 하지불안증후군은 유전되는 경향이 강하다. 어머니도 잠을 잘 못 자고 형제자매도 그런 데다가, 함께

> **일상에서 손쉽게 하지불안증후군 자가 진단하는 법**
>
> 1. 스마트워치 같은 건강 추적기가 필요하다.
> 2. 평소 스마트워치를 손목에 차고 있다가 이 진단을 할 때는 손목 대신 발목에 차자. 손목에 차고 있을 때의 데이터와 발목에 차고 있을 때의 데이터를 비교하는 것이 자가 진단의 핵심이다.
> 3. 며칠 밤을 보낸 뒤 기록을 살펴보자. 손목에 찼을 때보다 발목에 찼을 때 움직임이 훨씬 더 많다고 나오는가? 그렇다면 잘 때 주기적으로 다리를 움직인다는 의미일 수도 있다. 하지불안증후군 환자의 약 70퍼센트는 밤에 자는 동안 다리를 홱홱 움직이거나 차곤 한다. 수면무호흡증 환자가 호흡 곤란으로 깨는 것처럼, 이런 움직임도 잠을 깨게 만들기 때문에 낮에 피곤하고 거의 쉬지 못한 것 같은 기분을 느낀다.

모여 있을 때 가만히 앉아 있지 못한다면, 이 증후군이 유전되었을 가능성을 의심해보아야 한다.

낮 동안 심각하게 졸음이 쏟아지는 발작수면

웃다가 기절하는 질환을 '사인펠드증후군'이라고 부르곤 한다. 1990년대 코미디 쇼 《사인펠드》의 영향이다. 실제 질환을 상당히 탁월하게 묘사하는 별칭이라고 할 수 있다. 그런데 이처럼 웃다가 근육의 통제력을 잃어 자주 쓰러지는 사람은 발작수면을 경험할 가능성이 높다. 발작수면은 기면증이라고도 하며, 낮에 지나치게 졸음이 쏟아지는 것이 대표 증상이다. 각성 상태를 적절히 안정시키는 능력을 잃은 것이다. 정상적인 사람이라면 깨어나서 다시 잠자리에 들 때까지 각성 상태를 유지한다. 시간이 지날수록 뇌에 수면을 부르는 아데노신이 꾸준히 쌓이는데도 그렇다. 하지만 발작수면 환자는 각성 상태를 유지하지 못하고 금세 잠에 빠져들거나, 깨어서 의식이 있는 상태로도 수면의 일부 측면을 경험한다.

우리 뇌의 깊숙한 곳에서는 각성 상태를 유지하는 오렉신이라는 화학물질이 생산되는데, 발작수면 환자는 오렉신이 부족하다. 오렉신이 결핍되면 깨어 있는 상태를 유지하기 어렵기 때문에 갖가지 특이한 수면 증후군을 겪게 된다. 발작수면의 대표적인 증상을 살펴보면 다음과 같다.

- 낮 시간에 지나치게 졸리고 갑작스럽게 잠에 빠진다.
- 잠들거나 깨어날 때 환각이 나타난다. 잠들 때 나타나는 환각은 입면환각, 깨어날 때의 환각은 출면환각이라고 부른다. 환자는 환각으로 인해 꿈과 현실을 구별하기 힘들어진다.
- 깔깔 웃거나 다른 강한 감정에 사로잡힐 때 갑작스럽게 기운이 빠지는 허탈발작이 나타난다. 보통 몇 초에서 몇 분 정도 지속되며, 무릎이나 어깨를 안정시키는 근육이 가장 자주 영향을 받는다. 환자와 목격자 모두 이런 증상이 나타날 때 "기절한다"는 표현을 흔히 쓰지만 실제로는 그렇지 않다. 기절은 뇌로 가는 혈류량 감소로 의식을 잃고 쓰러지는 증상을 말한다. 허탈발작 시에는 갑자기 기운이 빠져도 의식은 유지된다. 다시 말해 기절한 사람은 그 사건이

벌어질 당시를 기억 못하는 반면, 허탈발작을 겪는 사람은 대체로 정신이 멀쩡하다. 이는 허탈발작과 기절(또는 실신)이나 일반 발작과 구별하는 주요한 차이다.
- 깨어났을 때 의식이 있지만 렘 수면에 수반되는 마비 상태가 얼마 동안 지속되는 수면 마비가 나타난다.
- 밤잠을 설친다. 발작수면 환자는 늘 졸린 상태이므로 잠을 잘 잔다고 오해하기 쉽지만 실제로는 밤에 자주 깬다.

발작수면을 겪는 사람들은 늘 졸림증에 시달리느라 무력감을 느끼며 일상에도 큰 지장을 받는다. 하지만 이상하게도 자신에게 장애가 있다는 사실을 아예 모를 때도 많다. 아마 자신이 그렇게 느끼기 때문에 남들도 그렇다고 생각하는 것 같다. 발작수면 환자는 아침에 깨어나 기지개를 펴자마자 언제쯤 다시 잘 수 있을까 생각하기 시작한다.

발작수면 환자와 나누었던 재미있는 대화가 떠오른다. 그는 내게 이렇게 물었다. "어릴 때 대형마트에 가면, 선반에 진열된 페인트 통을 다 꺼내고 거기 들어가 자고 싶지 않았나요?" 환자가 내게 계속 대답을 재촉했기에, 나는 결국 정중하게 답할 수밖에 없었다. "무슨 말인지 전혀 이해가 안 가는데요."

그는 자신이 늘 졸리기에 남들도 다 그럴 것이라고 짐작했다. 누구나 졸음을 견디면서 살아간다고. 마트 구석에서 자고 싶은 욕구가 자라서 연애를 하고 싶다고 느끼는 욕구만큼 자연스러운 것이라고 말이다. 그러나 시험을 보다가 잠들거나, 연기 수업에서 강사가 다음 장면을 가르쳐주고 있는데 참을 수 없이 졸음을 느끼거나, 육상 훈련 뒤

코치가 정리하는 사이 운동장에 누워서 자는 등의 상황은 자연스럽지 않다.

일상에서 부자연스러운 행동이 나타나고 때로는 그 때문에 일상생활을 영위하는 데 큰 지장을 받기에 발작수면을 진단받은 환자들은 크게 낙심하곤 한다. 나의 환자 중에도 발작수면이라는 진단을 받고 "끔찍해요"라고 말한 이가 있었다. 나는 이렇게 답했다. "이 질환이 있다는 사실을 모른 채로 살아가는 게 더 끔찍한 일입니다."

발작수면이 있어도 제대로 된 진단을 받지 못하고 치료를 받지 않는다면 일상생활은 더욱 어려워진다. 학업이나 업무 등 중요한 일을 할 때도 자주 수면 욕구에 잠식된다. 그래서 환자가 스스로를 열등하거나 멍청하다고 느끼는 일도 있다. 하지만 경험상 이렇게 느끼는 환자들이야말로 인생에 대한 열정과 동기가 충만한 경우가 많았다. 당연히 그들은 예후도 좋았다.

발작수면에 처방하는 약은 대부분 자극제(메틸페니데이트 성분의 리탈린Ritalin, 암페타민 복합제제인 애더럴Adderall)나 각성제(모다피닐 성분의 프로비질Provigil, 아모다피닐 성분의 누비질Nuvigil)이지만, 자이렘Xyrem은 감마하이드록시부티레이트GHB와 비슷하다. 데이트 강간 사건에서 GHB가 고용량으로 사용되기 때문에 안 좋은 이미지가 퍼져 있지만, 자이렘은 발작수면 환자에게 아주 효과가 좋다. 다만 여러 오해와 우려 때문에 의료계에서는 환자에게 이 약을 가급적 처방하지 않으려 한다.

한편 진단을 받지 않은 채 살아가는 발작수면 환자들도 아주 많다. 이들은 평균적으로 15~20년을 고생한 뒤에야 비로소 진단을 받곤 한다. 제대로 된 치료를 받기까지도 그만큼 더 오래 걸린다는 뜻이다.

꿈을 꾸다가 사람을 때리는 렘행동장애

현재 알려져 있는 수면 장애는 약 85가지다. 이 모든 질환을 여기서 전부 다루기는 어렵다. 아주 기이하면서 실제로 존재하는 수면 장애 몇 가지만 살펴보려고 한다. 주위에서 어렵지 않게 볼 수 있으면서도 가장 이상한 수면 장애는 렘행동장애REM behavior disorder일 것이다.

우리 뇌는 대개 잘 때 몸을 마비시킨다. 좋은 일이다. 원숭이 떼와 맞서 싸우는 꿈을 꿀 때 내 뇌가 운동 신경을 끄지 않는다면 아내의 코를 때릴 가능성이 지극히 높다. 렘행동장애는 뇌가 몸에 마비를 일으키는 신호를 보내지 않음으로써 나타난다. 그 결과 밤에 꿈을 꾸는 동안 몸이 자유롭게 움직이는 것이다.

이 증상은 파킨슨병과 관련이 있을 수 있다. 실제로 파킨슨병의 전조일 때가 많다. 겁주려고 하는 말이 아니라, 할아버지가 주무시면서 전쟁 때 겪은 일을 갑자기 재현하기 시작한다면 가벼이 넘기지 말기를 바라는 마음에 하는 말이다.

이갈이와 사건수면

이갈이는 비교적 흔한 증상이다. 흥미로운 점은 이 증상이 대개 자는 동안이 아니라 수면과 각성의 전이 단계에서 나타난다는 것이다. 앞서 함께 별표를 쳐가며 면밀하게 분석한 수면무호흡증 환자의 수면다원검사 자료가 기억나는가? 그 환자가 호흡을 하기 위해 깨는 시점에 주로 이갈이가 일어난다.

대다수의 치과 의사는 이갈이를 구강 보호 장치로 치료한다. 위아래 어금니 사이에 물리적 장벽을 설치하는 방식이다. 이따금 약을 처방하기도 한다. 그러나 환자가 밤에 깨는 근본 원인을 찾아서 치료하면, 이갈이는 저절로 완화되거나 사라질 수도 있다.

잠꼬대, 몽유병, 자면서 먹기, 자면서 섹스하기는 사건수면parasomnia이라는 장애에 속한다. 이따금 하는 잠꼬대는 아무런 문제도 없으며, 사실 장애라고 할 수도 없지만 매일 밤 비명을 질러대서 배우자를 소스라치게 만든다면 의사를 찾아가는 편이 좋다.

사건수면은 깊은 수면에서 깰 때 생긴다. 증상에 크게 기여하는 한 가지 요인은 수면제다. 특히 졸피뎀이 그렇다. 졸피뎀을 먹고 한밤중에 야단법석을 일으킨 사례는 아주 많다. 잠든 상태에서 벌거벗은 채로 행동하다가 친인척들과 문제를 일으키고, 몹시 부적절한 주제로 친구들과 온라인 채팅을 하고, 생감자를 먹었다는 등의 사례가 보고된다.

최근에는 자면서 운전을 하는 사례가 보고되기도 했다. 환자는 잠든 상태에서 운전을 하지만 기억을 전혀 못한다. 나 역시 자면서 운전을 했다는 대학생을 진료한 적이 있다. 그 대학생은 짧은 반바지와 탱크탑 차림으로 기숙사를 빠져나와 운전을 했다. 얼마 동안 차를 몰다가 잠에서 깨서 차를 멈춘 뒤 부모에게 전화를 걸었다. 부모는 5시간 떨어진 곳에 살고 있었다.

"아빠, 나 좀 데리러 올 수 있어?"

"응, 그래. 몇 시간 걸릴 거야. 그런데 무슨 일이야? 지금 새벽 3신데, 너 어디 있니?"

"아니, 괜찮아. 별일 없어." 대학생은 다행히 아버지가 데리러 가기 전에 경찰에게 발견되어 무사히 학교로 돌아왔다. 다만 그 일을 전혀 기억하지 못했다. 또 일주일 사이에 거의 같은 일이 벌어졌다.

만약 당신에게 일어나는 일이 이와 비슷하다면 수면제와 술을 조심하라는 것과 수면 전문의를 찾아가라는 조언밖에 해줄 수가 없다. 행동의 근본 원인을 파악하기가 쉽지 않기에 면밀한 수면 검사가 선행되어야 한다. 수면 검사라는 말에 지레 겁먹지 않아도 좋다. 몰라서 두려운 것이지 알면 무섭지 않다. 다음 장에서는 수면 검사를 준비하는 법부터 수면 검사 자료를 읽는 법까지 알아보려고 한다.

KEY POINT

- 하지불안증후군은 다리가 아니라 뇌의 문제다. 도파민 부족과 연관이 있다고 추정되는 이 질환은 명백히 수면을 방해한다. 처방약들은 대개 부작용이 적고 효과가 좋은 편이다.
- 발작수면은 다른 말로 기면증이라고도 한다. 대개 발작수면 환자는 뇌의 화학물질인 오렉신이 부족하다.
- 렘행동장애는 렘 수면 시 뇌가 몸에 마비를 일으키는 신호를 보내지 않을 때 나타난다.
- 그 밖에 이갈이도 단순한 치과 문제로 볼 것이 아니라 수면과 각성의 전이 단계에서 나타나는 수면 문제로 보는 것이 옳다. 흔히 몽유병이라고 불리는 사건수면도 면밀한 수면 검사가 필요하다.

무슨 조치를 취해도 수면이 만족스럽지 않다면 수면 검사를 받아보기를 추천한다. 많은 사람들이 이 검사에 막연한 두려움을 안고 있지만 수면 검사는 생각보다 재미있다. 침대에서 별난 행동을 하는 자신의 모습을 동영상으로 남길 수도 있다. 그렇다면 수면 검사는 어떻게 하며 무엇을 기대할 수 있을까? 자, 결승선이 눈앞에 와 있다. 조금만 더 힘을 내자.

16장
수면 검사,
더 이상 겁내지 말라

　　　　수면 검사는 호흡, 뇌 활성, 근육 활성 등 수면의 여러 측면을 검사한다. 다각도로 수면을 살펴보면서 어떤 문제가 있는지 알아내기 위함이다. 수면 문제를 진단하는 데 유용한 여러 가지 단서를 제공하지만 물론 한계도 있다. 수면 검사 시 잠깐의 수면이 개인의 전체 수면을 대변하지 못한다는 사실이다. 이를테면 30세인 사람이 밤에 평균 약 7시간을 잔다면 지금까지 약 7만 6,650시간을 잔 셈으로, 하룻밤 자는 수면 검사를 해도 지금까지 잔 수면의 0.009퍼센트에 불과하다. 다만 이러한 한계에도 불구하고 평소 수면 환경과 조건이 딱 들어맞는다면 표본에서 수면 문제를 해결할 단서를 얻을 수 있다.

　　대다수의 수면센터 검사실이 마치 지구인을 납치하는 외계인의 방처럼 보여서인지 수면 검사를 겁내는 이들이 많다. 그러나 수면 검사는 목 안 쪽을 면봉으로 문지르는 기관지 검사보다는 불편하지만 대장내시경보다는 훨씬 편안하다. 게다가 환자의 편의를 고려해서 아늑하게 꾸민 검사실을 마련한 수면센터도 점점 늘고 있는 추세다. 만약 수면센터에서 검사하는 것이 불편하다면 집에서 수면 검사를 할 수도 있다.

수면 검사 그래프 읽는 법

그렇다면 수면 검사할 때 가장 주의해야 할 점은 무엇일까? 뜻밖이라고 생각할 수도 있지만 답은 접착제다. 수면 검사를 받고 난 뒤 며칠 동안 머리카락과 귀 뒤쪽에 달라붙은 접착제 조각들을 떼어내느라 바쁠 수 있다. 그래서 나는 수면 검사를 할 때 미리 환자에게 접착제의 불편함에 대해 반드시 안내한다. 사전에 고지하지 않으면 나중에 검사 결과를 알릴 때 불평이 반드시 나왔다. 접착제를 조금 덜 쓰거나 정확히 발라서 양을 줄여달라는 요청도 있었다. 하지만 그러기에는 접착제의 역할이 매우 중요해서 어렵다.

접착제는 수면 검사를 받는 밤 동안 가느다란 전선이 환자의 몸과 머리에서 떨어지지 않도록 단단히 붙여두는 역할을 한다. 연결된 전선으로는 뇌와 근육에서 나오는 미세한 전기를 측정하는데, 일정한 주기로 반복되는 파동에서 갑작스럽게 발생하는 강렬한 변화를 유의미한 데이터로 본다. 여기에 호흡, 혈중 산소 농도, 심박수를 측정하는 장치들까지 더하면 수면다원검사가 되고, 이렇게 측정한 자료가 수면다원기록polysomnogram이다. 이 기록으로는 얕은 수면, 깊은 수면, 꿈 수면이라는 각각의 수면 단계가 밤 동안 어떻게 펼쳐지는지 실시간으로 양상을 확인할 수 있으니 멋지지 않은가!

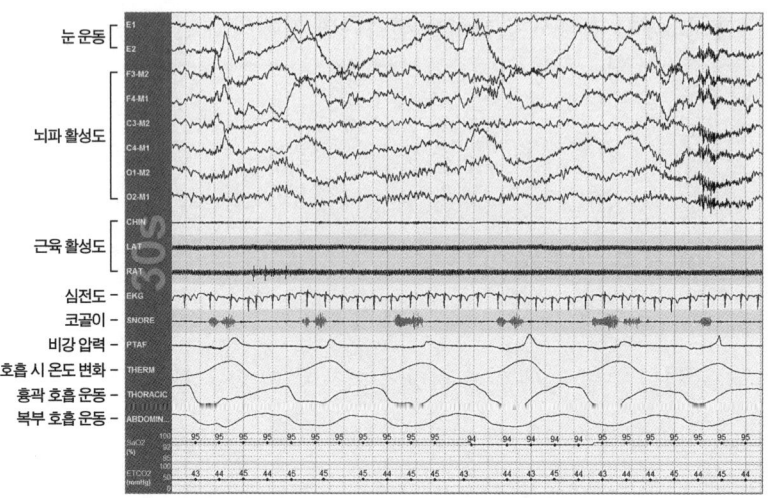

그림 16.1 | 수면다원기록

여기서 당신이 무슨 질문을 할지 안다. 과연 수면 단계들은 어떻게 구별할 수 있을까? 아주 쉽다. 눈 운동, 뇌파 활성, 근육 활성을 잘 들여다보면 수면 단계를 파악할 수 있다. 수면다원기록을 하나하나 살펴보면서 이야기해보도록 하자.

눈 운동

마치 거짓말 탐지기 검사 결과처럼 보이는 그림 16.1이 바로 수면다원기록 결과지다. 모두 환자의 몸에 붙인 전극에서 나온 출력으로 만들어진 그래프다. 이 중에서 자는 동안 눈 운동이 어땠는지 파악하려면 두 개의 선을 보면 된다. 왼쪽 눈과 오른쪽 눈의 움직임을 보여주는 E1과 E2 항목이다. 눈은 깨어 있을 때 많이 움직이고 자고 있을 때는 그보다 덜 움직인다. 즉 깊은 수면 때 눈은 거의 움직이지 않는다. 반면 렘 수면 때에는 이름 그대로 눈이 빠르게 움직인다.

결과지를 볼 때 한 가지 주의해야 할 점은 그래프상으로는 두 눈이 서로 반대 반향으로 움직이는 것처럼 보이지만, 실제로는 얼굴에 전극을 붙이는 방식으로 인한 것으로 같은 방향으로 해석하면 된다는 것이다.

뇌파 활성도

뇌파 활성도 측정은 수면 검사의 핵심이다. 수면 단계에 따라 뇌파가 다르게 나타나기 때문이다. 위아래로 크게 오르락내리락하는 뇌파도 있고, 거의 직선처럼 죽 이어지는 듯한 뇌파도 있다. 느려 보이는 뇌파도 있고 빨라 보이는 뇌파도 있다. 수면 검사 그래프를 제대로 읽어내려면 어떤 뇌파가 깬 상태를 가리키는지 파악해야 한다.

근육 활성

근육 활성도는 세 부위에서 잰다. 턱CHIN, 왼쪽 다리LAT, 오른쪽 다리RAT다. 턱의 움직임과 발을 들어올리는 앞정강근anterior tibialis의 움직임을 측정하는 것이다. 렘행동장애, 사건 수면 등에서 나타나는 수면 중 이상 운동 여부를 확인할 수 있다.

지금까지 이야기한 세 가지 항목을 주의 깊게 살펴보면 수면 단계를 명확히 알 수 있다. 각각의 항목과 수면 단계를 연결지으면 다음과 같다.

수면 단계별 수면다원기록

단계 \ 항목	각성 상태	얕은 수면	깊은 수면	꿈 수면
눈 운동	많이 또는 홱홱 움직임	덜 움직이거나 천천히 굴러감	안 움직임	빠르게 움직임
뇌파	파장이 좁고 진폭이 낮음	파장이 좁고 진폭이 각성 상태보다 조금 높음	파장이 넓고 진폭도 높음	파장이 좁고 진폭이 낮음 (각성 상태와 비슷)
근육 활성	많음	적음	적음	없음

얕은 수면

깨어 있을 때와 자고 있을 때는 확연히 차이가 나므로 구별하기 어렵지 않지만, 얕은 잠과 깊은 잠은 어떻게 구분할 수 있을까?

그림 16.2의 그래프를 보자. 눈 운동과 뇌파 활성도를 측정한 위쪽 여덟 항목의 초반을 보면 파동이 좁고 진폭이 비교적 낮다. 이는 얕은 수면 상태를 의미한다. 그런데 앞서 설명했듯이 얕은 수면은 다시 수면과 각성 상태를 오가는 N1 수면과 보다 깊은 얕은 잠인 N2 수면으로 세분된다. 그래프를 보면 수면 방추와 K-복합체라고 표시한 부분이 보인다. 뇌파의 진폭이 갑자기 커지면서 뚜렷한 파형을 그리는 K-복합체와 뇌파가 갑자기 빠르게 진동하면서 방추 모양을 그리는 수면 방추가 나타나면 N1 수면에서 N2 수면으로 넘어갔음을 의미한다.

깊은 수면

깊은 수면, 즉 N3 수면은 다음 날 정말로 상쾌한 기분으로 깨어나게 만드는 잠이다. 이때의 측정치는 방금 전에 살펴본 사례와 대조적

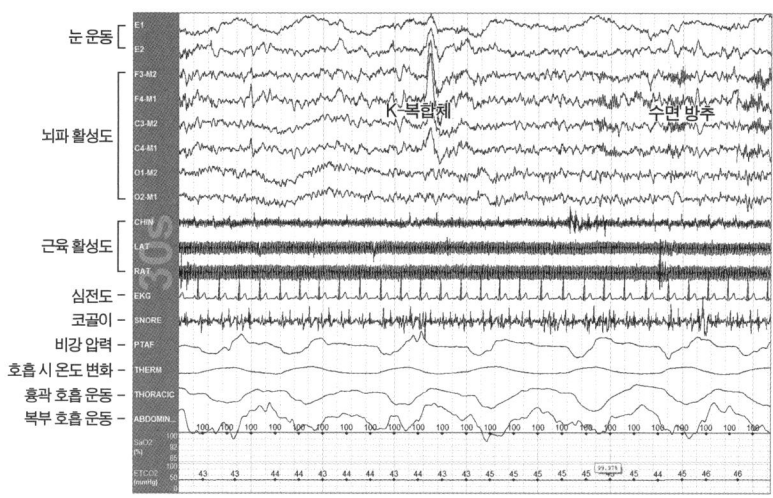

그림 16.2 | 얕은 수면 시 수면다원기록

이다. 그림 16.3의 그래프에서 뇌파 활성도를 주의 깊게 보자. 얕은 수면 때보다 훨씬 파장이 넓고 진폭도 높다. 호흡을 나타내는 비강 압력, 흉곽 운동, 복부 운동 항목을 보아도 호흡이 완벽하게 규칙적인 양상을 띠는 것을 볼 수 있다.

렘 수면

마지막으로 꿈을 꾸는 수면 단계를 살펴보자. 그림 16.4를 보면 꿈 수면 단계에 '빠른 눈 운동' 수면이라는 이름이 붙은 이유를 알 수 있다. 눈 운동을 보여주는 그래프가 심하게 요동친다. 렘 수면 때는 대개 근육이 마비되는데 눈은 예외다. 거의 변화 없이 이어지는 턱, 오른쪽 다리, 왼쪽 다리의 근육 활성도와는 대조적이다.

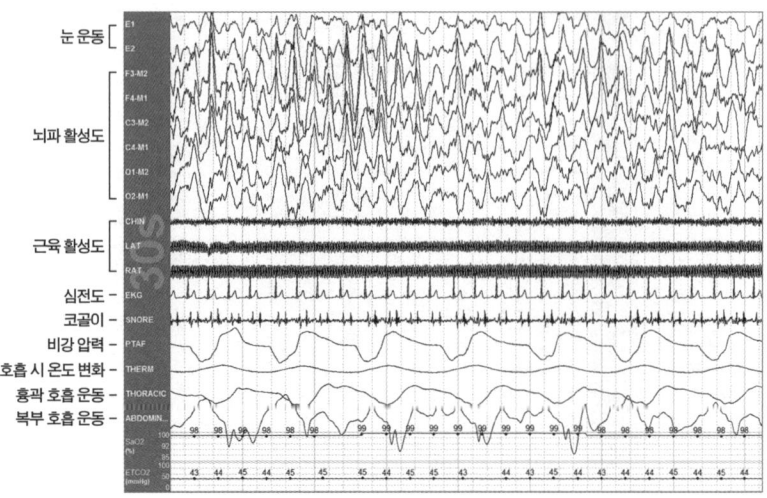

그림 16.3 | 깊은 수면 시 수면다원기록

입원 수면 검사는 어떻게 진행될까

지금까지 수면 검사를 할 때 수면 전문의가 무엇을 어떻게 살펴보는지 대략적으로 파악할 수 있도록 간단히 설명했다. 수면 검사를 받아보기로 결심했다면 다음과 같은 사항에 유의하면 된다. 대개 오후 8시까지 수면센터에 도착해야 한다. 수면센터는 대개 자다가 심장마비 등의 문제가 생기면 대처할 수 있도록 병원 내에 있거나, 편안한 느낌을 주기 위해 다소 한적한 곳에 있는 경우도 있다. 환자가 편하게 잘수록 측정 결과가 더 좋기 때문에 요즘에는 호텔처럼 꾸며진 수면센터도 있다. 수면센터가 어디에 있든 간에 잠옷과 칫솔 정도만 준비해서 가면 된다. 원한다면 쓰던 베개와 이불을 가져가도 된다.

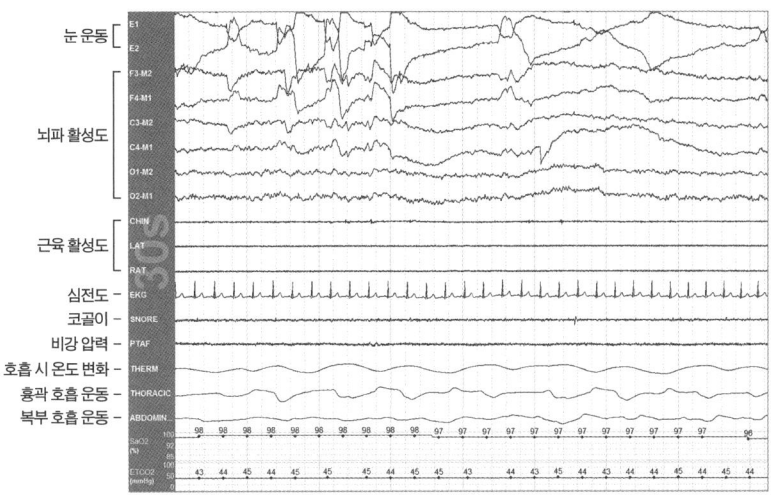

그림 16.4 | 렘 수면 시 수면다원기록

　잠옷으로 갈아입고 잘 준비를 하면 직원이 여러 가지 장치를 몸에 연결해줄 것이다. 몸의 이곳저곳에 테이프나 접착제로 가느다란 전선을 붙인다. 전선이 붙어 있어서 움직이지 못할 것이라는 걱정은 붙들어 매라. 침대에서 원하는 대로 몸을 움직일 수 있다. 일어나서 화장실에 다녀올 수도 있다. 몸에 붙인 전선은 대부분 침대 옆에 설치된 작은 상자로 이어져 있어서 일어나겠다고 하면 직원이 상자의 전원 코드를 뽑아준다. 언제든 필요한 것이 있으면 말만 하면 직원이 도와주러 올 것이다. 직원이 밤 동안 당신의 몸에서 일어나는 여러 가지를 측정하고 있다는 점을 명심하자. 당신이 무언가를 원하기 전에 직원이 미리 알아차릴 가능성도 있다는 뜻이다.

　잘 준비가 되었다면 불을 끄고 누우면 된다. 이때도 수면이 완벽해야 한다는 압박을 느낄 필요가 전혀 없다. 푹 잘 필요도 없고 길게 자지 못해도 괜찮다. 검사를 받는 동안 과연 잘 수 있을지 걱정된다면 밤 늦게까지 깨어 있어도 상관없다. 그러면 좀 더 졸릴 것이고 그러다 보면 어느새 잠에 들 것이다. 자는 중에도 원하는 대로 움직여도 괜찮으니 자신에게 편안한 자세로 자면 된다. 간혹 자다가 전선이 떨어질까 봐 걱정하는 이들도 있는데 그런 상황이 벌어져도 직원이 얼마든지 대처할 수 있으니 걱정 말라.

아침에 깨어나면 언제든 자유롭게 나가면 된다. 직원이 전선을 떼어내고, 전극을 붙이는 데 썼던 접착제를 닦아줄 것이다. 다만 두피에 남은 접착제를 완벽히 떼어내기까지는 시간이 좀 걸릴지도 모른다는 사실을 미리 알려둔다. 다시 한번 말하지만 수면 검사에 무서운 주사기나 주사바늘 같은 것은 없다. 항문에 넣는 탐침 같은 오싹한 장치도 전혀 없다. 그냥 전선과 접착제, 동영상을 찍는 카메라만 있을 뿐이다.

가정수면검사의 한계

검사 과정에 대한 상세한 설명을 들어도 여전히 수면센터에 가길 꺼리는 사람들이 있어 가정수면검사home sleep testing, HST라는 방식도 나왔다. 환자가 편안하고 아늑한 자기 방에서 휴대용 기기로 수면을 측정하고 그 자료를 전문의가 분석하는 방식이다. 익숙한 환경에서 편안하게 측정할 수 있지만 한계는 분명히 존재한다. 현재 가장 흔히 쓰는 가정수면검사 장치는 다섯 가지 생체 신호를 측정하기 때문이다.

1. 코나 입의 호흡기류 또는 공기압
2. 흉곽 호흡 정도
3. 산소 포화도
4. 맥박
5. 코골이

혹시 무엇이 빠졌는지 눈치챘는가? 바로 눈 운동, 뇌 활성도, 근육 긴장도다. 수면 검사에서 필수적으로 여겨지는 항목들이다. 다시 말해 가정수면검사가 검사하지 않는 항목이 바로 수면이다. 이 때문에 많은 수면 전문의는 가정수면검사라는 말을 싫어한다. 사실상 호흡 검사나 다름없다고 여기기 때문이다. 이 검사로는 환자가 호흡을 하는지, 코를 고는지, 심장이 뛰는지만 알 수 있을 뿐이다. 게다가 호흡을 하는지와 심장이 뛰는지는 수면센터에 환자가 찾아와서 접수하는 즉시 알 수 있는 사실이 아니던가!

이쯤 되면 가정수면검사의 한계가 무엇인지 짐작했을 것이다. 가정수면검사는 대개 수면을 측정하지 않으므로, 그 데이터만으로는 환자가 실제로 잠을 잤는지 여부를 판단할 수 없다. 혹시 환자가 얼마나 오랫동안 그 장치를 몸에 연결하고 있었는지를 의미하는 검사 시간을 수면 시간 대신 사용할 수는 없을까? 환자가 장치를 연결하자마자 잠들어 검사가 끝날 때까지 깨지 않았다면 이 시간을 갖다 써도 되겠지만 애석하게도 그런 경우는 거의 없다. 또한 가정수면검사 장치의 조작이 쉽다는 점도 문제다. 예를 들어 트럭 운전사에게 수면 장애가 있으면 면허증 갱신이 힘들어진다고 가정해보자. 트럭 운전사가 면허증 갱신을 위해 집에서 자신이 아닌 배우자에게 장치를 연결해서 결과를 정상으로 조작한다고 해도 누가 안단 말인가?

물론 가정수면검사가 유용할 때도 있다. 수면무호흡증이 있다는 것을 확실하게 알고 있는 경우다. 이 장치를 사용하면 호흡 곤란을 겪은 횟수를 파악할 수 있으므로 경증인지 중증인지를 파악하는 검사 비용을 대폭 줄일 수 있다. 애초에 가정수면검사 장치는 수면무호흡증이나 호흡 곤란을 겪을 가능성이 높은 환자, 건강 문제나 사회적 이유로 집 밖으로 나올 수 없는 환자를 위해 고안된 것이다.

정리하면 당신에게 수면무호흡증이 있다면 가정수면검사법도 아마 쓸 만할 것이다. 하지만 만약 당신이 코를 골지 않는 22세 여성인데 몇 년째 계속 졸음에 시달리고, 꿈꾸면서 몸을 움직인다면 입원 수면 검사를 추천한다.

수면다원기록 해석하기

이제 수면다원기록을 보면 어떤 수면 단계인지 단번에 알 수 있을 것이다. 그렇다면 그래프에서 박스로 표시한 곳의 수면 단계는 무엇일까? 눈 운동이 심하고 근육은 활성되어 있다는 것이 힌트다.

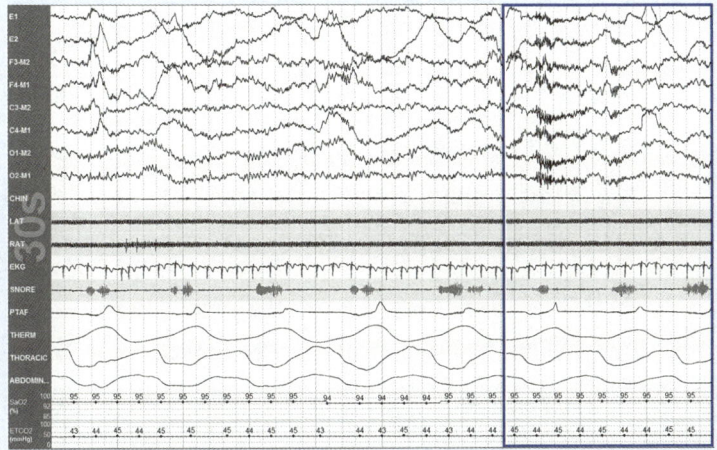

이 환자는 아직 잠에 들지 않았다. 누워 있었지만 내가 "어때요, 불편한가요?"라고 질문했을 때 환자는 "괜찮아요"라고 대답했다. 특히 박스로 표시한 곳에서는 환자가 눈을 이리저리 굴리며 수면센터를 살펴보는 중이었다.

KEY POINT

- 눈 운동, 뇌파 활성도, 근육 활성도는 수면다원기록에서 수면 상태를 파악할 수 있는 핵심 항목이다.
- 얕은 수면에서 뇌파의 파장은 비교적 좁고 낮다. 수면 방추와 K-복합체라는 독특한 파형이 관찰되면 얕은 수면 중에서도 N2 수면으로 넘어갔다는 신호다.
- 깊은 수면에서 뇌파의 파장은 비교적 넓고 높다.
- 렘 수면에서는 눈 운동 그래프가 심하게 요동친다. 반면 근육 활성도 그래프는 잔잔하게 유지되어 있다.
- 가정수면검사는 수면을 측정하지 못한다. 사실상 호흡 검사나 다름없다. 입원 수면 검사를 추천한다.

여기까지 읽었다면 이제 당신은 수면 전문의와 마주 앉아서 검사 결과에 대해 진지하게 이야기를 나눌 준비가 완벽히 된 것이다. 하지만 안타깝게도 나를 찾아온 많은 이들이 이전에 수면 검사를 받고도 전문의와 이야기할 기회는 없었다고 토로했다. 그저 검사 결과가 "확정적이지 않다"거나 "정상적"이라는 말만 들었다는 이들도 많다.

수면 검사 결과는 건강의 모든 측면에서 유용한 정보를 제공한다. 검사 결과를 상세히 설명해달라고 반드시 요청하라. 또한 검사는 수면 문제 치료의 시작점이지 끝이 아니라는 점을 잊지 말자.

마치며

수면은
마음먹기에 달렸다

  수면 문제를 파악하는 일은 자신의 뒤통수에서 흰 머리카락 한 가닥을 골라 뽑는 일과 비슷하다. 일단 그 머리카락이 거기에 있는지조차 알기 매우 어렵다. 찾아내려면 먼저 앞뒤 양손으로 거울을 들고 있어야 할 것이다. 또한 흰 머리카락을 찾아낸다고 해도 스스로 뽑아내기란 거의 불가능에 가깝다. 이처럼 스스로 파악하기 어려운 수면 문제를 해결하는 데 이 책이 조금이라도 도움이 되었기를 바란다. 수면 문제를 뽑아낼 방법도 되도록 쉽게 전달하고자 애썼으니 길잡이 역할도 톡톡히 할 것이다.

  애초에 이 책은 진료실에서 환자들을 마주할 때 하고 싶은 말을 기록하는 일에서 시작되었다. 환자에게 좀 더 설득력 있게, 이해하기 쉽게 수면 문제를 설명할 방법을 찾기 위해서였다. 특히 이 책에 실린 수면에 관한 수많은 비유는 내가 오랜 세월 다른 의사들의 설명 방식을 관찰하고, 나의 진료실에서 환자들이 내 말을 받아들이는 반응을 보며 다듬은 것들이다.

간혹 심한 불면증을 앓는 사람에게 이 책이 도움이 되냐고 묻는 독자도 있을 것이다. 다시 강조하지만 심한 불면증을 앓는 사람과 이따금 불면에 시달리는 사람 사이에는 큰 차이가 없다. 불면증은 마음먹기에 달렸기 때문이다. 물론 불면증을 해결하는 데 다소 시간은 걸릴 수 있다. 내가 지금까지 진료한 환자 수천 명을 돌아볼 때 숙면에 이르기까지는 시간이 걸렸다. 과체중에 살찐 상태에서 근육질 몸을 만들 때, 외국어를 현지인과 대화할 수 있는 수준까지 배울 때 시간이 걸리는 것처럼 수면도 그렇다. 그러므로 너무 걱정할 필요 없다. 충분히 시간을 들이면 결국에는 해결책을 찾게 될 것이다.

마지막으로 이 책에 언급한 약물 혹은 제품과 나는 아무런 관계도 없다. 그저 긴 세월 동안 사람들의 수면 개선을 돕는 중에 찾아낸 제품에 불과하다. 여기서 추천한 제품을 구입해도 내게 뒷돈이 들어올 일은 전혀 없으니 안심하기를. 또 나는 하지불안증후군과 발작수면에 도움이 될 처방약을 알리는 자문가 및 강연자 역할을 해왔지만 수면제를 옹호한 적은 없다. 이는 의사들이 특수 질환을 인지하고 적절히 치료할 수 있도록 돕기 위해 처방약을 알리는 활동이었음을 명확히 해둔다.

감사의 말

운 좋게도 훌륭한 의사들과 오랜 세월 함께 일하면서 많은 것을 배운 덕분에 나는 수면 전문의의 길을 걸을 수 있었다. 이 기회를 빌어서 그분들께 감사를 전하고 싶다. 버지니아 대학교 수면학과장이었던 폴 서랫은 참된 스승일 뿐 아니라 친구이자 탁월한 롤모델이다. 그 덕분에 대학생 때 수면 분야가 얼마나 놀라운 잠재력을 지니고 있는지 깨달았다. 여러분이 이 책을 읽을 수 있는 것은 그가 있었기 때문이다.

폴은 내가 에머리 대학교 의대로 가자 돈 블리와이즈를 소개해주었다. 현재 돈은 에머리 대학교 수면센터를 운영하고 있다. 폴이 불꽃을 제공했다면 돈은 그 불꽃을 활활 타오르게 했다. 그는 누구보다도 나를 적극적으로 도와주었다.

마지막으로 노스캐롤라이나 대학교 채플힐의 수면학과장 브래드 본에게도 깊이 감사한다. 나는 수면의학 연구원으로서 그에게 많은 것을 배웠고, 그가 가르치지 않은 것은 그를 흉내 내면서 터득했다. 브래드는 내가 아는 한 가장 열심히 일하는 사람이다. 나는 브래드의 직업 윤리를 결코 따라갈 수 없겠지만 적어도 나아갈 목표는 흉내 내고 있다.

또 여러 해 전에 자기 병원으로 오라고 권유하고 그곳을 내게 맡겨

준 저스토 캄파에게도 감사한다. 함께 일하는 직원들에게도 고맙다는 말을 전한다. 페리, 제니, 벳시, 샤론, 조해나 덕분에 즐겁게 일을 할 수 있다.

내 바쁜 생활을 아주 우아하게 관리하면서 든든하게 뒤를 받쳐주는 태미에게도 고마움을 전한다. 이 책이 완성될 때까지 능숙하게 일을 진행한 편집자 제프에게도 감사한다. 그전까지 이 책의 원고는 내 컴퓨터 안에만 존재하는 가상의 친구같은 상태였다. 나는 이 원고를 통해 자주 문제를 해결했지만 내가 아닌 누구도 이 원고를 읽지는 못했다. 그 원고를 세상 밖으로 꺼내준 사람 제프다.

펭귄 출판사의 클레어 시온을 비롯한 직원들에게도 감사한다. 덕분에 이 책을 낼 기회를 얻었고, 뉴욕에서 만남을 가진 순간부터 꾸준히 지원을 해준 것에 감사한다. 평생 무료로 수면을 조언해드리겠다.

또 데이비드 보위에게도 고맙다는 말을 전하련다. 나는 언젠가 당신이 뜬금없이 전화를 걸어서 우주를 떠다니는 성가신 꿈에 관해 묻고 내가 기꺼이 돕는 꿈을 꾼 적이 있다. 이제 꿈에서도 그 전화를 받지 못하리라는 사실이 너무 슬프다. 당신의 음악을 너무나 좋아한다.

마지막으로 집필 계획을 한결같이 지지해준 식구들에게 고맙다. 메이브, 타이스, 캠, 너희는 세상에서 가장 잠을 잘 잘 뿐 아니라 아주 훌륭한 아이들이란다. 그리고 늘 쉴 새 없이 "그 책은 대체 언제 나오는데?"라며 원고 진척 상황을 물어봐준 아내에게도 고마움을 전한다. 이 책을 사랑하는 아내에게 바친다.

참고문헌

1부

1. Roth, T. "Insomnia: Definition, Prevalence, Etiology, and Consequences." *Journal of Clinical Sleep Medicine* 3, suppl. 5 (2007): S7–S10.
2. Ohayon, M. M., R. O'Hara, and M. V. Vitiello. "Epidemiology of Restless Legs Syndrome: A Synthesis of the Literature." *Sleep Medicine Reviews* 16, no. 4 (2012): 283–95.
3. National Sleep Foundation. *2005 Sleep in America Poll Summary of Findings*. Washington, DC: National Sleep Foundation, 2005.
4. Rosen, R. C., M. Rosenkind, C. Rosevar, et al. "Physician Education in Sleep and Sleep Disorders: A National Survey of U.S. Medical Schools." *Sleep* 16, no. 3 (1993): 249–54.
5. Teodorescu, M. C., A. Y. Avidan, M. Teodorescu, et al. "Sleep Medicine Content of Major Medical Textbooks Continues to Be Underrepresented." *Sleep Medicine* 8, no. 3 (2007): 271–76.

1장

1. Louveau, A., I. Smirnov, T. J. Keyes, et al. "Structural and Functional Features of Central Nervous System Lymphatic Vessels." *Nature* 523 (2015): 337–41.
2. Aspelund, A., S. Antila, S. T. Proulx, et al. "A Dural Lymphatic Vascular System That Drains Brain Interstitial Fluid and Macromolecules." *Journal of Experimental Medicine* 212, no. 7 (2015): 991–99.
3. Xie, L., H. Kang, Q. Xu, et al. "Sleep Drives Metabolite Clearance from the Adult Brain." *Science* 342, no. 6156 (2013): 373–7.
4. Lim, A. P., L. Yu, M. Kowgier, et al. "Sleep Modifies the Relation of APOE to the Risk of Alzheimer Disease and Neurofibrillary Tangle Pathology." *JAMA Neurology* 70, no. 12 (2013): 1544–51.

5. Spira, A. P., A. A. Gamaldo, Y. An, et al. "Self-Reported Sleep and ß-Amyloid Deposition in Community-Dwelling Older Adults." *JAMA Neurology* 70, no. 12 (2013): 1537–43.

6. Lee, H., L. Xie, M. Yu, et al. "The Effect of Body Posture on Brain Glymphatic Transport." *Journal of Neuroscience* 35, no. 31 (2015): 11034–44.

7. Suzuki, K., M. Miyamoto, T. Miyamoto, et al. "Sleep Disturbances Associated with Parkinson's Disease." *Parkinson's Disease* 2011 (2011): 10 pages.

8. Schonauer, M., A. Pawlizki, C. Kock, and S. Gais. "Exploring the Effect of Sleep and Reduced Interference on Different Forms of Declarative Memory." *Sleep* 37, no. 12 (2014): 1995–2007.

9. Baron, K. G., K. J. Reid, A. S. Kern, and P. C. Zee. "Role of Sleep Timing in Caloric Intake and BMI." *Obesity* 19, no. 7 (2011): 1374–81.

10. Patel, S. R., and F. B. Hu "Short Sleep Duration and Weight Gain: A Systematic Review." *Obesity* 16, no. 3 (2008): 643–53.

11. Zhang, J., X. Jin, C. Yan, et al. "Short Sleep Duration as a Risk Factor for Childhood Overweight/Obesity: A Large Multicentric Epidemiologic Study in China." *Sleep Health* 1, no. 3 (2015): 184–90.

12. Sperry, S. D., I. D. Scully, R. H. Gramzow, and R. S. Jorgensen. "Sleep Duration and Waist Circumference in Adults: A Meta-Analysis." *Sleep* 38, no. 8 (2015): 1269–76.

13. Van Cauter, E., and K. L. Knutson. "Sleep and the Epidemic of Obesity in Children and Adults." *European Journal of Endocrinology* 159, no. S1 (2008): S59–S66.

14. Asarnow, L. D., E. McGlinchey, and A. G. Harvey. "Evidence for a Possible Link Between Bedtime and Change in Body Mass Index." *Sleep* 38, no. 10 (2015): 1523–27.

15. Taheri, S., L. Lin, D. Austin, et al. "Short Sleep Duration Is Associated with Reduced Leptin, Elevated Ghrelin, and Increased Body Mass Index." *PLoS Medicine* 1, no. 3 (2004): e62.

16. Hakim, F., Y. Wang, A. Carreras, et al. "Chronic Sleep Fragmentation During the Sleep Period Induces Hypothalamic Endoplasmic Reticulum Stress and PTP1b-Mediated Leptin Resistance in Male Mice." *Sleep* 38, no. 1 (2015): 31–40.

17. Lundahl, A., and T. D. Nelson. "Sleep and Food Intake: A Multisystem Review of Mechanisms in Children and Adults." *Journal of Health Psychology* 20, no. 6 (2015): 794–805.

18. Killgore, W. D. S., T. J. Balkin, and N. J. Wesensten. "Impaired Decision Making Following 49 Hours of Sleep Deprivation." *Journal of Sleep Research* 15, no.1 (2006):

7–13.

19. Kanagala, R., N. S. Murali, P. A. Friedman, et al. "Obstructive Sleep Apnea and the Recurrence of Atrial Fibrillation." *Circulation* 107, no. 20 (2003): 2589–94.

20. Luca, A., M. Luca, and C. Calandra. "Sleep Disorders and Depression: Brief Review of the Literature, Case Report, and Nonpharmacologic Interventions for Depression." *Clinical Interventions in Aging* 8 (2013): 1033–39.

21. Finan, P. H., P. J. Quartana, and M. T. Smith. "The Effects of Sleep Continuity Disruption on Positive Mood and Sleep Architecture in Healthy Adults." *Sleep* 38, no. 11 (2015): 1735–42.

22. Edwards, C., S. Mukherjee, L. Simpson. "Depressive Symptoms Before and After Treatment of Obstructive Sleep Apnea in Men and Women." *Journal of Clinical Sleep Medicine* 11, no. 9 (2015): 1029–38.

23. Jindal, R. D., and M. E. Thase. "Treatment of Insomnia Associated with Clinical Depression." *Sleep Medicine Reviews* 8 (2004): 19–30.

24. Markt, S. C., A. Grotta, O. Nyren, et al. "Insufficient Sleep and Risk of Prostate Cancer in a Large Swedish Cohort." *Sleep* 38, no. 9 (2015): 1405–10.

25. Fang, H. F., N. F. Miao, C. D. Chen, et al. "Risk of Cancer in Patients with Insomnia, Parasomnia, and Obstructive Sleep Apnea: A Nationwide Nested Case-Control Study." *Journal of Cancer* 6, no. 11 (2015): 1140–47.

26. Zhang, X., E. L. Giovannucci, K. Wu, et al. "Associations of Self-Reported Sleep Duration and Snoring with Colorectal Cancer Risk in Men and Women." *Sleep* 36, no. 5 (2013): 681–88.

27. Chen, J. C., and J. H. Hwang. "Sleep Apnea Increased Incidence of Primary Central Nervous System Cancers: A Nationwide Cohort Study." *Sleep Medicine* 15, no. 7 (2014): 749–54.

28. Wang, P., F. M. Ren, Y. Lin, et al. "Night-Shift Work, Sleep Duration, Daytime Napping, and Breast Cancer Risk." *Sleep Medicine* 16, no. 4 (2015): 462–68.

29. Phipps, A. I., P. Bhatti, M. L. Neuhouser, et al. "Prediagnostic Sleep Duration and Sleep Quality in Relation to Subsequent Cancer Survival." *Journal of Clinical Sleep Medicine* 12, no. 4 (2016): 495–503.

30. Straif, K., R. Baan, Y. Grosse, et al. "Carcinogenicity of Shift-Work, Painting, and Fire-Fighting." *Lancet* 8, no. 12 (2007): 1065–66.

31. Erren, T. C., P. Falaturi, P. Morfeld, et al. "Shift Work and Cancer: The Evidence and the Challenge." *Deutsches Arzteblatt International* 107, no. 38 (2010): 657–62.

32. Prather, A. A., D. Janicki-Deverts, M. H. Hall, and S. Cohen. "Behaviorally Assessed Sleep and Susceptibility to the Common Cold." *Sleep* 38, no. 9 (2015): 1353–59.

33. Hsiao, Y. H., Y. T. Chen, C. M. Tseng, et al. "Sleep Disorders and Increased Risk of Autoimmune Diseases in Individuals without Sleep Apnea." *Sleep* 38, no. 4 (2015): 581–86.

2장

1. Hull, C. *Principles of Behavior*. New York: Appleton-Century-Crofts, 1943.

2. Van Dongen, H. P., G. Maislin, J. M. Mullington, and D. F. Dinges. "The Cumulative Cost of Additional Wakefulness: Dose-Response Effects on Neurobehavioral Functions and Sleep Physiology from Chronic Sleep Restriction and Total Sleep Deprivation." *Sleep* 26, no. 2 (2003): 117–26.

3. Cirelli, C., and G. Tononi. "Is Sleep Essential?" *PLoS Biology* 6, no. 8 (2008): e216.

4. Cano, G., T. Mochizuki, and C. B. Saper. "Neural Circuitry of Stress-Induced Insomnia in Rats." *Journal of Neuroscience* 28, no. 40 (2008): 10167–84.

5. Hirshkowitz, M., K. Whiton, S. M., Albert, et al. "National Sleep Foundation's Sleep Time Duration Recommendations: Methodology and Results Summary." *Sleep Health* 1, no. 1 (2015): 40–43.

6. Ohayon, M. M., M. A. Carskadon, C. Guilleminault, and M. V. Vitiello. "Meta-Analysis of Quantitative Sleep Parameters from Childhood to Old Age in Healthy Individuals: Developing Normative Sleep Values Across the Human Lifespan." *Sleep* 27, no. 7 (2004): 1255–73.

7. Knutson, K. L., E. Van Cauter, P. J. Rathouz, et al. "Trends in the Prevalence of Short Sleepers in the USA: 1975–2006." *Sleep* 33, no. 1 (2010): 37–45.

8. Yetish, G., H. Kaplan, M. Gurven, et al. "Natural Sleep and Its Seasonal Variations in Three Pre-Industrial Societies." *Current Biology* 25, no. 21 (2015): 2862–68.

3장

1. National Transportation Safety Board. "Grounding of the U.S. Tankship Exxon Valdez on Bligh Reef, Prince William Sound Near Valdez, Alaska. March 24, 1989" [marine accident report] (PB90-916405 NTSB/MAR-90/04).

2. Goldstein-Piekarski, A. N., S. M. Greer, J. M. Saletin, and M. P. Walker. "Sleep Deprivation Impairs the Human Central and Peripheral Nervous System Discrimination

of Social Threat." *Journal of Neuroscience* 35, no. 28 (2015): 10135–45.

3. Simon, E. B., N. Oren, H. Sharon, et al. "Losing Neutrality: The Neural Basis of Impaired Emotional Control Without Sleep." *Journal of Neuroscience* 35, no. 38 (2015): 13194–13205.

4. Watson, N. F., M. S. Badr, G. Belenky, et al. "Joint Consensus Statement of the American Academy of Sleep Medicine and Sleep Research Society on the Recommended Amount of Sleep for a Healthy Adult: Methodology and Discussion." *Journal of Clinical Sleep Medicine* 11, no. 8 (2015): 931–52.

5. Johns, M. W. "A New Method for Measuring Daytime Sleepiness: The Epworth Sleepiness Scale." *Sleep* 14, no. 6 (1991): 540–45.

6. Burke, T. M., R. R. Markwald, A. W. McHill, et al. "Effects of Caffeine on the Human Circadian Clock In Vivo and In Vitro." *Science Translational Medicine* 7, no. 305 (2015): 305ra146.

7. Gooley, J. J., J. Lu, D. Fischer, and C. B. Saper. "A Broad Role for Melanopsin in Nonvisual Photoreception." *Journal of Neuroscience* 23, no. 18 (2003): 7093–7106.

8. Flourakis, M., E. Kula-Eversole, A. L. Hutchison, et al. "A Conserved Bicycle Model for Circadian Clock Control of Membrane Excitability." *Cell* 162, no. 4 (2015): 836–48.

4장

1. Alapin, I., C. S. Fichten, E. Libman, et al. "How Is Good and Poor Sleep in Older Adults and College Students Related to Daytime Sleepiness, Fatigue, and Ability to Concentrate?" *Journal of Psychosomatic Research* 49, no. 5 (2000): 381–90.

2. Aserinsky, E., and N. Kleitman. "Regularly Occurring Periods of Eye Motility, and Concomitant Phenomena, During Sleep." *Science* 118, no. 3062 (1953): 273–74.

3. Tilley, A. J., and J. A. Empson. "REM Sleep and Memory Consolidation." *Biological Psychiatry* 6, no. 4 (1978): 293–300.

4. Greenhill, L., J. Puig-Antich, R. Goetz, et al. "Sleep Architecture and REM Sleep Measures in Prepubertal Children with Attention Deficit Disorder with Hyperactivity." *Sleep* 6, no. 2 (1983): 91–101.

5. Palagini, L., C. Baglioni, A. Ciapparelli, et al. "REM Sleep Dysregulation in Depression: State of the Art." *Sleep Medicine Reviews* 17, no. 5 (2013): 377–90.

6. Modell, S., and C. J. Lauer. "Rapid Eye Movement (REM) Sleep: An Endophenotype for Depression." *Current Psychiatry Reports* 9, no. 6 (2007): 480–85.

7. Roehrs, T., M. Hyde, B. Blaisdell, et al. "Sleep Loss and REM Sleep Loss Are Hyperalgesic." *Sleep* 29, no. 2 (2006): 145–51.

8. Vanini, G. "Sleep Deprivation and Recovery Sleep Prior to a Noxious Inflammatory Insult Influence Characteristics and Duration of Pain." *Sleep* 39, no. 1 (2016):133–42.

9. Van Cauter, E., and G. Copinschi. "Interrelationships between Growth Hormone and Sleep." *Growth Hormone & IGF Research* 10, suppl. B (2000): S57–62.

5장

1. Gray, S. L., M. L. Anderson, S. Dublin, et al. "Cumulative Use of Strong Anticholinergic Medications and Incident Dementia." *JAMA Internal Medicine* 175, no. 3 (2015): 401–7.

6장

1. An., H., and S. A. Chung. "A Case of Obstructive Sleep Apnea Syndrome Presenting As Paradoxical Insomnia." *Psychiatry Investigations* 7, no. 1 (2010): 75–78.

2. Case, K., T. D. Hurwitz, S. W. Kim, et al. "A Case of Extreme Paradoxical Insomnia Responding Selectively to Electroconvulsive Therapy." *Journal of Clinical Sleep Medicine* 4, no. 1 (2008): 62–63.

3. Ghadami, M. R., B. Khaledi-Paveh, M. Nasouri, and H. Khazaie. "PTSD-Related Paradoxical Insomnia: An Actigraphic Study Among Veterans with Chronic PTSD." *Journal of Injury and Violence Research* 7, no. 2 (2015): 54–58.

7장

1. Kleitman, N. "Periodicity." *Sleep and Wakefulness*. University of Chicago Press, 1963.

2. *The International Classification of Sleep Disorders: Diagnostic and Coding Manual*. Revised. Westchester: American Academy of Sleep Medicine, 2001.

3. Liira, J., J. Verbeek, and J. Ruotsalainen. "Pharmacological Interventions for Sleepiness and Sleep Disturbances Caused by Shift Work." *Journal of the American Medical Association* 313, no. 9 (2015): 961–62.

2부

8장

1. Kouider, S., T. Andrillon, L. S. Barbosa, et al. "Inducing Task-Relevant Responses to Speech in the Sleeping Brain." *Current Biology* 24, no. 18 (2014): 2208–14.
2. Chang, A. M., D. Aeschbach, J. F. Duffy, and C. A. Czeisler. "Evening Use of Light-Emitting eReaders Negatively Affects Sleep, Circadian Timing, and Next-Morning Alertness." *Proceedings of the National Academy of Science USA* 112, no. 4 (2015): 1232–37.
3. Grigsby-Toussaint, D. S., K. N. Turi, M. Krupa, et al. "Sleep Insufficiency and the Natural Environment: Results from the US Behavioral Risk Factor Surveillance System Survey." *Preventive Medicine* 78 (2015): 78–84.
4. Drake, C., T. Roehrs, J. Shambroom, and T. Roth. "Caffeine Effects on Sleep Taken 0, 3, or 6 Hours before Going to Bed." *Journal of Clinical Sleep Medicine* 9, no. 11 (2013): 1195–1200.
5. Afaghi, A., H. O'Connor, and C. M. Chow. "High-Glycemic-Index Carbohydrate Meals Shorten Sleep Onset." *American Journal of Clinical Nutrition* 85, no. 2 (2007): 426–30.
6. Yetish, G., H. Kaplan, M. Gurven, et al. "Natural Sleep and Its Seasonal Variations in Three Pre-Industrial Societies." *Current Biology* 25, no. 21 (2015): 2862–68.
7. Raymann, R. J., D. F. Swaab, and E. J. Van Someren. "Skin Deep: Enhanced Sleep Depth by Cutaneous Temperature Manipulation." *Brain* 131, part 2 (2008): 500–13.

9장

1. Harvey, A. G., and N. Tang. "(Mis)Perception of Sleep in Insomnia: A Puzzle and a Resolution." *Psychological Bulletin* 138, no. 1 (2012): 77–101.
2. Hofer-Tinguely, G., P. Achermann, H. P. Landolt, et al. "Sleep Inertia: Performance Changes after Sleep, Rest and Active Waking." *Cognitive Brain Research* 22, no. 3 (2005): 323–31.
3. Mednick, S., T. Makovski, D. Cai, and Y. Jiang. "Sleep and Rest Facilitate Implicit Memory in a Visual Search Task." *Vision Research* 49, no. 21 (2009): 2557–65.
4. Trauer, J. M., M. Y. Qian, J. S. Doyle, et al. "Cognitive Behavioral Therapy for Chronic Insomnia: A Systematic Review and Meta-Analysis." *Annals of Internal Medicine* 163,

no. 3 (2015): 191–204.

10장

1. Van Someren, E. J., C. Cirelli , D. J. Dijk, et al. "Disrupted Sleep: From Molecules to Cognition." *Journal of Neuroscience* 35, no. 14 (2015): 13889–95.
2. Alapin, I., C. S. Fichten, E. Libman, et al. "How Is Good and Poor Sleep in Older Adults and College Students Related to Daytime Sleepiness, Fatigue, and Ability to Concentrate?" *Journal of Psychosomatic Research* 49, no. 5 (2000): 381–90.
3. Morin, C. M. *Insomnia*. New York: Guilford Press, 1996.
4. Thorpy, M., and S. F. Harris. "Can You Die of Insomnia?" [blog post]. *New York Times*, June 24, 2010.

11장

1. Weintraub, K. "Do Sleeping Pills Induce Restorative Sleep?" [blog post]. *New York Times*, December 11, 2015; well.blogs.nytimes.com/2015/12/11/ask-well-do-sleeping-pills-induce-restorative-sleep/?_r=0.
2. Costello, R. B., C. V. Lentino, C. C. Boyd, et al. "The Effectiveness of Melatonin for Promoting Healthy Sleep: A Rapid Evidence Assessment of the Literature." *Nutrition Journal* 13 (2014): 106.
3. Sutton, E. L. "Profile of Suvorexant in the Management of Insomnia." *Drug Design, Development and Therapy* 9 (2015): 6035–42.

12장

1. Chung, S. A., T. K. Wolf, and C. M. Shapiro. "Sleep and Health Consequences of Shift Work in Women." *Journal of Women's Health* 18, no. 7 (2009): 965–77.

13장

1. Riedel, B. W., and K. L. Lichstein. "Insomnia and Daytime Functioning." *Sleep Medicine Reviews* 4, no. 3 (2000): 277–98.
2. Lewith, G. T., A. D. Godfrey, and P. Prescott. "A Single-Blinded, Randomized Pilot Study Evaluating the Aroma of Lavandula augustifolia as a Treatment for Mild Insomnia." *Journal of Alternative and Complementary Medicine* 11, no. 4 (2005): 631–

37.

3. Lytle, J., C. Mwatha, and K. K. Davis. "Effect of Lavender Aromatherapy on Vital Signs and Perceived Quality of Sleep in the Intermediate Care Unit: A Pilot Study." *American Journal of Critical Care* 23, no. 1 (2014): 24–29.

4. Bayon, V., D. Leger, D. Gomez-Merino, et al. "Sleep Debt and Obesity." *Annals of Medicine* 46, no. 5 (2014): 264–72.

5. Sallinen, M., J. Holm, K. Hirvonen, et al. "Recovery of Cognitive Performance from Sleep Debt: Do a Short Rest Pause and a Single Recovery Night Help?" *Chronobiology International* 25, no. 2 (2008): 279–96.

6. Broussard, J. L., K. Wroblewski, J. M. Kilkus, and E. Tasali. "Two Nights of Recovery Sleep Reverses the Effects of Short-term Sleep Restriction on Diabetes Risk." *Diabetes Care* 39 ,no. 3 (2016): 40–41.

14장

1. Honsberg, A. E., R. R. Dodge, M. G. Cline, and S. F. Quan. "Incidence and Remission of Habitual Snoring over a 5- to 6-Year Period." *Chest* 108, no. 3 (1995): 604–9.

15장

1. Aukerman, M. M., D. Aukerman, M. Bayard, et al. "Exercise and Restless Legs Syndrome: A Randomized Controlled Trial." *Journal of the American Board of Family Medicine* 19, no. 5 (2006): 487–93.

2. Marelli, S., A. Galbiati, F. Rinaldi, et al. "Restless Legs Syndrome/Willis Ekbom Disease: New Diagnostic Criteria According to Different Nosology." *Archives Italiennes de Biologie* 153, nos. 2–3 (2015): 184–93.

쓸모 많은 뇌과학 • 11

수면의 뇌과학

1판 1쇄 발행 2025년 6월 4일
1판 4쇄 발행 2025년 8월 13일

지은이 크리스 윈터
옮긴이 이한음
발행인 박명곤 **CEO** 박지성 **CFO** 김영ات
기획편집1팀 채대광, 백환희, 이상지, 김진호
기획편집2팀 박일귀, 이은빈, 강민형, 박고은
기획편집3팀 이승미, 김윤아, 이지은
디자인팀 구경표, 유채민, 윤신혜, 권지혜
마케팅팀 임우열, 김은지, 전상미, 이호, 최고은

펴낸곳 (주)현대지성
출판등록 제406-2014-000124호
전화 070-7791-2136 **팩스** 0303-3444-2136
주소 서울시 강서구 마곡중앙6로 40, 장흥빌딩 10층
홈페이지 www.hdjisung.com **이메일** support@hdjisung.com
제작처 영신사

ⓒ 현대지성 2025

※ 이 책은 저작권법에 따라 보호받는 저작물이므로 무단 전재와 복제를 금합니다.
※ 잘못 만들어진 책은 구입하신 서점에서 교환해드립니다.

"Curious and Creative people make Inspiring Contents"
현대지성은 여러분의 의견 하나하나를 소중히 받고 있습니다.
원고 투고, 오탈자 제보, 제휴 제안은 support@hdjisung.com으로 보내주세요.

현대지성 홈페이지

이 책을 만든 사람들
기획 채대광 **편집** 김윤아, 이승미 **디자인** 유채민